슬기로운
인간관계와
의사소통

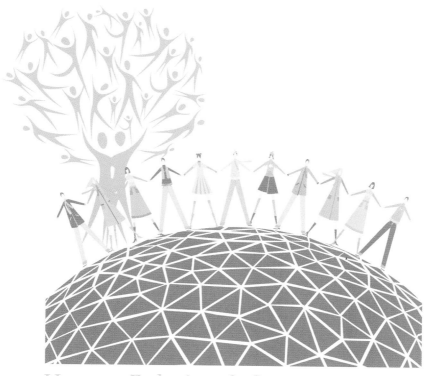

Human Relation & Communication

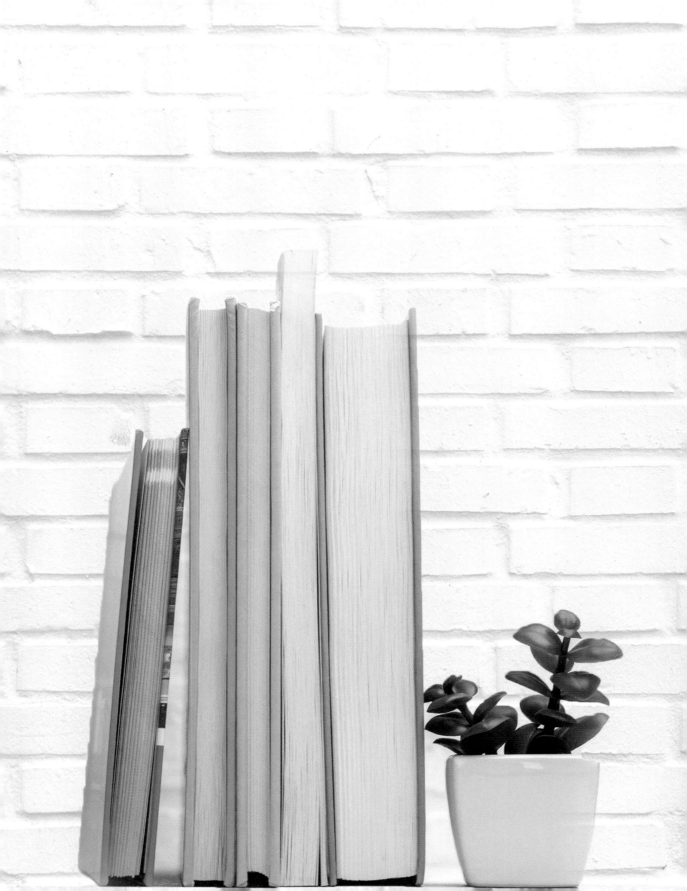

집 필 진

대표저자 **김명희**(강릉영동대학교))

편집위원 **김정선**(경북보건대학교)

김희현(춘해보건대학교)

이수정(우석대학교)

집필진 **김인숙**(창신대학교)

문주희(춘해보건대학교)

배영주(한영대학교)

소성섭(한일장신대학교)

송지현(제주한라대학교)

신은정(경북전문대학교)

신해진(전남과학대학교)

오현주(대전과학기술대학교)

이승민(거제대학교)

이영신(극동대학교)

허 정(김천대학교)

황종원(청암대학교)

Preface

나는 매년마다 그해 졸업한 지도학생들에게 잘 적응하고 있는지 알아보려고 전화를 한다. 이런 전화를 하는 이유는 취업한 지 1년 이내에 사직하는 졸업생들이 많기 때문이다. 그들은 한결같이 업무의 과중으로 인한 직무스트레스와 모욕적 언사, 무시, 비하 등과 관련된 괴롭힘 때문에 퇴사를 하였다고 말한다.

인간관계와 의사소통은 효율적인 직무 수행과 직무 만족에 매우 중요하다. 직장내 의사소통에 문제가 있을 경우 원활한 업무 수행이 어렵기 때문이다. 인간관계 역시 원만하지 못하면 직무 만족도가 떨어져 적응이 힘들게 되면서 사직으로 이르게된다. 의사소통의 문제는 단순히 인간 사이에서의 소통 문제뿐만 아니라 세대 간의소통을 포함한다. 그러므로 우리는 새로운 경제활동의 주축인 MZ세대를 이해할 필요가 있다. 물론 이들도 기성세대를 이해하여야 한다.

스마트폰 이용의 증가로 언제 어디서든지 누구나 쉽게 소셜미디어를 이용하게 되면서 직접적인 소통 외에도 SNS가 새로운 커뮤니케이션 도구로 진화하게 되었다. 2021년 한국인터넷진흥원에 따르면 코로나19로 인해 SNS 이용시간 및 빈도수가 증가하였으며, 응답자의 42.6%가 일평균 4시간 이상 인터넷을 이용하며, 86.3%가 스마트폰을 사용하고 있는 것으로 나타났다. 그리고 응답자의 75%가 코로나19 발생이후 디지털 기기가 일상의 필수 도구가 되었다고 응답하였다. 사람들은 소셜미디어를 통해 새로운 친구를 만나고, 인터넷 커뮤니티를 통하여 불특정 다수와 관계를 맺고 댓글로 소통한다. 이제 인간관계는 전통적인 관계를 넘어서 온라인을 통해 새롭게 형성되고 있다.

현대사회에서 인터넷 사용은 대인관계와 삶의 질에도 중요한 영향을 미치고 있다. 온라인 중심의 인간관계에 익숙해지면서 가능하면 혼자 있고 싶어 하거나 사람 만나는 것을 불편하게 느끼는 사람들이 증가하고 있다. 힘들게 인간관계를 유지하느니 차라리 혼자 있는 게 낫다고 생각하는 사람이 늘어나면서 '자발적 아싸', '혼술', '혼밥' 등 혼자 일상을 즐기는 문화가 흔해지고 있다. 이러한 사회적 현상 변화는 인간관계의 중요성을 강조하고 있다.

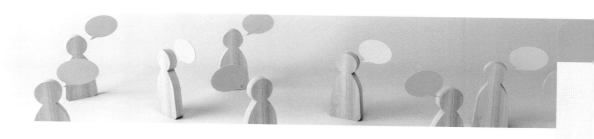

인간은 사회적 존재이기 때문에 다양한 사람들과 상호작용을 맺으면서 살아간다. 75년간 '행복'에 대해서 연구한 하버드대학교 의과대학 정신과 교수인 로버트 월딩어(Robert Waldinger)는 "관계(Relationship)가 인생에서 행복을 결정하는 중요한 요소"라고 말했다. 우리가 맺는 인간관계의 질이 행복에 큰 영향을 미치는 것을 알 수 있다. 결국 우리는 사람과의 관계 속에서 즐거움과 행복을 찾게 되고 이러한 인간관계가 삶의 질을 좌우한다고 할 수 있다.

21세기에 적합한 인재를 양성하기 위해 의사소통 능력의 중요성이 강조되고 있다. 이와 더불어 관련된 책들도 꾸준히 나오고 있다. 이제 인간관계와 의사소통 교육은 이론중심 교육보다는 활동중심 교육으로 전환하여야 한다. 그래서 이 책은 슬기로운 사회생활을 할 수 있도록 활동중심 교육으로 구성하려고 노력하였다. 학생들이 조직생활에 잘 적응할 수 있도록 힘을 키워주는 데 목적이 있기 때문에 다른 책들과 다섯 가지 측면에서 다르게 구성하였다.

첫째, 일상생활에서 바로 사용할 수 있는 실용성에 무게를 두었다. 언어적 의사소통과 비언어적 의사소통의 중요성을 대면면접과 AI 면접에 적용하여 면접 시 활용할 수 있도록 구성하였다. 또한 가정에서뿐만 아니라 사회생활에서 필요한 예절과 우리말을 일상생활에서 정확하게 구사할 수 있도록 구성하여 조직생활에서 두려움을 극복할 수 있도록 하였다.

둘째, 인간관계와 의사소통 향상방법을 구체적으로 제시하여 변화 할 수 있는 기회를 제공하고 있다. 인간관계를 향상시키기 위해서는 자기인식과 자존감을 높이는 방법, 내성적인 사람의 경우 어떻게 하면 인간관계를 향상할 수 있는지 등과 같이 구성하였고, 의사소통 향상을 위해서는 경청하는 방법과 구체적으로 말하는 방법, 자신의 인상을 형성하는 과정에서 고정관념이나 초두효과, 신근성 효과 등과 같은 방법론을 소개하여 성공적인 의사소통을 할 수 있도록 하였다.

셋째, SNS에 익숙한 MZ세대를 위해 매체를 활용한 의사소통을 다루고 있다. 전화응대에서는 예절의 중요성에 초점을 두었으며, SNS를 활용한 소통에서는 긍정적·부정적 영향을 알려주어 올바르게 사용할 수 있는 기회를 제공하고 있다. 그리고 프레젠테이션 원리를 이해할 수 있도록 구성하여 많은 사람들 앞에서도 잘 발표할 수 있도록 설명하였다.

넷째, 각 장마다 이해도를 높이기 위하여 예시나 사례를 제시하여 학생들 혼자서도 쉽게 활용할 수 있도록 꾸미려고 노력하였다.

다섯째, 각 장마다 학습활동을 제공하여 학생들이 혼자서도 복습할 수 있도록 편성하였으며, 팀별로 토론할 수 있도록 설계하여 인간관계와 의사소통을 증진할 수 있도록 구성하였다. 그리고 학습 활동마다 절취선을 만들어 레포트로 제출할 수 있도록 만들고 편집하였다.

따라서 본서가 학생들에게 유용한 정보를 제공하는 교재가 되기를 바란다. 이 책이 나올 수 있도록 도움을 주신 한올출판사 임순재 사장님, 나상욱 이사님, 최혜숙 실장님을 비롯하여 도와주신 편집실 직원들에게 감사함을 전한다.

인간관계와 의사소통을 향상시키기 위한 구체적인 방법, 다양한 사례 및 학습활동 등 심혈을 기울여 집필하여 주신 교수님들께 존경과 사랑을 전한다. 그리고 크고 작은 결정에 함께 참여하여 주신 책임저자 교수님들의 열정과 헌신에 고개 숙여 감사드린다.

2022년 1월
대표저자 김 명 희

슬기로운 인간관계와 의사소통

Contents

Contents

Contents

Contents

슬기로운 인간관계와 의사소통

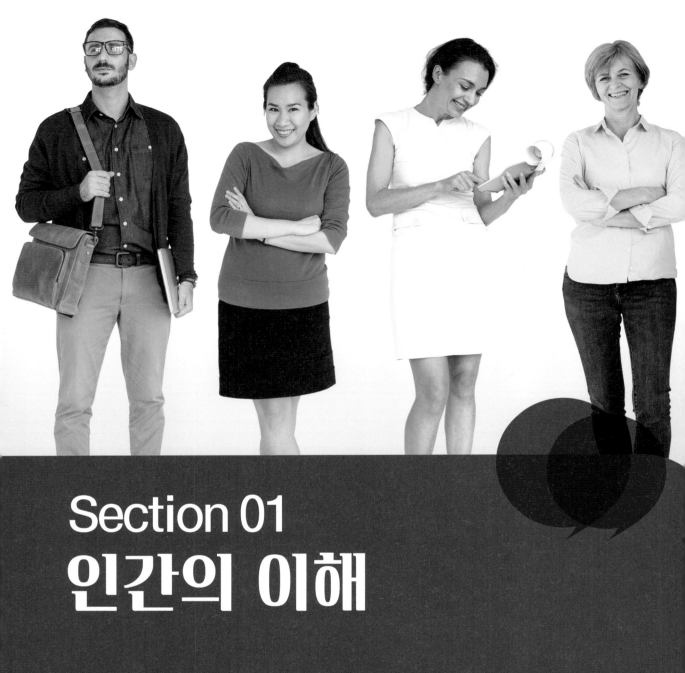

Section 01
인간의 이해

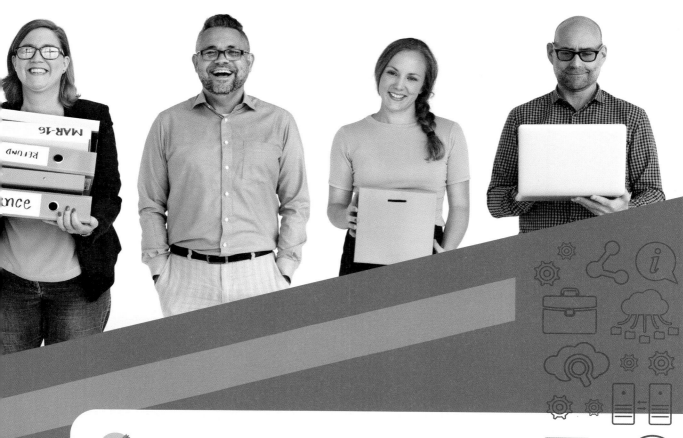

 학습목표

· 자기개념과 자아존중감 특성을 확인한다.

· 건강한 자아의 기능을 설명한다.

· 방어기제를 정의하고 예시를 설명한다.

· 타인을 이해하고 수용하기 위한 다양한 측면에서의 차이점을 확인한다.

· 방어기제의 종류를 열거하고 설명한다.

· 인간의 다름을 확인한다.

· 프로이트의 정신성적 발달단계를 설명한다.

· 에릭슨의 정신사회적 발달단계를 설명한다.

· 설리반의 대인관계 발달단계를 설명한다.

· 말러의 분리개별화 발달단계를 설명한다.

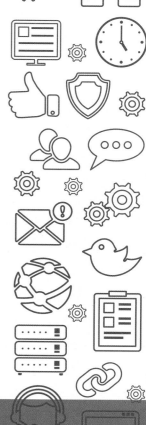

1 나는 누구인가

1) 자기개념(self-concept)

자기는 '스스로'라는 의미로 쓰이며, 자기개념은 자신에 대한 인지를 의미한다. '나는 누구인가?'라는 질문에 대한 대답으로 인간이 성숙함에 따라 확장될 수 있다. 로저스(Rogers)는 자기개념을 개인이 자신에 대하여 가지고 있는 지속적이고 체계적인 인식으로 현재의 자신에 대한 존재 인식과 자신이 할 수 있는 것에 대한 인식을 포함한다고 하였다. 로젠버그(Rogenberg)는 자기개념을 '자기 자신에 대한 조직화된 지각 또는 객체로서의 자신에 대한 사고와 느낌의 총합'으로 정의하였다. 자기개념에 대한 초기 연구들은 자기개념을 단일 개념으로 설명하였으나, 최근 연구에서는 다면적이고 역동적인 체계로 개념화하고 있다.

자기개념의 형성과 발달은 역동적인 과정을 통해 이루어지며 타인이 개인에게 어떻게 반응하는지는 물론 어떻게 느끼는지를 통합하면서 일생을 통해 발달하므로 고정된 개념이 아니다. 인간은 출생과 동시에 자기상(self-image)을 가지고 태어나는 것이 아니라 현재의 자기모습을 반영하는 '현실적인 나(I) 자기(real self)'와 긍정적 존중을 받기 위해 추구해야 할 '이상적인 나(me) 자기(ideal self)'에 대한 그림을 그리면서 점차적으로 자신에 대한 지각을 가지게 된다. 이상적 자기는 다른 사람들로부터 긍정적 평가를 받기 위한 조건을 반영하고, 타인의 반응을 지각하면서 점진적으로 형성된다.

자기개념은 개인이 타인과의 관계를 형성하는 데 영향을 주는 가장 중요한 요인 중 하나이며 정신건강에 매우 중요한 역할을 한다. 부정적인 자기개념을 가진 사람들은 초조하고 불행하고 혹은 우울한 경향이 보이며 변화에 저항한다. 이러한 부정적인 감정이 개인을 위축시키고 건설적인 방법으로 문제를 해결하기보다는 자기 패배적 행동을 하게 하여 부정적인 자기개념을 더욱 강화시키는 악순환을 만들게 된다. 반면 긍정적인 자기개념을 가진 사람은 주로 긍정적인 감정을 많이 느끼는 가운데 신체적 건강과 정신적 건강이 균형을 이루어 자신을 당당하게 들어내고 창조적이고 생산적인 삶을 살아가는 경향이 있다.

자기개념은 종종 자신의 외부세계로 확장된다. 자신이 소중하게 생각하는 자동차, 자전거, 전자제품, 기타 다른 의미 있는 물건을 중심으로 설명하면 어떤 사람들은 그 소유물을 자신의 손이나 팔과 같이 자기 자신의 일부로 생각할 수도 있다. 종합하자면 자기개념이란 개인이 자신에 대해 가지고 있는 전반적인 개념으로 자기 자신에 대한 지각, 느낌, 신체상, 도덕상의 통합과 정체성을 반영하는 광범위한 영역이다.

자기(self)와 자아(ego)

자기(self)는 자아존중감(self-esteem), 자기효능감(self-efficacy), 자기실현(self-actualization), 자기충족적 예언(self-fulfulling prophecy) 등 자신과 관련된 다양한 개념으로 사용되고 있다. 자아존중감이란 표현이 익숙하여 self-esteem을 자아존중감으로 사용하고 있지만 실은 자기와 자아는 구별하여 사용하고 있다. 심층 심리학에서는 주로 무의식과 연관하여 이해하며, 프로이트는 자기(self)보다는 자아(ego)라는 초자아(superego)와 원초아(id)와 함께 성격의 구성물로서 개인의 경험을 의미하는 표현으로 사용하였다.

융(Jung)은 분석심리학을 통해 '자기'는 마음을 움직이는 원동력이 되는 무의식의 구조물로, '자아'는 판단의 주체로 활동하는 의식의 구조물로 보았다. 융은 '자기(self)'가 '자아(ego)'에게 끊임없이 자기실현을 요구한다고 보았다.

2) 자기 자신에 대한 이해와 인식

(1) 심리적 관점에서의 자아(ego) 기능

자아는 인격의 조직화된 측면이라 인식하며 현실 세계와 접촉하는 성격의 한 부분으로 현실 원칙을 따르며 다양한 방어기제를 사용하여 불안을 처리한다. 자아는 의식 수준에서 느끼는 감각, 생각, 느낌이나 행동을 통해서 주위 환경을 인식하고 이에 반응함으로써 현실과의 관계를 유지한다. 그러므로 자아는 인격의 구조 중 의식적인 조절기능을 담당한다고 볼 수 있다. 자아는 대부분 의식에 존재하나 일부는 무의식에서 기능하는데 개인에게 보이는 방어기제들이 그러하다. 모든 현실적인 여건을 평가와 판단, 타협, 해결, 방어하는 기능을 담당하는 것도 자아의 기능에 포함된다. 자아는 지각과 기억, 현실 평가와 검증 및 경험을 종합하며 내부세계와 외부세계 사이의 중재작용 등과 같은 중요기능을 함으로써 인격기능을 조절하는 인격의 집행기관이라고 할 수 있다.

예를 들면, 원초아가 성욕을 느끼고 성행위를 하고자 할 때 대상을 찾아서 실제 행동에 옮기도록 집행하는 것은 자아의 역할이며, 자아가 집행해 주지 않으면 원초아나 초자아는 행동으로 나올 수 없다. 유의할 점은 자아가 원초아의 조직화된 일부이며 원초아의 목적을 좌절시키는 것이 아니고 추진시키기 위해 존재한다는 것이다. 자아는 부모 또는 성장에 영향을 주는 사람들 사이에서 지속적인 상호작용을 통해서 발달한다. 유아가 외부세계와 상호작용을 하기 시작하는 출생 후 6개월 경 원초아로부터 출현하여 5세 경에 완성된다. 적응 및 방어기제를 담당하는 자아기능은 원초아와 초자아 사이의 갈등을 해소하는 과정에서 발달하지만 그 밖의 자아기능은 이러한 갈등 없이 자신의 만족을 위해 스스로 형성되기도 한다. 이렇게 발전된 자아기능을 자아심리학자인 하트만(Hartmann)은 '1차적 자율적 자아기능(primary autonomous ego function)'이라고 하였고 지각, 의지, 사물의 이해, 사고, 언어 및 기억력 등이 이에 포함된다고 하였다.

- **원초아(id)** : 본능적 충동들의 저장고이며, 출생과 함께 존재하고 생물학적 구성요소이다. 무의식 정신구조로 상충된 감정을 같이 가지고 있다. 다른 사람을 고려하지 않고 즉각적인 만족을 추구하는 '쾌락의 원리'를 따르며 비논리적이다.

- **자아(ego)** : '현실의 원칙'을 따르는 심리적 구성요소이다. 생후 4~6개월부터 다른 사람들과 상호작용하면서 발달하기 시작한다. 자기인식, 계획, 만족의 지연 등으로 특징되는 2차 사고과정을 따르며, 원초아의 욕구를 만족시키려는 동시에 사회적으로 허락되는 방법을 찾는다.

- **초자아(superego)** : '도덕적 원리'를 따르는 사회적 구성요소이다. 초자아는 사회가 추구하는 이상을 유지하고 자아의 의도를 감시하여 사회적으로 부적절한 행동을 했다고 생각할 때 수치심과 죄책감을 느낀다. 초자아는 출생 시에는 없고 5~6세에 최고조로 발달한다.

(2) 인지주의 관점에서의 건강한 자아기능

건강한 자아는 다양한 스트레스를 효과적으로 처리하고 자신의 욕구와 사회의 현실적 요구 사이에서 합리적으로 대처하며 개인의 심리사회적 적응을 돕는다. 건강하게 발달된 성숙한 자아를 가진 사람은 삶 속에서 힘든 난관이 생기거나 정신적 스트레스에 직면했을 때 융통성 있게 상황을 처리한다. 그러나 자아가 약한 사람들은 신경증이나 정신증 또는 성격장애 대상자들은 만성적인 공허감에 시달린다. 또한 융통성이 없이 완고하고 반복적인 방어기제와 병적인 해결방법을 되풀이하여 사용함으로써 여러 가지 정신적 증상을 일으키게 된다. 건강한 자아의 기능은 타인을 이해하고 건강한 관계를 맺고 유지하는 능력이다.

3) 자아존중감에 대한 이해

자아존중감은 자기개념, 자기수용, 자신감, 자기평가, 자기지각 등의 개념과 혼동되어 사용된 개념으로 학자들에 따라 개념적 정의는 차이가 있다. 일부 학자들은 자아존중감과 자기개념을 동일한 개념으로 사용하고 있으나 두 개념을 구분하여 사용하는 학자들에 따르면 자아존중감은 자아의 평가적 측면이며 자기개념의 하위개념 또는 부분개념이라고 정의하고 있다. 자아존중감에 대한 학자들의 정의를 살펴보면 다음과 같다.

- 쿠퍼스미스(Coopersmith)의 자아존중감: 자신의 중요성, 유능함, 가치에 대한 자기평가
- 로젠버그(Rogenberg)의 자아존중감: 자아의 다양한 요소들이 조화를 이루고 복잡한 방식으로 상호 연관되어 있는 총체적인 개념으로 자기를 존경하고 가치 있게 여기는 정도
- 매슬로우(Maslow)의 자아존중감: 자기 자신이 관심의 대상이 되고 인정받고 존경받는 존재라고 스스로 느끼는 감정

이를 종합해보면 자아존중감이란 자신을 바람직하게 여기며 자기 가치를 긍정적으로 보는 개인의 주관적 평가라고 볼 수 있다. 그러므로 객관적 성취를 많이 한 사람도 낮은 자존감을 가질 수 있고, 성과는 별로 없지만 가능한 범위에서 자신이 잘하였다고 지각하는 사람은 높은 자존감을 갖기도 한다. 자아존중감과 비슷한 개념으로 자기효능감을 들 수 있는데 이 둘의 개념이 자아에서 파생되었다는 점에서 공통적인 측면이 있고 서로 상관성이 높은 개념이지만 개념적 정의는 상이하다. 자아존중감이 자신에 대한 느낌을 파악하는 것에 초점이 두는 감정적 평가이지만, 자기효능감

은 자신에게 주어진 임무를 성공적으로 수행할 수 있는가에 대한, 즉 일반적인 능력에 대한 개인의 믿음과 관련이 있으므로 동기부여적 특성을 지닌다고 볼 수 있다.

자아존중감의 발달은 개인의 경험과 환경의 상호작용을 통해서 형성된다. 부모 및 의미 있는 타자와의 관계, 사회경제적 지위, 인종과 국가, 출생순위, 신체장애, 스트레스 등 다양한 요소들이 자아존중감에 영향을 미친다. 쿨리(Cooley)는 주변 인물로부터의 반응과 평가를 통해 자신에 대한 지식과 태도를 형성해 간다는 전통적인 상호주의적 견해를 가지고 부모와의 상호작용과 반응이 아동의 자존감 형성에 매우 중요한 요인임을 강조하였다. 그러므로 부모와의 안정된 애착을 형성한 아동일수록 더욱 긍정적인 자아존중감을 가지게 된다.

아동의 자아존중감 발달은 출생 직후 안정적이고 일관된 양육과 만 2세 경부터 나타나는 자조기술의 발달과 더불어 시작된다. 밥먹기, 옷입기, 세수하기, 대소변 가리기 등의 일상의 과업들을 성공적으로 수행하면서 자신의 기본적인 능력에 대해 신뢰감을 갖게 되며 이러한 신뢰감은 자아존중감의 중요한 기초가 된다. 하터(Harter)는 자아존중감이 긍정적 또는 부정적으로 비교적 안정되게 표출되는 시기는 약 8세 무렵이라고 하였다. 4~7세 사이의 아동들에서도 긍정적이거나 부정적인 자아존중감이 나타나지만 판단의 정확성이 낮고 가변적이며 객관적인 평가보다는 자신에 대한 기대가 작용하므로 신뢰성이 낮다.

초등학교 고학년에 해당하는 아동기 후반의 자아존중감 발달은 인지적·사회적 능력에 의해 크게 좌우된다. 이 시기에는 학교에서 누가 성적이 높으며 친구가 많으냐에 따라 자존감이 형성된다. 따라서 아동의 자아존중감의 형성과 발달은 부모 및 주변 사람들과의 관계와의 상호작용과 실제 생활 속에서의 성공적인 경험을 통해 이루어지고 이것은 정서적 안녕감으로 이어진다.

- 폴커(Folker)는 자아존중감의 구성요소를 소속감(belonging), 유능감(felling of competency), 가치감(feeling of worthwhileness)으로 보았다. 소속감은 개인이 한 집단의 부분이 되고 집단의 다른 구성원들에 의해서 수용되어 인정을 받을 때 형성되며 유능감은 설정한 목표를 얼마나 잘 구성하는가에 따라 자신을 평가하는 데 기초를 둔다. 이런 평가는 개인적인 지각에 의해서 형성된다고 하였다.

자아존중감의 주된 기능은 다음과 같다.

첫째, 왜곡이 없이 객관적인 현실 지각을 가능하게 한다. 둘째, 사회적 관심을 가지며 수용적인 태도를 가질 수 있게 한다. 셋째, 자기주도성과 독립성 그리고 자기조절 능력이 높아 목적을 달성할 수 있게 한다. 넷째, 자아존중감은 타인의 부정적 평가를 객관적으로 받아들여 감정적 동요를 적게 일으키고 현명하게 대처할 수 있게 한다.

자존감이 높을수록 행동과 감정을 잘 통제하여 위기나 결핍에 유연하게 대처할 수 있어 실패를 경험한 후에도 빨리 회복할 수 있다. 반면 자아존중감이 낮은 사람은 비난에 대해 지나치게 민감하며, 불행, 분노, 위협, 짜증을 주로 느끼고 갈등을 자주 경험하며 조직적이지 못하다. 또한 자아존중감이 낮은 사람은 자신과 현실에 만족하지 못하고 긍정적으로 대처할 수 없으며 새로운 일이나 상황을 시도하지 못하고 주저한다. 자기부정적인 언어를 사용하며 폭력, 비행, 우울, 위축, 자살사고 등의 부정적 정서상태를 주로 경험한다.

심리적으로 건강하다는 것은 자신의 가치를 스스로 높이 평가하고 자신의 단점까지 인정하고 자신을 수용할 수 있다는 것을 의미한다.

2 방어기제(defense mechanism)

방어의 개념은 프로이트(Freud)의 1894년 '방어 신경정신병(The Defence Neuro-psychoses)'에 관한 논문에서 처음 언급되었다. 그 논문에서 '신경증(정신증과 거의 구별하지 않음) 환자는 거의 감당할 수 없는 생각들에 대항하여 그 자신을 방어한다.'라고 하였다. 1937년 안나 프로이트(Anna Freud)는 '자아와 방어기제'에서 방어기제의 목록을 제시하였으며, 이후 정신분석가들에 의해 다양한 정신적 문제와 방어기제 관련성에 대한 연구가 이루어졌다.

방어기제는 주어진 상황에서 개인이 취하는 가장 적합한 태도인데, 여기서 적합하다는 것은 모든 사람들이 동의하는 적절한 태도가 아니다. 정신병적 문제가 없더라도 병리적인 상황에 있는 것처럼 반응하거나, 이전에 만족한 것을 선호하는 것은 개인의 무의식에 존재하는 자아의 영역으로 자신에게 주어진 내외적 자극에 대하여 스스로 방어하기 위해 사용하는 다양한 심리수단이다. 인간은 불완전한 존재로 쾌락 원칙에 입각한 본능적 욕구와 현실 원칙에 입각한 사회적 금지 사이에서 끊임없이 갈등한다. 사회적·도덕적으로 용납되지 못하는 성적 충동, 공격적 욕구, 미움, 원한과 같은 본능적 욕구들이 초자아에 대한 위협으로 작용한 결과 '불안'을 일으키게 된다. 불안이라는 마음의 불균형 상태로부터 자신을 보호하고 욕구의 일부분이라도 충족할 수 있는 방법을 습득하는데, 이것이 바로 방어기제이며 개인의 성격 특성으로 나타난다. 방어기제는 대부분 무의식에서 발생하지만, 일부 성숙한 방어기제는 의식계에도 걸쳐 나타나기도 한다. 성숙한 방어기제는 개인의 성숙도에 따라 달라질 수 있다. 즉, 방어기제의 성숙도가 낮을수록 스트레스 요인이나 심리내적인 갈등에 적절히 대처하지 못한다.

1) 부정(denial)

의식화된다면 도저히 감당하지 못할 어떤 생각, 욕구, 현실적 존재를 무의식적으로 인정하지 않음으로써 자아를 보호하는 것이다. 조현병에서 나타나는 외부 현실에 대한 부정은 보상적인 측면이 있다. 정신장애뿐 아니라 일반인들에게도 가끔 보여진다.

- 퀴블러 로스의 죽음의 5단계 중 1단계에 해당
- 불치병 선고를 받은 대상자가 행복하게 미래 계획을 세우는 모습

2) 분리(splitting)

자신이나 타인에 대해 가질 수 있는 서로 상반된 이미지나 정서를 통합하지 못하고 '전적으로 좋은 것'과 '전적으로 나쁜 것'이라는 두 개의 상반된 인식과 태도를 보이는 것을 의미한다. 또한 내편이 아니면 적이라는 생각으로 자신의 편에 선 사람만이 진실을 말하고 선한 존재라고 생각한다. 경계선 인격장애의 주된 방어기제이기도 하다.

- 자신을 훈계하는 교사에게는 '꼰대'로 표현하며 비난만 하고, 자신의 행동을 지지하는 친구들에게는 무조건적으로 긍정적 인식을 가지는 것
- 흑백논리, 이분법적 사고

3) 투사(projection)

자신의 마음속 불편한 내용을 타인에게 덮어씌우는 현상으로 자신이 수용할 수 없는 충동, 태도, 행동, 생각의 책임을 다른 사람이나 상황의 탓으로 돌려 불안을 완

화하는 것이다. 받아들이기에 너무 어려운 욕구를 객관화시키거나 현실을 왜곡하여 남에게 그 탓을 돌림으로써 자아를 보호하는 것이다. 투사는 심한 편견, 근거 없는 의심으로 인한 친밀감의 거부, 외부 위험에 대한 지나친 경계, 다른 사람들의 부정을 수집하는 것들을 포함한다. 현실감이 손상된 편집증에서 가장 심화되어 있다.

- 음주를 조절하지 못하는 사람이 자신의 음주 이유를 부인 때문이라고 함
- 친구를 질투하는 여학생이 '그 친구는 나를 미워하면서 무시하거든'이라고 함

4) 투사적 동일시(projective identification)

자신이 감당하지 못하는 감정을 상대방에게 유발하거나 혼자 해결하지 못하는 내면의 관계 양상을 무의식적으로 나타내는 것을 의미한다. 자신의 문제나 충동을 상대방이 대신 표현하도록 교묘하게 유도한 뒤 그 행동에 따라 반응하게 한다. 투사와 비슷한 개념이지만 상대방을 조종한다는 현상이 포함되어 단순한 투사와는 다르다.

- 배우자를 먼저 자극해서 화나게 한 뒤 함께 싸움으로써 적개심을 표현하는 것
- 아이가 떼를 쓸 때 '너는 나쁜 아이이기 때문에 이렇게 떼를 쓴다'고 말하는 경우

5) 왜곡(distortion)

내적 욕구를 만족시키기 위해 외부현실을 새롭게 재형성하는 것으로 전혀 현실적인 근거가 없는 것을 믿는 것이다. 비현실적인 과대망상, 환각, 소망, 성취적인 망상과 망상적 우울감 등이 해당된다.

- '나는 신이다, 내 생각을 정보국에 전달하는 칩이 머리 안에 들어 있다'라는 망상
- 주변의 모든 여자가 자신을 좋아한다고 믿음

6) 수동 공격적 행동(passive aggressiveness)

내면의 공격성을 직접적으로 표현하지 못하고 수동적으로 복종하거나 피학적인 태도를 취하여 무의식적 공격성을 표현하는 것이다. 원하지 않는 일을 해야 할 때 하지 않겠다고 말하거나 직접 저항하기보다 겉으로 복종하는 척하며 시킨 일을 제대로 하지 못하거나 실패하고 일을 드러나지 않게 미루거나 지연시킨다. 복종적인 듯 보여도 사실은 공격성을 표현하는 행동이다.

- 마음에 들지 않는 상사와 함께 일할 때 반복된 실수, 묵묵부답, 꾸물거림, 뾰로통함 등

7) 행동화(acting out)

원초적 충동이나 욕구를 억압, 변형, 자제하지 않고 행동으로 옮기는 것을 의미한다. 무의식적 소망, 충동이 즉시 만족되지 않고 연기됨으로써 생기는 좌절감이나 갈등을 피하기 위해 즉각적인 행동으로 표현하는 것으로 파괴적 대처방법이다. 비행혹은 충동적 행동, 자신의 감정을 지각하는 것을 피하기 위해 성질부리는 것 등을 의미한다.

- 반복된 자해, 자살
- 화가 나면 눈에 보이는 모든 물건을 던지고 폭력을 행사하는 것

8) 퇴행(regression)

현재의 심리적 갈등을 피하기 위해 발달의 이전 단계로 돌아가 의존적인 모습을 보이는 것으로 안전하고 즐거웠던 인생의 이전 단계로 후퇴하여 불안을 완화하는 것이다. 이것은 생의 초기에 성공적으로 작용했던 감정, 행동에 의지함으로써 현 상황에서의 어려움을 이겨내지 못할 것이라는 불안이나 위협을 해소시키는 과정이다. 특히 발달과정 중에서 그 어느 시기, 예를 들면 구강기에 심한 좌절을 받았거나 반대로너무 만족한 경우에는 이 시기에 무의식적으로 집착하게 되는데 이것을 고착이라고한다. 인간은 어느 특정 시기에 고착이 강하면 강할수록 스트레스를 크게 받으면 쉽게 그 시기로 퇴행하는 경향이 있다. 퇴행은 주로 미성숙한 방어로 분류된다. 그러나자연스러운 퇴행 현상이 필요한 경우도 있는데 어린아이처럼 익살스러운 장난이나놀이를 통해 긴장을 완화하는 것과 삭제하고, 연인 간의 유치한 장난이나 낯간지러운 애정표현 등이 그것이다.

- 동생이 태어난 후 갑자기 젖병을 빠는 아이
- 어려운 부탁을 할 경우 어린아이처럼 말하거나 손가락을 입에 무는 행동(유치한 행동, 엄살)

9) 함입(introjection)

아동기에 부모나 다른 의미 있는 사람의 태도나 사고방식을 함입하는 것은 아동의도덕발달이나 가치관 형성 등에 중요하다. 그리고 함입은 어떤 생각이나 행동의 책임을 자신에게 돌리는 것을 말하는 것으로 '투사'의 반대말로 사용된다. 타인에게 느끼는 감정을 그대로 표현하지 못하고 그 느낌을 자신에게 돌려 자학, 우울, 자살을 시도

하기도 한다. 우울증에서 보이는 주된 방어기제이다.

- 자신을 탓하여 자학하는 것

10) 동일시(identification)

닮고 싶은 다른 사람의 바람직한 속성이나 태도 등을 자기 성격의 일부로 만들어 버리는 것이다. 특정 집단과 강한 정서적 유대감을 형성하여 만족감을 얻고 자아와 초자아의 형성에 가장 큰 역할을 하며 성격발달에 중요한 기전이 된다. 넓은 의미로 합일화나 함입을 포함하지만 나와 다른 사람을 명확히 구분하는 시기인 3세에서 6세 사이에 시작된다. 동일시는 프로이트(Freud)의 성격발달단계인 남근기에 오이디푸스 콤플렉스를 해결하기 위하여 아이가 자신과 같은 성의 부모를 무의식적으로 닮으려고 하는 것에서 여성화, 남성화되어 가며 용기를 갖는 데서 형성된다. 바람직한 면에서는 동일시는 인간에게 야망, 이상 또는 목표를 제공해 주므로 아동의 성격형성에 중요한 역할을 하지만 동일시가 지나치면 부적응적 행동을 하게 된다. 즉, 닮기를 원하는 상대의 속성뿐 아니라 두려워하는 대상의 특징을 닮아 자기화하여 그 대상에 대한 두려움을 극복하려고 하므로 자기가 싫어하는 사람과 닮게 되는 현상을 공격자와의 동일시라고 한다.

- 남자 아이가 아버지 흉내를 내는 것
- 아버지에게 맞고 자란 아이가 아버지가 되어 아들을 구타하는 것

11) 합일화(incorporation)

넓은 의미로 동일시에 포함되며, 어떤 대상을 상징적으로 삼켜 동화하여 변형이 없이 그대로 자신의 자아구조 속으로 들어오게 하는 원시적인 동일시를 말한다.

- 영아가 엄마의 표정에 따라 행복과 불행을 느끼는 것

12) 신체화(somatization)

심리적 갈등이 신체 현상으로 표현되는 것으로 감각기관과 수의근계를 제외한 상징적 의미가 뚜렷하지 않은 자율신경계 증상(두통, 복통)이 많다.

- 사촌이 땅을 사면 배가 아픔
- 학교에 가기 싫은 아이가 아침마다 배가 아프다고 함

13) 전환(conversion)

심리적 갈등이 감각기관과 수의근계 증상으로 표출되는 것으로, 남들이 주목할 만한 신체적 증상을 보여 어렵고 난처한 상황을 모면하거나 갈등에서 벗어나기 위해 사용된다. 꾀병은 고의적으로 아픈 체하는 것이지만 전환기전에 의한 신체증상은 신체적으로 아무 이상이 없으나 고통을 느낀다. 시력장애나 마비, 경련 등의 증상으로 나타날 수 있다.

- 시어머니에게 시집살이를 심하게 받는 며느리가 사지마비가 오는 경우

14) 해리(dissociation)

받아들이기 어려운 성격의 일부가 자아의 통제를 벗어나 독립적으로 행동하는 경우를 말한다. 받아 들일 수 없는 생각, 상황, 대상으로 부터 고통스러운 생각과 감정을 무의식적으로 분리시킨다.

- 지킬박사와 하이드, 아수라 백작, 골룸

15) 억압(repression)

모든 방어기제의 기초가 되는 가장 보편적인 1차적 방어기제이다. 용납될 수 없는 수치스러운 생각, 욕구, 죄의식을 일으키는 기억, 고통스러운 경험 또는 싫은 일들을 무의식적 영역으로 밀어 넣는다. 망각의 세계로 억업이 일어난다는 것은 자아를 적절한 방법으로 방어하지 못했음을 나타내는 것이다. 억압된 내용은 무의식 속에 남아 행동의 동기로 작용하게 된다.

- 어린 시절 기찻길에서 형의 죽음을 목격한 소년이 이후 기억을 잃고 성인이 된 이후 기차 소리에 불안과 초조함을 느끼는 것
- 끔찍했던 교통사고나 강간 당한 상황을 기억하지 못하는 경우

16) 반동형성(reaction formation)

억압이 과도하게 일어난 결과 무의식적 느낌과 정반대되는 의식적인 행동을 하는 것이다. 즉 용납할 수 없는 감정이나 행동을 반대의 행동이나 감정, 태도로 표현하는 무의식적 과정이다.

- 동물에 대한 가학적 성격을 가진 사람이 열렬한 생체해부 반대론자가 되는 것
- 화재에서 살아 남은 뒤 소방관이 되는 것
- 사람을 미워하는 사람이 박애주의자가 되는 것

17) 격리(isolation)

격리란 고통스러운 기억, 생각, 감정을 의식에서 몰아내는 과정으로 고통스러웠던 사실은 기억하지만 감정은 억압하는 것으로서 사실과 감정을 분리시키는 것이다.

- 암환자가 자신의 질병에 대해 무신경한 태도로 일관하는 것

18) 합리화(rationalization)

사회적으로 용납될 수 없는 행동이나 야단맞을 만한 일에 대해 그럴듯한 이유, 변명, 구실을 붙여 개인의 행동을 정당화하는 것을 의미한다. 바라던 것을 얻지 못했을 때 그 가치를 깎아내림으로써 마음의 평화를 얻으려는 것과 자신이 인정하고 싶지 않은 일을 억지로 받아들여야 할 때 그것이 마치 바라던 일인 것처럼 생각하는 것 등을 의미한다. 자기체면 유지와 보호가 주목적이다.

- 업무 부서에서 승진하지 못하는 사람이 회사를 폄하하거나 승진이 별거 아니라고 이야기하는 것
- 원했던 부서로 발령받지 못하고 좌천되었지만 오히려 더 잘되었다고 마치 원했던 것처럼 이야기함

19) 주지화(intellectualization)

받아들일 수 없는 충동과 욕구를 경험하지 않기 위해서 지적인 능력을 최대한으로 이용하여 사고와 감정을 연결시키지 않는다. 즉, 괴로운 일에 대해 의식적 또는 무의식적으로 감정을 배제하고 오로지 논리적으로 설명한다. 주로 지능이 높거나 교육 정도가 높은 사람에게서 보이는 기제이며 체계적인 생각을 많이 하는 대신 생각에 따른 감정은 배제함으로써 용납할 수 없는 충동에서 기안하는 불안을 처리한다.

- 타인이 자신을 괴롭힐 때 속상함을 인정하지 않으려고 자신을 괴롭히는 원인이 무엇인가를 분석함으로써 감정에 압도되는 것을 제거함
- 교통사고로 사망한 아들에 대해 자비로운 신의 뜻이라고 이야기 하면서 슬픔은 전혀 보이지 않음

20) 취소(undoing)

무의식에서 어떤 대상에게 품고 있는 자기의 성적 또는 공격적 욕구로 인해 상대방의 피해를 의례적 행위를 통하여 제거하거나 자신의 행동에 대한 책임을 면제받고자 하는 것이다.

- 부인을 폭행하는 남편이 다음날 꽃을 사주고 사랑한다고 이야기하는 것

21) 전치(displacement)

전치란 무의식적인 어떤 충동, 감정이 왜곡되어 원래의 대상으로부터 분리되어 그 보다 덜 위협적인 다른 대상으로 향하게 되는 것으로 일종의 전이현상이다.

- 동에서 뺨맞고 서에서 화내기
- 선생님에게 혼나고 집에 온 후 엄마에게 화풀이함

22) 억제(supression)

억제란 괴롭고 용납될 수 없는 충동이나 생각을 의식적으로 잊고자 노력하는 것을 의미한다. 억압이 무의식적 과정이라면 억제는 의식적 과정으로 생활의 긴장을 완화시키는 적응적인 가치를 가진다.

- 상대에게 화가 났을 때 욕하지 않고 자제하며 침착하게 행동하는 것
- 실연당한 후 연인과의 추억을 잊으려고 노력하는 것

23) 유머(humor)

불쾌하거나 기분 나쁜 공격적인 충동을 자신과 타인에게 불쾌감, 무력감을 유발하지 않도록 느낌이나 생각을 우스꽝스럽게 표현하는 것이다.

- 갑자기 분위기가 싸해지자 농담으로 분위기를 누그러뜨리는 것

24) 승화(sublimation)

본능적 욕구와 사회적으로 용인될 수 없는 충동 등이 수정되어 수용될 수 있는 방향으로 표현되는 것을 의미한다. 가장 능률적이고 창조적인 성숙한 방어기제이며 즐거운 게임이나 스포츠, 예술 등으로 표현되는 것이 대표적이다.

- 2차 성징이 나타나 성적 욕구가 강해진 청소년이 공부에 집중이 되지 않아 기운이 빠질 때까지 운동장에서 달림

25) 꿈/압축(condensation)

깨어있을 때 이룰 수 없거나 갈등을 일으킬 수 있는 소원을 자는 동안 부분적으로 만족시키는 과정이다. 꿈은 사고와 마찬가지로 사태를 예견하거나 미리 예방, 연습해 보거나 극복해 보려는 노력 등의 다른 기능도 가지고 있다. 프로이트는 꿈이야말로 무의식으로 통하는 왕도라고 하였다.

- 교사에게 벌을 받은 학생이 교사에게 "왜 때리느냐"라고 고함지르며 항의하는 행동

26) 이타주의(altruism)

자기본능의 만족을 포기하고 타인을 건설적으로 도와줌으로써 만족을 느끼는 것이다. 반동형성의 성숙한 형태이다.

- 기업가가 말년에 재산을 사회에 환원하거나 기부하는 것

27) 보상(compensation)

자신의 성격, 지능, 외모 등에서 오는 결함을 메우려는 비의식적인 노력을 말한다. 한 분야에서 인정받음으로써 다른 분야에서의 실패나 결핍을 극복하고 자부심을 고양시키는 것이다. 많은 형태의 보상기전은 거의 해가 없고 자기발전을 고무시키므로 긍정적인 영향을 미친다고 볼 수 있으나 과용되면 자신과 타인을 해치게 된다.

- 나폴레옹 콤플렉스
- 작은 고추가 맵다.

28) 상환(restitution)

상환적 행동을 통해 죄책감으로 인한 마음의 불편함을 줄이려는 것이다. 무의식에 있는 죄책감을 씻기 위해 사서 고생하는 것 같은 행동을 할 때를 말한다. 때로는 창작을 향한 강한 욕구를 만드는데도 크게 이바지한다.

- 아내가 죽은 후 몇 달 동안 수염도 깎지 않고 외출도 안하는 남편의 행동

3 자아 찾기

바람직한 인간관계를 형성하기 위해서는 자신에 대한 이해가 가장 먼저 수반되어야 한다. 자기를 이해한다는 것은 자신을 있는 그대로 볼 수 있는 것으로서 자신의 감정, 사고, 행동, 능력 등을 이해하며 왜곡 없이 받아들인다는 것이다. 객관적인 눈으로 자신을 볼 수 있다면 자신의 특성과 강점 및 단점까지 이해하고 타인과의 차이점을 수용할 수 있다. 즉, 자신과 타인 모두에게 개방적인 태도로 자신을 숨기거나 과하게 포장하지 않고 있는 그대로의 모습으로 관계를 맺을 수 있으므로 인간관계에서 오는 심리적인 스트레스의 많은 부분들이 감소될 것이다.

따라서 자기이해의 폭을 넓히기 위해서는 자신에 대한 신체, 환경, 자기개념, 정체성, 자존감, 신념, 강점과 단점 등 다양한 측면에서의 자신을 탐색하여야 한다. 자신에 대한 통찰력을 높이기 위해서는 가장 먼저 자기 자신에 대해 알고자 하는 마음의 자세를 가지고 스스로가 자신에 대해 모두 알고 있다는 자만심을 버려야 한다.

다음으로 다양한 성격검사나 정신분석을 실시해 보는 것이 필요하다. 의식과 전의식 수준에서 알 수 있는 자신의 모습은 개인의 크고 작은 노력으로 찾을 수 있겠지만 사고와 행동의 근원이 되는 무의식의 영역은 전문가를 통한 정신분석을 받아야 알게 되는 영역들이다. 마지막으로 자신에 대한 이해를 높이기 위해서는 타인들과의 상호작용을 통해 피드백을 받는 방법을 들 수 있다. 이를 위해서는 개방적이고 겸손한 태도로 타인이 자신에게 주는 피드백을 감사히 수용할 수 있어야 한다.

02 인간의 다름 이해하기: 타인 이해

1 개인차

인간은 서로 다른 특징을 가지고 개인마다 차이가 있다. 개인마다 타고난 유전적 특성이 다르고 속한 국가, 문화, 가정과 사회, 성별 및 경험된 타인과의 관계에 따라 다르게 성격이 형성되기 때문이다. 또한 동일한 제도나 문화권에 속해 있다고 하더라도 그 속에서의 개인 경험은 각기 다를 수 있으므로 비슷한 가운데 여러 차이가 발생한다. 따라서 가족, 연인, 직장 등 다양한 만남의 형태에서 경험하는 인간관계 갈등은 피할 수 없는 현상이므로 원만하고 건설적인 인간관계를 형성하기 위해서는 개인 간 차이를 인식하고 그것을 수용할 수 있어야 한다.

칼 융(Carl Jung)은 인간의 행동이 겉으로 보기에 매우 다양하고 예측할 수 없이 보여도 실제로는 매우 질서정연하고 일관성이 있으며 몇 가지의 특징적인 경향으로 나뉘어져 있다고 하였다. 즉, 인간이 정보를 수집하여 판단을 내릴 때 각자 선호하는 방식이 정해져 있고 개인마다 차이가 있는데 개인이 인식하고 판단하는 특징이 다르므로 인간행동의 다양성이 발생한다고 하였다. 그로 인해 똑같은 현상이나 사물을 보더라도 인식하여 결정하고 채택하는 행동양식이 달라지는 것이다.

예를 들어, 신문이나 잡지를 처음 볼 때 어떤 것을 먼저 볼 것인지는 사람마다 동일하지 않다. 중요한 주제나 머리글만 보고 넘어가는 사람이 있는가 하면 만화나 그림을 먼저 보는 사람이 있으며, 사설을 제일 먼저 보는 경우나 스포츠 또는 연예 기사를 먼저 보는 사람도 있다. 같은 현상을 보고서도 그 상황을 똑같이 해석하거나 반응하는 경우는 거의 존재하지 않는다.

칼 융(Carl Jung)의 심리유형론(psychological types)에 근거한 성격유형 검사인 'MB-TI(myers-briggs type indicator)' 개발자 마이어스(Myers)와 브릭스(Briggs)에 의하면 네 가지 기본 정신기능이 개인의 선호도에 따라 선택되어 사용됨에 따라 다양한 차이를 보인다고 하였다. 그중 대인갈등을 가장 크게 유발하는 것이 선호하는 생활양식이라고 하였다. 개인의 선호도에 따라 평소 쉽게 사용하는 생활양식 패턴이 판단형(judging)이냐 또는 인식형(perceiving)이냐에 따라 일상생활 및 업무에서 개인 간 차이를 쉽게 확인할 수 있다. 판단형의 경우 조직적이고 구조화된 환경을 선호하고 일을 하기 전 철저한 계획을 통해 업무를 진행하여 일을 여유롭게 끝내는 반면, 인식형의 경우 정형화된 틀을 고수하기보다 새로운 것에 유연하고 개방적이며 융통성이 있다. 일을 처리함에도 계획적으로 일하는 판단형에 비해 마지막 순간에 집중에서 일을 끝내는 편이다.

🔍 **예시**　**어린 시절부터 한 동네에서 같이 자라온 성실이(ISTJ:세상의 소금형)와 우리 (ENFP:스파크형) 친구의 여행이야기**

우리　성실아, 우리 어디 여행가지 않을래? 요즘 좀 답답한거 같아.

성실　여행? 음.. 글쎄.., 넌 어디 가고 싶어?

우리　지금 당장 어디라도 떠나자! 발길 닿는 곳으로!!

성실　에이~ 어떻게 그래. 계획을 세워야지.. 잠은 어디서 자고, 식당은 어디로 갈지. 그리고 어디를 돌아볼지 정해두고 출발해야지.. 그냥 출발하면 너무 막막하잖아.

우리　아~ 뭐가 그리 복잡해? 어딘든 가면 숙박시설 있고 식당은 있기 마련이지. 가서 검색해보면 되잖아.

성실　그래도... 미리 정하고 가야지...

우리　아 몰라몰라.. 옆집 정미도 같이 가자.. 소정이도... 어때?

성실　난.. 너랑 둘이 가고 싶었는데...

우리　여행은 무조건 여러명이 같이 가야 재미있지!!!

성실　옛날부터 알았지만 우린 참 차이가 많구나.

2 기질

기질은 출생 시부터 타고난 유전적이고 생물학적인 행동경향성의 개인 차이를 의미한다. 선천적인 지속성을 띠면서 태어날 때부터 가진 개별성향으로 주위 환경의 영향과 자극에 대해 반응하는 특성이 있다.

아동의 기질은 크게 순한 기질, 까다로운 기질, 느린 기질의 3가지 유형으로 나눌 수 있다.

첫째, 순한 기질은 수면, 식이, 배설 등의 일상생활 습관에 있어서 전반적으로 규칙적이고 반응 강도는 보통이다. 새로운 것을 무난하게 잘 받아들이고 낯선 대상에게도 스스럼없이 접근하며 적응도가 높다고 볼 수 있다. 대부분 평온하고 예측 가능한 정서가 지배적이고 영아 표본의 약 40%가 이 유형에 속한다.

둘째, 까다로운 기질의 아동은 생활 습관이 불규칙적이며 예측하기 어렵고 외부로부터의 자극이나 욕구 좌절에 대한 반응 강도가 강하다. 새로운 것을 받아들이는 속도가 늦고 낯선 사람에게 의심을 보이며 적응도가 낮은 편이다. 크게 울거나 웃는 등 강한 정서가 자주 나타나며 부정적인 정서도 자주 보인다. 전체 영아 표본의 약 10%가 이 유형에 속한다.

셋째, 느린 기질은 상황의 변화에 대한 적응이 늦고 낯선 사람이나 사물에 부정적인 반응을 보이는 점에서 까다로운 기질과 유사하다. 그러나 까다로운 기질과 달리 활동이 적고 반응 강도가 약하다. 수면, 식이 등 생활 습관은 까다로운 기질보다는 규칙적이지만 순한 기질보다는 불규칙하며 전체 영아 표본의 15%가 이 유형에 속한다.

아동의 타고난 기질은 부모의 양육방식과 상호작용하여 조금 더 구체화되고 복잡하게 발전되면서 성인기의 성격이 형성된다. 기질이 생득적 개인의 특성이라면, 성격은 다양한 관계, 환경과의 복잡한 상호작용을 통한 결과물이라고 볼 수 있다. 아동의 기질은 주양육자와의 상호작용을 통해 초기 성격형성에 많은 영향을 주게 된다. 유아를 둘러싸고 있는 환경의 속성, 기회, 기대, 요구가 유아의 능력, 동기, 행동유형 등의 특성과 일치(조화)될 때 긍정적인 방향으로 발달이 가능하다. 반면 기질과 환경적 요소가 불일치될 때 왜곡된 발달과 부적응이 일어날 가능성이 크다. 특히 까다로운 기질을 가진 아동은 주양육자로부터 반응적인 양육행동을 적게 받게 되고 상호작용을 덜 받게 되는 반면, 순한 기질을 가진 아동은 어머니가 보다 애정적인 양육행동을 보이는 경향이 있다.

3 남녀의 차이

남자와 여자의 차이는 출생 전 성호르몬으로 인한 생식기 발달 및 뇌분화가 진행됨으로써 시작된다. 남자와 여자는 각각의 성에 특수화된 뇌를 갖게 되고 그 결과 신체, 인지, 성격, 행동적 부분에서 다양한 차이점이 생기게 된다. 먼저 육체적 측면에서 남성이 여성에 비해 약 40% 정도 더 많은 근육량을 가졌고, 여성은 남성에 비해 약 70%의 지방과 평균 13센티미터의 더 작은 키를 가져 힘을 쓰기 위한 신체적 조건에서는 남성이 더 유리함을 알 수 있다.

다른 대표적 차이를 들자면 남자는 공간인지능력이 우수하고, 여자는 언어능력에 있어 두각을 나타낸다는 것이다. 이러한 차이는 두정엽과 전두엽에서 기안한 것인데 일반적으로 성인 남성이 여성에 비해 두정엽이 두껍다. 두정피질의 IPL(inferior parietal lobule) 부위는 시계 없이 시간을 측정하거나 물체의 속도를 판단하고 수학 문제를 푸는 능력, 사물의 3차원 시각화능력 등 과학적 사고와 관계된 부분인데 남자의 IPL 부위가 여자에 비해 약 6% 정도 더 큰 것으로 나타났다.

대칭성에도 남녀 사이에 차이가 있는데 남자는 왼쪽이, 여자는 오른쪽이 더 컸다. 일반적으로 왼쪽은 과학적 사고와 관련이 많고 오른쪽은 감성적 사고, 언어능력 등과 관계가 많은 것으로 알려져 있다. 따라서 남자는 IPL의 크기와 비대칭성에 따라 여자에 비해 분석하는 성향이 발달하게 되었다고 볼 수 있다.

🔍 **예시**

남편 어디서 헤매느라 여태 못 와? 지금 거기가 어디야?

부인 … 모르겠어….

남편 아이고 답답해. 아까 전화했을 때 삼거리에서 북쪽으로 가라고 했잖아. 북쪽으로 900미터쯤 간 다음 사거리에서 다시 좌회전하라니까.

부인 그렇게 말하면 내가 어떻게 알아? 신호등이나 사거리를 몇 개 더 지나야 하는지를 말해봐. 아니면 그 사거리에 눈에 띄는 건물이나 광고판이나 뭐 그런거 없어? 그런 걸 말해줘야 빨리 찾지.

반면 여자는 어휘능력이 남성에 비해 우수한데 이는 전두엽의 브로카 영역과 측두평면, 상측두회, 뇌량 등이 남성에 비해 더욱 발달되었기 때문이다. 뇌량의 발달은 좌뇌와 우뇌의 정보 교환을 더욱 활발하게 하여 언어의 유창성을 더욱 높인다. 또한 여성은 남성에 비해 공감능력이 더욱 발달되어 있다. 이는 여성의 편도체의 작용이 남성과 다름을 의미하는데 편도체의 조직의 부피도 여자가 남자보다 더 크므로 편도체의 활성이 더 잘 일어난다고 볼 수 있다. 그 외 여자가 남자보다 정서적으로 더 예민하고 섬세하며 공포감에 쉽게 빠지는 경향은 전교련(anterior commissure)의 영향으로 이것의 크기가 남자에 비해 여자가 12% 더 크다.

또한 남성과 여성은 언어적 표현에 있어서 차이가 있다. 말하기 방식의 면에 있어서도 차이가 발생하는데 남성은 자기가 좋아하는 화제를 중심으로 대화를 하고자 하고 상대의 말을 듣기보다는 자신이 화제를 주도하려고 한다. 그리고 상대방의 말을 끝까지 듣지 않고 자주 끼어들어 자기주장을 하거나 침묵 등으로 경쟁적 대화를 추구한다. 반대로 여성은 상대방이 호응해주는 주제를 가지고 맞장구치기를 하는 협동적 대화를 추구하거나, 자기주장을 하기보다는 상대의 말에 잘 동의하기 때문에 대화 단절이 거의 없다.

이러한 남녀의 차이는 양방향 간의 소통에 있어서 상대방의 정서를 파악하거나 표현하는 정도에서도 다르게 나타난다. 고마움에 대한 표현에 있어 남성이 여성보다 물질적인 보상으로 고마움을 표현하는 경향이 있다. 예를 들면, 친한 사람이 작은 희생을 한 경우 여성은 언어적 표현을, 남성은 물질적 보상을 더 하는 경향을 보였다. 친밀한 관계의 사람으로 심리적 비중이 큰 희생을 한 경우 여성은 비언어적 표현을, 남성은 표현을 하지 않는 경향을 보인다고 하였다.

자아표현에 있어서도 남녀가 다르게 나타난다. 남자들은 동성 간에 자세하고 세밀한 감정 표현보다 재미나 정보 교류 중심의 대화가 많고, 여자들은 일상생활과 관련된 가족, 친구들과 함께 공유하고 많은 시간 동안 문자를 주고받으며 이 과정에서 높은 친밀감을 형성한다.

여성이 남성보다 의성·의태어 사용이 4배 높고 발음상의 차이, 선호하는 어휘의 차이, 말하기 방식 등에서 차이가 있다. 말하는 방식에 있어서는 남성은 여성보다 서술문을 선호하고, 요청이나 명령의 경우 남성은 명령문을, 여성은 청유문을 선호한다. 대화의 지속을 위한 용도로는 의문문, 상대방의 동의 확인을 요청하는 다양한 부가의문문을 많이 사용한다. 여성은 미완성 문장을 많이 사용하고 비격식체, 애매모호한 표현, 찬사, 공손한 표현을 많이 사용한다.

4 문화적 차이

문화(culture)는 라틴어 'cultus'에 어원을 둔 것으로 '밭을 갈아 경작하다'라는 의미를 가지고 있다. 사람들의 일상생활에서 공통적으로 나타나는 생활양식으로 사람들이 처한 지리적 환경과 사회적 여건 속에서 삶을 살아가는 방식을 말한다. 문화란 학문에 따라 달리 정의할 수 있는 개념이다. 19세기 인류학자 테일러(E. B. Taylor)는 '문화 또는 문명이란 넓은 의미의 민속학적인 관점에서 지식과 신념, 예술, 도덕, 법률, 관습, 사회의 한 구성원으로 인간이 습득하게 되는 여러 가능성들과 습관들의 복합체'라고 하였다. 정리하여 보면 문화라는 말 속에 문화학습, 가치관, 문화적 의사소통, 의미, 가치, 규범, 의식 등 그들의 생활태도를 묶을 수 있는 것으로 특정 사회집단 구성원들이 공유하는 생활양식의 총체라는 점에서 볼 때 집단의 특성에 따라 매우 포괄적인 개념을 가진다.

문화와 의사소통은 서로 밀접하게 관련되어 있으며 의사소통은 문화가 전승되고 보존되는 수단이 된다. 문화는 사람의 언어적, 비언어적 표현에 영향을 주는 글로벌 커뮤니케이션의 한 형태이기도 하다. 따라서 다양한 문화적 의사소통의 문제는 종교, 사회, 민족(인종), 교육 등의 배경이 다른 개인이나 조직에서 자연스럽게 발생한다. 따라서 다른 문화적 행동이나 표현, 관심 등을 이해할 필요성이 있으며 문화 간 언어적 의사소통은 사회적 성분, 사고의 유형 및 집단의 문화를 이해하고 교류해야 한다.

예를 들면, 동양 문화는 감정을 감추고 스킨십이 비교적 적은 문화인 반면, 서양문화에서는 슬픔, 화, 기쁨의 표현에 개방적이며 개방적인 스킨십을 문제 삼지 않는다.

◉ 베트남

베트남은 사람들의 나이, 지혜, 경험을 존중하며 교육받는 것을 부자가 되는 것보다 더 높이 산다. 점잖게 말하며 손가락으로 사람을 부르는 것은 모욕이라고 여긴다. 전통적으로 자기 절제를 미덕으로 여기며 감정표현을 아끼고 갈등을 예방하기 위해서 명확한 대답을 하기를 꺼린다. 친한 친구나 가족 외에는 자신의 상황을 쉽게 말하지 않으며 기쁠 때도 웃지만 싫은 감정이나, 결례, 사과할 때도 웃는다. 남녀가 직접 눈을 마주치는 것을 꺼려 하며 남을 응시하는 것은 불경스러운 일이라고 여긴다. 머리는 영혼이 있는 중심이므로 타인이 만져서는 안 되나 노인이 아이를 만질 수는 있다. 여성의 유방은 젖을 주기 때문에 괜찮지만 하체는 매우 사적인 영역이어서 허리와 무릎 사이를 가려야 한다.

🔍 중국

중국인들은 신뢰관계를 맺은 가족이나 친구 등 가까운 관계에서는 감정표현을 잘하고 정보공유도 원활하지만 낯선 사람에게는 잘 표현하지 않는 경향이 있다. 또한 눈을 빤히 쳐다보거나 신체적 접촉을 좋아하는 편은 아니다. 환자가 되어 병원에 왔을 때 동성의 의료인을 선호하는 편이지만 개인적인 공간이나 사생활 비밀 같은 것은 크게 문제가 되지 않는다.

🔍 일본

일본인들은 자신의 생각이나 감정을 솔직하게 표현하는 대화를 자제하기 때문에 진실된 의중을 알기 어렵고 거절하는 것을 매우 무례라고 여긴다. 체면을 중시하여 상대에게 무엇을 부탁하면 체면을 구긴다고 여기고 자신이 민망하거나 난감할 때 방어적으로 미소 짓거나 웃기도 한다. 악수도 나쁘지 않지만 절을 더 예의 있는 인사로 여기고 시간관념이 투철해서 약속시간을 철저히 지키는 것에 가치를 둔다.

🔍 러시아

러시아는 러시아정교회 신자들끼리만 부활절이나 교회의 주요 기념일에 뺨에 키스로 인사하고 악수는 일반적으로 남자들만 한다. 주머니에 손을 넣거나, 팔짱 낀 자세를 좋아하지 않으며 상호 신뢰가 생길 때까지 거리를 두고 조심스럽게 말하는 편이다. 가까운 사람들과는 친밀한 관계를 유지하는 것에 큰 의미를 두고 다정하게 대하지만 낯선 사람들에게는 다소 친절하지 않다. 손님을 접대할 때 식당보다 집에 초대해서 식사를 대접하면 진짜 친구로 여기는 경향이 강하다고 한다.

🔍 몽골

몽골은 도시에서는 대화 중 눈을 마주치는 것을 공손하게 여기지만 시골 지역에서는 윗사람과 눈을 마주치는 것을 꺼리며 여성이 남성과 눈을 맞추면 유혹하는 행동으로 본다. 친구나 동성 간 팔짱을 끼거나 손을 잡고 등을 치거나 악수하는 것은 일반적이고 포옹이나 키스와 같은 적극적인 신체적 애정표현은 주로 하지 않는다.

◎ 필리핀

필리핀 사람들은 타인의 기분을 상하지 않으려고 대화할 때 애매모호한 입장을 취할 수도 있다. 자신보다 윗사람에게 거절하는 것을 예의가 없다고 여겨 모호하고 우회적인 대답을 한다. 주로 침묵을 자주 쓰는 편이며 상대를 존중하기 위해 발언권을 먼저 준다. 신체접촉은 자연스럽고 특히 같은 성의 친구들과는 더욱 그렇다. 아기 이마에 손가락으로 침을 바르거나 십자가를 그으며 액땜을 하기도 한다.

◎ 미국

미국은 철저한 개인주의를 중시하며 모든 것은 자신에서부터 출발한다는 사고방식을 가지고 있다. 자신이 한 행위에 대한 책임은 자신이 가지며 어떤 상황에서도 자기의 의견을 분명히 나타내고 집단의 행복보다 개인의 행복에 근원을 두도록 어린 시절부터 교육받는다. 그로 인해 언어적 표현에서도 '우리집', '우리나라', '우리차'라는 단어보다 '내집', '내차', '내나라' 라는 단어를 많이 쓴다. 미국인들은 실용적인 측면을 중시하는 성향이 강하다.

예를 들어 인사말이나 안부, 감사와 같은 일상적인 표현에 있어 간단한 표현을 많이 하고 타인을 의식하지 않는다. 자신의 취향과 개성을 맞추어 옷을 입기 때문에 옷에 격식을 차리고 갖추어 입기보다는 편안한 평상복을 즐겨 입는 편이다. 타인과의 관계가 수평적이어서 신분이나 지위를 나타내는 호칭을 붙이지 않고 지위 고하를 막론하고 누군가를 지칭할 때 'you'라고 표현한다.

노인이 차에 오르면 자리를 양보하기는 하지만 이것은 우리나라와 같은 연장자 우대, 또는 어른 공경에 대한 표현이 아니고 건강한 성인의 보호가 필요한 약자 또는 장애인에 대한 보호라는 측면이 더 가깝다고 볼 수 있다. 그리고 사회생활을 하는 데 있어서 여성을 예우하는 'lady first' 의식이 지배적이다.

식사는 각자가 접시에 먹고 싶은 양만큼 가져와 먹기 때문에 음식이 남는 일이 없고 식사 중 침묵이 미덕이라 여기는 우리나라와는 달리 즐겁게 담소를 하는 것이 보통이다. 식사 도중이나 식후에 트림, 딸꾹질, 기침 등을 하는 것은 실례되는 일로 보며 부득이한 경우 'Excuse me!'라고 사과한다.

세계화 시대에서 문화적 다양성은 필연적으로 나타나는 사회적 현상이며 다문화에 대한 윤리적 수용성의 중요성이 대두되고 있다. 다문화 환경은 문명의 충돌, 문화적 갈등을 넘어 함께 공존하기 위한 이념적 토대를 갖추기 위한 노력이 요구된다. 다양한 문화적 차이를 지닌 사람들과 효율적으로 의사소통하기 위해서는 먼저 그들의 문화를 이해하는 것이 중요하다. 그들 문화를 존중하고 문화의 이질성으로 인한 대상자의 공포, 불안, 혼돈상황 등을 경청하며 수용해주어야 한다. 대화 도중 언어적 한계로 인해 왜곡이 발생하지 않았는지 이해의 정도를 확인해가며 대화를 이어가야 하고 서두르지 않는다. 그리고 필요하다면 그 문화의 경험을 가진 통역자를 대동하거나 상대의 이해를 돕기 위한 그림, 제스처, 영상, 역할극 등을 활용할 수 있다.

03 인간 발달의 이해

인간발달 이론은 19에서 21세기에 걸쳐 성격 발달단계와 위기, 성장발달과 과제를 다루면서 개인의 성격 형성과정의 중요성을 설명하고 있다.

발달단계는 순차적이고 단계별로 일어나기도 하지만 환경과 시대에 따라 다를 수도 있다. 각 발달단계 과정은 개인의 행동에 영향을 주고 성격을 형성하게 된다. 인간의 삶의 주기에 따른 성장과 발달과업은 매우 중요하며, 이러한 성장과 발달을 촉진시키거나 저해하는 요인을 분석하는 것은 인간의 정신현상을 이해하는 데 매우도움이 된다.

인간발달과정을 설명한 대표학자로 프로이트(Freud), 에릭슨(Erikson), 설리반(Sullivan), 말러(Mahler) 등이 있다.

1 정신성적 발달이론

프로이트(Sigmund Freud)는 20세기를 대표하는 정신분석학의 창시자로, 체코슬로바키아의 모라비아에서 태어나 비엔나에서 의과대학을 마치고 내과-정신신경과를 전공하였다. 히스테리 환자의 치료과정에서 환자 자신이 잊고 있던 과거의 고통스러운 기억이 억압을 통해 무의식에 가두게 되고 신체적 증상으로 나타난 것이라고 보았다. 이런 억압된 기억을 자유연상기법, 꿈의 분석, 아동기의 가족관계 분석을 통해 정신분석이라는 새로운 학문을 열게 되었다.

정신성적 발달단계

프로이트는 성격의 형성이 특히 인생의 초기인 영아기와 아동기에 결정된다고 보았다. 인간은 태어날 때부터 비이성적이고 충동적인 존재로 보았으며, 인간의 본성은 이성이 아닌 욕망이란 점을 지적하였다. 정신이란 원초아(id), 자아(ego), 그리고 초자아(superego)로 구성된다. 원초적 자아는 본능에 가까운 영역이며, 쾌락원리(pleasure principle)로 지배되며 이는 쾌락을 최대로 하고 고통을 최소로 하려는 원리이다. 자아는 현실원리(reality principle)에 따르며 욕망과 충동을 억제하고 현실에 적응하는 영역이며 아는 자기를 의식하는 영역으로 기억된다. 초자아는 옳고 그름을 판단하고, 죄책감과 자존심을 갖게 하며, 이상적인 패러다임을 만드는 영역이라고 하였다.

1933년 프로이트는 성적 에너지를 리비도(libido)라 하고 리비도가 집중되는 신체부위에 따라 구강기(oral), 항문기(anal), 남근기(phallic), 잠복기(latent), 생식기(genital stage)의 5단계의 발달과정을 통해 성격이 형성된다고 하였다. 이 시기의 경험은 인격에도 중요한 영향을 미친다. 그리고 발달단계 중 초기 발달단계에서 각 단계의 욕구가 충족되지 못하면 특성단계에 고착되어 정신병리가 발생할 수 있다고 강조하였다.

(1) 구강기(oral stage)

구강기는 생후 1년 동안의 시기로 젖을 빨면서 입을 통해 쾌감을 가지는 시기이다. 즉 욕구, 소망, 지각, 표현방법이 입과 입술, 혀와 입 근처에 집중되어 있다. 이 시기는 자기 손을 빠는 것으로 만족하는 자기애를 느낀다. 4~6개월 되면 어머니와 자신의 몸이 다르다는 것을 인식하게 되고 자아가 발달하기 시작한다.

구강기의 기본 욕구가 충족되면 안정감과 타인에 대한 신뢰가 발달하는 반면 이 시기에 고착되면 수동적, 의존적, 자기 중심적 사고, 자기애의 성격 특성을 보인다. 성인이 되어서도 과식과 흡연, 음주, 키스 등에 관심이 많다.

(2) 항문기(anal stage)

생후 1세에서 3세까지를 항문기라 한다. 리비도가 구강에서 항문으로 옮겨지면서 대소변을 보는 즐거움과 참는 즐거움 그리고 참았던 것을 배설하는 데 관심을 가지게 된다. 이 시기는 대소변을 자기 의지대로 조절하고자 하는데, 이를 통제하려는 배변훈련은 갈등의 요소가 된다.

아동은 배변훈련을 통하여 욕구를 충족하는 것에 시간과 장소의 제한이나 참아야 하는 것 등을 배우게 된다. 즉 배변훈련을 통하여 통제력이 발달하기 시작하여 욕구가 즉각적으로 충족되지 못해도 만족감을 지연시키는 방법을 배우게 된다. 아동의 욕구가 충족되면 자신의 배설물을 중요하게 여기고 자신의 창조물로 보기 때문에 창의적이고, 생산적인 성격이 된다. 그러나 배변훈련이 지나치게 엄하거나 이루어지지 않게 되면 강박적 성격을 가지거나 고집스럽고 완고한 사고방식, 인색한 성인으로 성장하거나 또는 양가감정, 더러움, 적대적, 가학적, 파괴적 성격이 나타날 수 있다.

이 시기에 수용적인 배변훈련을 받은 아동은 자율성이 발달하고 외향적이고 이타적인 성향을 갖게 된다.

(3) 남근기(phallic stage)

3세에서 6세까지 시기를 남근기라 하며 리비도가 항문에서 성기로 옮겨간다. 이 시기에는 남녀 아동 모두가 음경(penis)에 관심을 가지게 되는데 남녀 간의 성적 차이를 인식하고, 성기의 크기나 남근의 존재 유무에 관심을 가지게 된다. 리비도가 성기에 집중되어 민감해지고 만짐을 통해 쾌감을 느끼는 시기이며, 성의 차이를 인식하고 출생에 대한 관심을 보인다. 어머니에게 국한되었던 인간관계가 형제와 자매로 확대되면서 가족 간 삼각관계를 격게 되며 부모의 사랑을 차지하려는 경쟁이 나타나기도 한다. 이 시기에 이성의 부모를 차지하고자 하는 무의식적인 욕구가 나타나는데 남아는 오이디푸스 콤플렉스(Oedipus complex), 여아는 엘렉트라 콤플렉스(Electra complex)를 경험한다.

프로이트는 모든 남자 아이는 어머니를 최초의 애정 대상으로 추구하고 아버지를 경쟁자로 인식하여 적대감을 갖게 된다고 믿었다. 아버지와의 미묘한 대결에서 남자 아이는 아버지가 이러한 과정을 눈치채면 자기의 남근을 거세할지 모른다는 불안을 가지게 되며 이를 거세불안(castration anxiety)이라고 명명하였다. 남자 아이는 아버지를 두려워하고 아버지에 대한 적대감을 버리고 그 대신 아버지와 비슷한 사람이 되기를 희망하고 어른이 되려고 한다. 이러한 동일시(identification) 과정을 통해 초자아가 형성된다고 보았다.

여아는 출생 이후 어머니와 동일시해 오다가 남아와 비교하게 되며 음경선망(penis envy) 또는 남성 콤플렉스(masculinity complex)를 가지게 된다. 사랑의 대상이 어머니에서 아버지로 바뀌어 아버지에 대한 사랑을 독점하고 싶어하며 어머니를 경쟁자로 여기게 된다. 이 시기에 나타나는 콤플렉스 현상은 동성 부모를 동일시하면서 성 역할을 배우게 된다. 이렇게 갈등을 극복하고 욕구충족을 하려는 동일시 과정을 통해 아동들은 부모의 가치규범, 도덕을 내면화하고 초자아를 발달시키게 된다. 이 시기에 발달과제를 실패하면 신경증의 요인이 되며 초자아 형성의 장애로 반사회적 성격형성의 기반이 된다.

남아의 경우 음경을 상징하는 총, 창, 화살 같은 무기들을 놀이에 사용하면서 정체성이 확실해지는 동시에 자기 내부의 충동을 제어하는 자심감을 가지게 되며 적당한 야심을 가진 성격과 함께 인정받고 싶은 성격의 기반을 가지게 된다. 그러나 남근기에 고착되면 무모하고 자기과신적이며 자아도취에 빠진 사람이 될 수 있으며, 노출증, 관음증 등 성생활에 장애를 초래할 수 있다.

여아의 경우 남자보다 우월하려고 애쓰는 성격이 형성되기도 하며, 유혹적이고 정서적 불안정한 히스테리 성격기질이 발전되기도 한다.

(4) 잠복기(latency stage)

잠복기는 7~12세에 해당되는 시기로 성적 욕구가 일시적으로 억압되어 나타나지 않는 반면 공상과 환상, 놀이, 장난으로 본능적 욕구를 발산하는 시기이기도 하다. 동성친구와 집단을 형성하는 경향이 있다고 하여 '동성애착' 시기라고도 부른다. 그러나 정서적 고착이 심하면 성인동성애로 발전할 수도 있다. 또한 초등학교 시기로 학업에 열중하며, 사회적 지식, 가치, 기술을 습득하며 사회적 요구와 기대에 순응하는 방법과 현실에 적응하는 기술을 습득하는 시기이다. 가족 간의 관심과 애정이 동료나 또래 집단으로 확대되면서 사회적 유대감과 결속을 유지하는 데 집중하게 된다. 아동은 적응력이 높아지기도 하나 이전 단계의 발달과제가 이루어지지 못한 경우 학습적응의 장애로 열등감을 느끼기도 한다.

이 시기에는 쾌락 원칙을 버리고 현실 원칙을 따르게 되며 아버지의 권위, 양심에 따라 사회적·도덕적 자아를 형성하게 되며, 11세에는 초자아가 더욱 굳어진다.

(5) 생식기(genital stage)

성기기라고도 하며 13세 이후부터 청소년기까지를 말한다. 성적인 성숙과 성적 충동이 일어나는 시기로 이성에게 관심이 증대되는 시기이다. 이 시기에는 성적 욕구뿐 아니라 부모로부터의 정신적 독립과 성인으로서의 역할을 인지하면서 객관적 사고 그리고 이타적인 견해를 가지게 되며 가족 이외의 사람과 친밀감을 추구하게 된다.

이전 발달단계의 고착이 일어나지 않았다면 이성과의 관계가 정상적으로 형성될 수 있으며, 그러지 못한 경우 과거의 고착된 부분에 영향을 받아 정체성 혼돈을 겪을 수 있다. 이러한 불안을 조정하기 위해 방어기제를 사용함으로써 처벌과 죄책감을 최소화하려는 경향이 두드러진다. 프로이트는 생식기를 통해서 성격형성이 완성된다고 보아 이 단계는 사춘기에 시작해서 노쇠할 때까지 계속된다고 하였다.

이 시기는 부모로부터 독립과 의존 사이에 갈등이 생기며, 징벌적인 부모와의 관계에서 성적 충동을 과도하게 억압하면 금욕주의가 나타날 수 있다.

2 정신사회적 발달이론

에릭슨(Erikson)은 독일 프랑크푸르트에서 태어났으며, 미술을 공부하다가 프로이트의 문하생이 되었고, 이후 자신의 이론을 발달시키면서 프로이트의 정신분석학적 이론을 보완하여 인간발달을 개인의 욕구와 사회적 요구(사회적 측면) 간의 상호작용을 통해서 이루어진다고 설명하였다. 또한 프로이트와 달리 인간발달은 청소년기에서 완결되는 것이 아닌 일생을 통하여 이루어지며, 프로이트의 5단계 발달 모델에 청년기, 중년기, 노년기로 추가하여 확장하였다. 인간의 정체성은 사회 속에서 성장하

다음과 같은 표가 있습니다:

자아통합 대 절망(ego integrity vs. despair)	older adult
생산성 대 침체성(generativity vs. stagnation)	middle-age adult
친밀감 대 고립감(intimacy vs. isolation)	young adult
정체성 대 혼돈(indentity vs. role confusion)	teenager
근면성 대 열등감(industry vs. inferiority)	grade-schooler
주도성 대 죄의식(initiative vs. guilt)	pre-schooler
자율성 대 수치심과 의심(autonomy vs. shame & doubt)	toddler
신뢰 대 불신(trust vs. mistrust)	infact

사회적 상호작용

©www.hanol.co.kr

🔵 그림 1-1_ 에릭슨의 심리사회적 발달단계

며 분화되는데 발달단계마다 성취해야 하는 과제가 있으며, 발달에는 개인의 특성, 사회구조, 문화가 함께 영향을 준다고 하였다. 각 발달단계의 과제가 성취되면 위기가 오고, 이 위기를 해결하면서 발달단계를 완수하게 된다.

여기서 위기는 발달적인 의미로 취약성과 가능성이 함께 존재한다고 여기며 발달을 위한 기회로 보았다. 이를 사회심리적 발달론이론이라 하며 그 단계는 다음과 같다.

1) 영아기(0~1세) : 신뢰감 대 불신감(trust vs. mistrust)

이 시기는 프로이트 이론의 구강기에 해당되는 시기로 출생에서 약 1세까지이다. 에릭슨은 정신적 생명력의 근본은 신뢰로 보았다. 신뢰는 타인에 대한 믿음이기도 하며 또한 자기 자신에 대한 믿음이기도 하다. 이 시기의 영아는 어머니를 통하여 사회적 관계를 형성한다. 안정적으로 욕구를 만족시킨 영아는 신뢰감을 형성하고, 욕구가 빈번히 충족되지 못하면 영아는 불신감을 갖게 된다. 이는 인생 첫 경험을 통해 배운 세상에 대한 태도로 영아가 보호자의 일관성과 지속성에 의지하는 법을 배우는 것뿐만 아니라, 자신의 욕구를 스스로 표현하고 충족하는 것을 배우기도 한다. 이 시기에 신뢰를 경험하지 못한 영아는 불신, 자신감 결여, 피상적 관계, 우울 등의 문제에 부딪히게 된다.

2) 유아기(1~3세) : 자율성 대 수치심과 회의감(autonomy vs. shame and doubt)

유아기는 프로이트 이론의 항문기에 해당하는 시기로 1세에서 3세까지이다. 유아는 괄약근 통제, 자기발로 서기, 손의 사용 등 신체적 발달이 이루어지며, 외부세계를 탐색하며 신체적, 정서적 자율성을 갖게 된다. 대소변 가리기 훈련을 통해 스스로 행동할 기회와 통제력을 경험하면서 만족감을 느낀다. 유아의 자율성은 어려움에 대한 극복력을 높이고 사랑과 미움, 협조와 고집, 자기표현과 억제가 발달한다.

이 시기 부모의 과도한 통제는 자율성 형성을 저해하고 수치심과 의심, 자기노출의 두려움, 의식적 행동으로 나타날 수 있다. 에릭슨은 수치심을 자신이 완전히 노출되어 있다는 자의식이라 설명하였다. 부모가 이러한 수치심을 훈육에 이용할 경우 파괴적인 수치심으로 발달하게 된다. 그러나 수치심을 무시할 경우 멋대로 행동하거나 수치를 모르는 뻔뻔함으로 이어질 우려가 있다.

자율성에 대한 욕구가 높은 시기의 특성 때문에 여러 감각을 익히기보다 강박적으로 모든 순서와 속도를 반복하며 유지하면서 안정을 얻기를 원하기도 한다. 강박적인 사람은 어떤 일을 하려고 할 때 실행에 옮기지는 못하면서 정체성의 위기를 경험하고 끊임없이 타인의 시선과 평가를 두려워하며 습관적으로 수치심을 느끼게 된다.

3) 학령전기(3~6세) : 주도성 대 죄책감(initiative vs. guilt)

이 시기는 프로이트 이론의 남근기에 해당되는 시기로 아동은 호기심이 넘치고 활동적이다.

신체적 발달로 더 자유롭고 활발하게 움직일 수 있게 되고, 전보다 큰 목표를 세우며 이루고 싶어 한다. 운동과 언어능력이 발전하면서 어른이 되었을 때 할 수 있는 수많은 역할을 상상하며 미래에 대한 두려움과 기대가 공존하는 시기이다. 이 시기 아동은 동성의 부모와 동일시가 일어나며 남성적, 여성적으로 되는 것을 배우게 된다.

또래 친구들과 놀이를 통해 충돌하기도 하고 마음을 끌기 위해 노력하기도 하면서 목적의 추구, 경쟁, 정복의 기쁨을 맛보는 것은 이 시기의 중요한 과업이다. 아동은 자신의 잘못된 행동에 대해 자기 자신을 관찰하고 비판하는 '내적 목소리'를 듣게 된다. 이것이 '초자아'의 발달로 이어지게 된다. 자신의 잘못된 행동으로 부모에게 받게 될 처벌에 대한 두려움과 함께 스스로의 가책이 죄책감으로 이어지게 되며 반복될 경우 낮은 자존감을 초래하게 된다.

4) 학령기(6~12세) : 근면성 대 열등감(industry vs. inferiority)

이 시기는 프로이트 이론의 잠복기에 해당한다. 학교교육을 통해 읽기와 쓰기, 셈하기 등 사회적 기술을 습득하면서 또래 집단과 집단생활을 통해 새로운 학업과 인간관계를 접하게 된다. 친구들과의 놀이나 협동을 통해 자기가 잘 하는 일에서 자부심과 유능함을 경험한다. 그리고 개인의 강점과 제한을 현실적으로 표현하는 법을 배우며 모든 일에서 근면하면 성공한다는 것을 깨닫게 된다.

그렇지 못할 경우 자기 자신과 과업으로부터의 소외, 즉 열등감을 겪게 된다. 열등감은 자신의 능력이 어떤 과업을 감당할 수 없는 무력감과 자기통제력을 잃은 것을 말하며, 경쟁적 상황에서는 불안전감과 열등감을 가지게 된다.

5) 청소년기(12~18세) : 정체성 확립 대 정체성 혼란(identity formation vs. identity confusion)

이 시기는 프로이트 이론에서 생식기에 해당되며, 가장 중요한 발달과업을 자아정체감 확립으로 보았다. 신체적으로는 성적 성숙이 이루어졌으나 정신적 발달은 이에 미치지 못하므로 발달의 불균형이 있다. 또한 학업문제, 진학문제, 진로문제, 이성문제 등 수많은 선택상황에 놓여 있다. 아동에서 성인으로 가는 과도기로 자신의 정체성에 끊임없는 질문을 던지게 된다. 부모로부터 분리과정으로 인해 상실감과 공허감을 느끼고 정신적 독립을 위한 과제에 놓이게 된다.

이전 시기에는 타인에 대한 기본적인 믿음이 중요했다면 이 시기의 청소년은 자신이 믿을 수 있고 의지할 수 있는 사람이나 대상을 찾는 것이 중요해진다.

이 시기에 문제가 생길 경우 정체성 혼란, 즉 내가 누구이고 무엇을 하면서 어떻게 살아야 하는지를 알 수 없는 것으로 인해 소외감을 느끼는 것이다. 성 정체성을 비롯해 자신의 정체성에 대해 오랫동안 의심해 왔거나, 긴 시간 동안 좌절감이 쌓여 왔는데 이러한 혼란을 겪으면 비행을 저지르거나 경계선 정신장애 삽화가 나타날 수 있다. 폭력과 비행, 술과 약물남용, 흡연, 게임중독, 성병 등 건강관련 문제가 나타날 수 있다.

6) 성인기(18~45세) : 친밀감 대 고립감(intimacy vs. isolation)

이 시기는 성인기로서 타인에 의존하고 보호받고 싶은 욕구와 함께 독자적으로 자신의 미래를 준비하고자 하는 욕구가 공존하는 시기이다. 친구와 동료 간에 친밀감을 통해 정서적 유대와 만족을 얻게 되며, 자아정체감을 확립한 사람은 타인의 정체성을 이해하고 타인과 의미 있는 관계를 맺게 된다. 자아정체감이 확립되지 않은 사람은 대인관계에 주저하게 되고 대인관계에서 친밀감을 형성하지 못하게 되고 외톨이가 되며 고독감에 시달린다.

7) 중년기(45~64세) : 생산성 대 자기침체(generativity vs. stagnation)

중년기의 생산성은 성숙한 성인이 다음 세대를 구축하고 이끌어 나가는 데 집중하는 것을 말한다. 이 시기는 가정과 직업을 가지고 있는 나이이며, 가정이 안정되고 자식들을 기르면서 다음 세대와 연결하여 사회의 존속과 유지를 이끌어내는 시기이다.

자기직면과 변화의 중년기 과업을 완수한 경우 경제적 안정과 함께 사회적 지위가 확립됨으로써 사회를 향한 자신의 정체성을 재확인하는 시기이다.

이러한 자신의 정체성 확립이 잘 이루어지지 않고 생산성 확립에 실패하게 되면 자신의 삶의 의미에 대한 자기침체에 빠질 수 있다.

8) 노년기(65세 이후) : 통합감 대 절망감(integrity vs. despair)

자기 인생을 긍정적으로 바라보며 자아통합감을 느끼는 반면, 신체적인 기능저하와 인지변화가 나타나는 시기이다. 심리적으로 주변인의 죽음을 바라보며 절망감을 느끼는 수도 있으며 인간관계와 생활방식의 변화를 받아들여야 한다. 죽음에 대한 상실과 퇴직, 수입원의 상실을 경험하면서 삶을 수용하고 받아들이는 시기이다.

3 대인관계 발달이론

해리 스택 설리반(Harry Stack Sullivan, 1892-1949)은 미국의 정신의학자로 정신분열증 환자를 연구하던 중 주요 생활사건과 심각한 어려움의 근원이 성장과정 및 양육환경에서 겪게 되는 대인관계의 결과라는 이론을 제시하게 된다. 따라서 출생 이후 가장 처음 시작되는 어머니와의 관계가 성격형성에 영향을 미친다고 하였다. 어머니와의 관계에서 '좋은 나(good me)', '나쁜 나(bad me)', '내가 아닌 나(not me)'를 형성하게 된다고 하였다.

한 사람을 제대로 이해하려면 대인관계 상황을 이해해야 하며, 개인의 성격은 오랜 시간 반복되는 대인관계의 결과라고 설명하고 있다. 설리반은 성격발달을 대인관계 중심으로 여섯 단계로 나누어 설명하고 있다.

1) 영아기(infancy, 0-18개월)

이 시기는 구강을 통해 주변 환경과 상호작용하며 수유를 하는 행위가 최초의 대인관계가 된다. 이 시기의 주요한 경험 양식은 원초적으로 자신과 객관적 세계를 구별하기 시작하며, 신체적 욕구와 관련된 긴장을 학습한다. 자신의 욕구가 충족되면 자신뿐 아니라 어머니를 좋게 경험하게 된다. 이는 타인에 대한 신뢰를 형성하게 된다. 자신의 욕구가 충족되지 않으면 불안을 느끼고 타인과 환경에 대한 불안과 불신을 느끼게 된다. 출생하여 말을 배우고 의사소통할 능력을 획득하는 시기로 가장 중요한 자아역동성이 형성된다.

2) 아동기(childhood, 18개월~6세)

아동기는 언어능력의 발달과 더불어 시작하며 5~6세까지 지속된다. 자신의 요구가 지연되는 것을 인내하고 기다리며 수용하는 것을 배우게 된다. 이 시기의 가장 중요한 경험은 언어발달로, 아이는 자신의 행동에 대하여 타인이 언어적으로 인정하거나 거부하는 여러 표현방식을 인식하고 배우게 된다. 이때 부모의 언어적 표현은 아이의 자기에 대한 지각에 매우 중요하다. 이 시기에 형성되는 자기체계에는 성개념이 발달하고 동성에 대한 동일시가 이루어지며 성인을 모방하는 놀이를 통해 다양하게 통합된다. 타인과의 관계가 확장되고 관계 속에서 받는 평가와 피드백을 통해 사회적 능력이 발달하기 시작한다.

3) 소년기(junvenile, 아동 후기 6~9세)

초등학교 시기에 해당되며 친구관계와 집단생활을 경험하게 된다. 가족이나 학교를 통해 권위에 복종하는 경험과 함께 친구나 형제관계에서 경쟁과 협동을 경험하게 된다. 이 시기에 아동은 높은 사회화 수준에 노출되며, 점차 타인과 협동적이고 경쟁적인 활동의 참여가 확대된다.

4) 전청소년기(preadolescence, 9~12세)

이 시기의 청소년은 동성의 또래와 친교의 욕구를 가지고 단짝 친구를 만드는 시기이다. 설리반은 이러한 관계를 처음 경험하는 상호적 사랑이라 설명하였다. 누군가의 안전과 만족을 자신의 것만큼 중요하게 여기는 관계이기 때문이다. 개인적 우정은 친밀감, 공유, 자기노출 등을 경험하면서 집단의 소속감과 규칙을 지키고 팀워크를 배우게 한다.

5) 초기 청소년기(early adolescence, 12~14세)

이 시기의 청소년은 정체성 확립과 부모로부터의 독립과 함께 이성에 대한 욕망이 나타나는 시기이다. 동성의 친구에 대한 친밀감과 이성친구에 대한 애정욕구를 분리하는 것을 경험하게 된다. 이러한 두 욕구가 제대로 분리되지 못하면, 이성애보다 동성애 경향이 나타나기도 한다.

강한 성욕이 있는 시기이나 또래에 대한 친근감이 이중으로 존재하게 된다.

6) 후기 청소년기(late adolescence, 14~21세)

이 시기에는 친밀감과 애정 욕구의 통합으로 이성의 한 사람에게 초점을 맞춘다. 사회에서 상호의존적인 관계 속에서 자아가 완성되며 성숙한 대인관계를 확립한다. 후기 청소년기는 사회생활에서 시민의 권리, 의무, 책임을 수행한다. 승화와 같은 건강한 방어기제를 사용하여 불안을 관리하며 책임감 있는 성인으로 독립할 준비를 한다.

4 분리개별화 발달이론

소아정신과 의사인 말러(Mahler)는 환자 진료과정에서 개인이 어머니와의 분리과정을 통해 성장발달이 이루어진다고 설명하였다. 이를 분리개별화 이론 또는 대상관계 이론이라고 한다. 분리와 개별화는 상호 보완적인 발달경로로 분리(seperation)는 어머니와의 공생적 융합(symbiotic fusion)으로부터 벗어나는 것이고, 개별화(individuation)는 아이가 자신의 개인적 특성들을 갖추어 가는 것으로 설명하였다. 분리개별화 단계가 자아(ego)와 대상관계(object relation)의 발달에 가장 핵심적인 요소라고 보았다.

1) 정상자폐기 : 출생~1개월

외부자극에 잘 반응하지 않는 시기로 신생아들은 어머니의 자궁 안에서 지배적이었던 리비도 분포 상태, 즉 환각적으로 소망을 충족하는 폐쇄된 단일체계에 있다고 볼 수 있다.

유아는 자폐적인 궤도 안에서 자신의 욕구를 충족시키는 상태에 있으며, 어머니의 돌봄(mothering)을 통해서, 원래 상태로 퇴행하려는 경향에서 점차 환경과 접하면서 감각과 자극을 증대시키게 된다. 이 시기의 영아는 생존과 안전을 위한 기본 욕구 충족에만 관심이 있으며, 고착되면 어린이 자폐장애가 될 수 있다.

2) 공생기 : 1~5개월

엄마와 특별한 정서적 애착을 확립하는 정상적 공생관계를 보이는 단계로서 자신과 어머니가 마치 공통 경계를 가진 이중 단일체로 인지하게 된다. 모자가 공생하며 어머니를 자신의 욕구를 충족시켜주는 사람으로 인식하기 시작한다. 자기와 대상인 어머니에 대해 좋거나 나쁜 경험과 지각과 기억이 형성되면서 점차 자기에 대한 정체감(sense of identity)이 형성되는 시기이다.

이러한 정상적 자폐단계와 공생단계는 유아가 아직 분화를 시작하지 않은 초기의 두 단계로서 대상관계의 관점에서 볼 때 자폐기는 '대상이 없는(objectless)' 시기이고, 후자는 '대상 이전의(preobjectal)' 시기로 설명할 수 있다. 어머니의 존재가 없거나 거절감을 느끼면 공생정신증(symbiotic psychosis)을 초래할 수 있다.

3) 분리개별화기(5~36개월)

엄마와의 공생적 단일체에서 서서히 벗어나는 심리적 과정과 엄마와 분리되어 자기와 대상을 개별적인 존재로 인식해가는 과정이 진행되는 시기로, 자아가 발달하고 개별화가 이루어지게 된다.

(1) 제1분기(5~9개월)

분화분기로서 유아는 세상에 대한 큰 관심을 보이며 공생관계로부터 벗어나는 일종의 부화과정에 비유되는 단계이다. 점차 어머니에 대한 특정 반응이 형성되는데,

이것은 유아와 어머니 사이에 특정한 유대가 확립되었다는 결정적인 표시이다. 이러한 분화단계를 통해 유아는 기민성(alertness), 지속성(persistence), 목표지향성(goal-directedness) 등의 새로운 경험을 한다. 또한 감각이 발달하는 시기로 어머니의 얼굴을 눈으로 보고 손으로 만지며 촉감으로 느끼면서 탐구하는 행동이 절정을 이루는 시기이다. 어머니를 되돌아보고 점검하는 등 어머니에게서 벗어나려고 시도하지만 곧 돌아오는 시기이다. 이전 공생단계에서 좋은 경험을 한 경우 타인에 대해 두려움보다는 호기심과 신기함으로 대상을 보게 된다.

(2) 제2분기(10~15개월)

실제분기로 걸음마 단계를 통해 신체적 분리를 경험하게 된다. 생후 10개월부터 유아의 인지기능과 걷는 기능이 발달하면서 자율성이 나타나게 된다. 이 시기에 어머니를 거의 잊을 정도로 세상을 탐구하고 자신의 운동성에 몰두하게 되며 자기 능력의 위대함에 도취되고 나르시시즘(narcissism)이 절정에 다다른다. 이 시기에 유아는 어머니를 정서적 재충전(emotional refueling)을 위한 일종의 홈 베이스처럼 생각한다. 어머니로부터 신체적 분리의 경험이 증가함에 따라 어머니와의 분리불안이 증가하는 것이 특징이다.

(3) 제3분기(16~24개월)

화해접근분기로서 어머니와 분리되어 있음을 확실하게 아는 시기이다. 그리고 자신이 의사를 표현해야만 어머니가 알 수 있다는 것을 알게 된다. 아기는 공생관계에 머무르고 싶은 소망과 분리된 개인으로서 자율성을 얻고자 하는 욕망 사이에서 심리적 위기를 겪고 분리불안을 재경험하게 된다.

세상이 자기 뜻대로 되지 않음을 알게 되고 양가감정(ambivalence)이 특징적으로 나타나는데, 어머니와 분리되고 위대하며 전능한 존재가 되고 싶은 욕구와 어머니에게 의존해서 자신의 소망을 마술적으로 실현해주기를 바라는 두 가지 욕구 사이에서 갈등이 생겨난다. 이를 화해접근위기라 하며 자신의 능력의 한계에 대한 상대적인 무력감, 슬픔과 분노의 감정을 느끼게 되고 불만족, 기분의 빠른 변화, 짜증 등의 표현이 늘어나는 시기이다.

이러한 과정을 통해 어머니와 최적의 거리를 발견하게 되며 언어의 발달로 주변을 통제하고 자신감이 커지게 된다. 소망과 상상을 표현하는 능력이 늘어나기 때문에 상징적인 놀이를 통해 이를 해결하는 것이 좋다. 이 때 어머니의 양가적인 태도는 아동에게 혼란을 가져와 경계성 성격장애로 발전할 수 있다.

(4) 제4분기(24~36개월)

대상에 대한 확고한 인식으로 어머니가 보이지 않더라도 실제로 있는 것처럼 위안을 받는 대상항상성의 시기이다. 정서적 대상항상성은 어머니 이미지가 내재화됨으로써 확립되며, 어머니에 관한 '좋은' 대상 표상과 '나쁜' 대상 표상을 하나의 전체적 표상으로 통합시키게 된다.

이 과정이 성공적으로 이루어지면 어머니와 분리되어 있는 동안에도 어머니의 존재를 느끼고 신뢰하게 된다.

슬기로운 인간관계와 의사소통

Section 01
학습활동

인간의 이해 (1)

☐ 토론　☐ 퀴즈　☐ 과제　☑ 검사　☐ 설문조사　☐ 팀 프로젝트　☐ 활동

주　제　로젠버그의 자아존중감 척도

학습성과　자신이 어떤 사람인지 이해할 수 있다.

진행과정　⏰ 문항을 읽고 해당하는 점수에 체크하여 합산한다.

문 항	거의 그렇지않다 (1점)	가끔 그렇다 (2점)	자주 그렇다 (3점)	항상 그렇다 (4점)
1. 나는 남들만큼 가치 있는 사람이라고 생각한다.				
2. 나에게는 좋은 점이 많다고 생각한다.				
3. 대체로 나는 실패한 사람이라는 생각이 든다.				
4. 나는 다른 사람들과 같이 일을 잘 할 수가 있다.				
5. 나는 자랑할 것이 별로 없다.				
6. 나는 내 자신에 대해 긍정적으로 생각한다.				
7. 나는 내 자신에 대해 대체로 만족스럽게 생각한다.				
8. 나는 내 자신을 좀 더 존중할 수 있었으면 좋겠다.				
9. 나는 가끔 내 자신이 쓸모 없는 사람이라는 느낌이 든다.				
10. 나는 때때로 내가 좋지 않은 사람이라고 생각한다.				

*점수가 높을수록 자아존중감이 높은 것을 의미함
*3, 5, 8, 9, 10번 문항은 역문항

출처: 원호택·이훈진(1995)이 번안한 한국판 척도

Section 01
학습활동

인간의 이해 (2)

토론　□ 퀴즈　□ ☑ 과제　□ 검사　□ 설문조사　□ 팀 프로젝트　□ 활동

주　제　생애곡선을 통한 자기이해

학습성과　생애곡선을 통해 삶의 의미를 알고, 자기를 이해할 수 있다.

진행과정　1. 나의 긍정적 경험과 그때의 감정은?

　　　　　　➔

　　　　　2) 나의 부정적 경험과 그때의 감정은?

　　　　　　➔

　　　　　3) 나를 찾아온 사건과 사람들의 의미는?

　　　　　　➔

　　　　　4) (-)에서 (+)로 올라갈 수 있었던 나의 내면적인 힘은?

　　　　　　➔

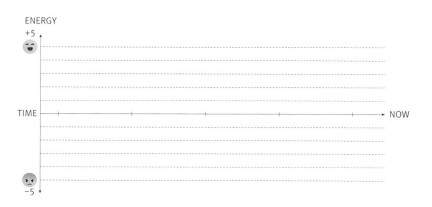

슬기로운 인간관계와 의사소통

Section 01

학습활동

인간의 이해 (3)

☐ 토론　　☐ 퀴즈　　☑ 과제　　☐ 검사　　☐ 설문조사　　☐ 팀 프로젝트　　☐ 활동

주　제　자신의 강점과 자아찾기

학습성과　자신의 강점을 확인하고 자신의 특성을 알 수 있다.

진행과정　1. 내가 생각하는 나와 가족들이 알고 있는 나를 비교하기

내가 생각하는 나	가족들이 알고 있는 나
내가 가장 좋아하는 일은?	
내가 가장 싫어하는 일은?	
내가 가장 잘 할 수 있는 일은?	
나의 매력은?	

2. 나의 특성과 강점 및 약점을 종합해 보기

　　● 강점

　　● 약점

슬기로운 인간관계와 의사소통

참고문헌

· 강현식(2010). 꼭 알고 싶은 심리학의 모든 것. 소울메이트. 378-379.

· 강혜영(2018). 다문화와 건강. 서울: 현문사. 4-31.

· 고현남·고숙정·김성은·김정호·남경아·박영숙·박현주 외(2020). 정신간호총론(8판). 40-43.

· 공성숙·김근면·김명희·노인숙·박정화·양승희·최진 외(2019). 정신건강간호학. 파주: 군자출판사. 48-58.

· 권석만(2018). 현대 심리치료와 상담이론. 서울: 학지사. 63.

· 김정옥(2003). 방어기제 성숙도 연구. 한국심리학회지. Vol. 15 No. 4. 747-763.

· 김희숙·강문희·김미자·김영숙·김판희·김효정·박경란 외(2019). 최신정신건강간호학(5판). 서울: 학지사메디컬. 52-53, 54-60.

· 김희숙·강문희·김판희·박경란·박정미·신은정·유광자 외(2021). 인간관계와 의사소통의 이론과 실제. 서울: 학지사메디컬. 2-5, 6.

· 노춘희·송경애(1997). 임상간호사의 자아존중감과 전문직 자아개념에 관한 연구. 기본간호학회지. Vol. 4 No. 1. 61-71.

· 대한신경정신의학회(2017). 신경정신의학. 서울: 아이엠이즈컴퍼니. 80.

· 성영신(2004). 마음을 움직이는 뇌, 뇌를 움직이는 마음. 서울: 해나무. 241.

· 안효자·이영내·권윤희·김명자·김미진·김정윤·김종필 외(2018). 인간관계와 의사소통(3판). 파주: 수문사. 58.

· 양미경·김경란·장미영·이은영(2021). 보건의료인을 위한 인간심리학의 이해. 파주: 수문사. 59.

· 양병환(2017). 정신병리학 특강. 서울: 집문당. 91-92.

· 원호택·이훈진(1995). 편집증적 경향성, 자기개념, 자의식 간의 관계에 대한 탐색적 연구. 한국심리학회 연차대회 학술발표집. 277-290.

· 윤정미(2007). 원활한 의사소통을 위한 효과적인 문화지도 방법: 미국문화를 중심으로. 홍익대학교 석사학위논문. 14-21.

· 이동연(2018). 심리학으로 들여다본 그리스로마 신화. 고양: 평단. 336-339.

· 이무석(2006). 정신분석에로의 초대. 서울: 이유. 119, 117-119, 160-180.

· 이미나(2009). 미디어 리터러시로서의 미디어교육 수업사례 제안. 시민교육연구. 139-181.

· 이미형·김희경·이윤주·이은진(2020). 인간관계와 의사소통. 서울: 현문사. 126-153.

· 임숙빈·김덕희·김현숙·박광희·박영숙·배정이·손행미·장선주(2018). 재미있게 배우고 경험하는 의사소통의 실제. 서울: 현문사. 30-32, 35, 51.

· 임숙빈 · 김선아 · 김성재 · 이숙 · 현영선 · 신성희 · 김석선(2015). 정신간호총론. 파주: 수문사. 77-93.

· 임숙빈 · 김선아 · 김성재 · 이숙 · 현영선 · 신성희 · 김석선(2017). 정신간호총론. 파주: 수문사. 69-92.

· 전성숙 · 변은경 · 김미영(2018). 인간의 이해와 의사소통. 파주: 수문사. 13.

· 천성문 · 이영순 · 박명숙 · 이동훈 · 함경애(2017). 상담심리학의 이론과 실제. 서울: 학지사. 129.

· 최숙희 · 안은선 · 임현희 · 최명희(2019). 인간관계와 의사소통. 파주: 청운. 103-106.

· 퍼시픽학술국(2016). Psychiatry(2판). 서울: 퍼시픽북스. 55-59.

· 한국간호학회. Journal of Korean academy of nursing. Vol. 26 No. 1. 94-106.

· 한금선 · 양승희 · 손정남 · 박정원 · 김근면 · 차선경 · 임희수 · 최미영 · 박영희(2018). 의사소통과 인간관계론(4판). 서울: 고문사. 40-65, 102-103, 263-264.

· 황미진(2010). 자아존중감이 높은 아동에 관한 해석학적 연구. 석사학위논문. 10-16.

· Reuben C. Fine. 임효덕 · 김종호 · 김현숙 · 박용천 · 백영석 · 신지영 · 안윤영 외 공역(2021). 정신분석의 역사. 서울: 학지사. 314-326.

· Spencer A. Rathus. 김연실 · 류청자 · 박성원 · 박애영 · 박정은 · 우상우 · 장형은 · 하수정 편역(2020). 인간심리의 이해. 파주: 메디시언. 277.

· Margaret J. Halter. 김수진 · 김광순 · 강명옥 · 권영란 · 김상숙 · 김하강 · 박명희 외 편역(2018). 정신건강간호학. 서울: 현문사. 16-34.

· 뉴스다임. 글로벌 시민의 에티켓 '인사'. http://www.newsdigm.com/3052.

슬기로운 인간관계와 의사소통

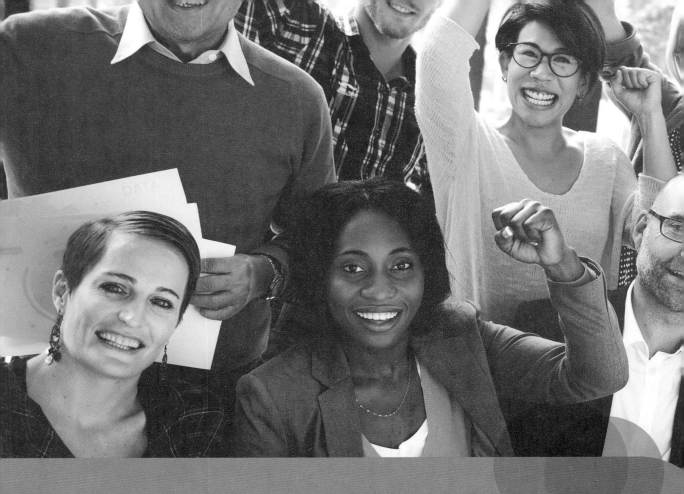

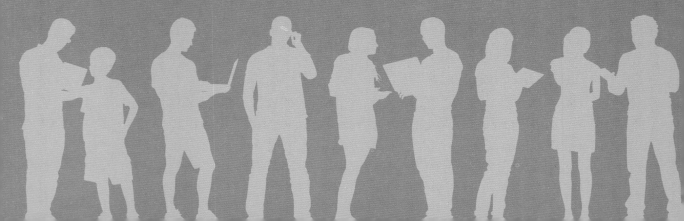

Section 02
인간관계의 이해

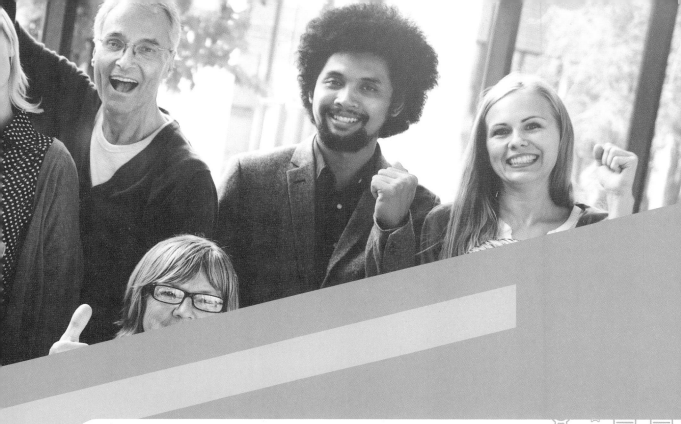

 학습목표

- 인간관계의 필요성과 중요성을 이해한다.

- 인간관계의 구성요소를 확인한다.

- 가족관계를 확인하고 설명한다.

- 친구관계를 확인하고 설명한다.

- 이성관계를 확인하고 설명한다.

- 선후배관계를 확인하고 설명한다.

- 사제관계를 확인하고 설명한다.

- 상급자-하급자관계를 확인하고 설명한다.

- 키슬러의 대인관계 유형을 설명한다.

1 인간관계의 의미

인간을 의미하는 용어는 다양하다. 생물학적인 영역에서 사람(hominid)은 영장류의 인간과(hominidae)의 동물로서 현대 인간과 모든 원시 인류를 의미한다. persona에서 비롯된 person의 사전적 정의는 집단(people)을 구성하는 사람을 의미하고, individual은 개성을 가진 존재로서의 개인을 의미한다. human being은 '인간 혹은 인간적인'을 의미하는 human과 '존재'를 의미하는 being의 결합으로 인간 존재, 즉 인간성을 가진 인격체를 의미한다. 그렇다면 영장류 인간과의 동물인 사람을 인간답게 해주는 것은 무엇일까? 인간성(humanity)은 무엇에서 비롯된다고 볼 수 있을까?

칸트(Kant)에 따르면 후마니테트(humanität), 즉 인간성이란 인간을 인간답게 하는 본질이자 본성이라 하였다. 칸트는 '인간성이란 모든 사람들의 보편적인 동감(관여의 감정)을 의미하며, 도덕적 후마니테트는 타인과의 공동성에서의 선한 것에 대한 감각'이라 강조하였다. 다시 말해, 인간이 인간다워지기 위해서는 관계 속에서 인간성이란 선한 영향력을 주고받아야 하는 것이다. 여기에서 인간관계는 인간성의 실현을 위한 조건이 된다.

출생 후 일정기간 동안 누군가의 돌봄을 반드시 필요로 하는 인간의 특성만 고려하더라도 인간은 사회적인 동물이라는 점은 확실하다. 혼자 있는 것을 좋아하는 사람이라도 책 속에서 또는 SNS를 통해 인간관계에서 산출되는 사랑, 증오, 갈등 등을 간접적으로 경험한다. 게임도 관계적 요소로 구성된 내용들이라는 점을 생각해 보면 인간은 홀로 살 수 없고 함께 어울려 살아갈 수밖에 없는 존재이기 때문이다.

'천변풍경'의 시 한 구절 속에서도 인간존재에 대한 내용을 다음과 같이 표현하고 있다. '내'가 지금 안심할 수 있는 것은 사람들이 오고 가는 그 속에 존재하기 때문일 것이다. '내'가 풍경 속에 존재한다는 것은 인간으로서 존재하고 있음이고, 인간으로서 존재한다는 것은 인간성을 지닌 존재임을 의미할 것임을 알리고 있다. 그리고 이 인간성은 인간관계 속에서 실현되는 것이다. 그렇다면 인간관계란 무엇일까?

인간은 일생 동안 문화, 사회, 자연 환경 등 자신을 둘러싼 모든 것들과 관계 맺으며 살아간다. 인간관계는 인간의 행동과 심리를 형성하는 중요한 요소이다. 아리스토텔레스는 사과 씨 속에 사과나무가 되려는 목적이 이미 들어 있듯이 인간은 태어날 때부터 사람들과의 관계를 통한 공동체를 형성하려는 목적을 가지고 있다고 하였다. 이는 인간이 비록 개인으로 머물고 있더라도, 끊임없이 타인이나 사회와의 관계하에서 비로소 존재하고 있다는 것으로 이해할 수 있을 것이다. 따라서 인간은 자신이 소속된 사회 속에서 인간다운 삶을 실현하기 위해 타인과 원만한 관계를 정립해 나가야 한다.

인간관계는 점·선·면을 활용한 입체적 관계망이라고도 할 수 있다. 하나의 점으로 태어난 인간은 개인과 개인이라는 개별적 관계(예 어머니와 나)를 맺으면서 선의 관계를 형성하고, 선은 사회생활의 영역이 넓어지면서 점차 친구관계, 선후배관계, 이성관계 등의 다자 간의 관계로 확장되며 면을 형성한다. 다시 면은 서로 겹치고 겹치는 관계로 발전되어 다층적 구조를 형성하고, 이는 최종적으로 나를 중심으로 하는 입체적 관계망이 된다. 결국 이 입체적 관계망의 크기와 조밀함, 섬세함은 내가 형성한 인간관계의 양과 질이라고도 볼 수 있다. 다만, 이러한 인간관계를 양과 질에 따라 좋고 나쁨으로 구분하기는 어려울 것이다. 인간관계 속에서 인간다움을 실현할 수는 있지만, 인간관계 자체에 가치를 부여하기는 힘든 것이다. 생 텍쥐페리는 "인간은 상호관계로 묶여 있는 매듭이요, 거미줄이며, 그물망이다. 인간관계만이 유일한 문제다."라고 말하였다. 하지만 나를 힘들게 하는 인간관계는 분명히 존재하므로, 인간관계를 연속선상에서 고민해 볼 수 있다.

물론 이러한 인간관계의 연속선은 서로 간의 상호작용에 기반하고 있는 구분이며, 서로 간의 신뢰가 쌓였다는 것이 도덕적으로 온전한 신뢰만을 의미하는 것은 아니다. 그렇다면 우리가 추구해야 할 인간관계는 어떠한 것일까?

2 인간관계의 중요성

인간관계란 왜 필요할까? 앞서 언급하였지만. 인간은 관계 속에서, 사회 속에서 자아를 실현하고 인간성을 만들어가기 때문이다. 그렇다면 현대사회에서 특히 인간관계가 강조되고 있는 이유는 무엇일까? 역설적이게도 사회 전반에 걸쳐 인간관계의 문제가 다양하고 복잡하게 얽혀 있기 때문이다. 그렇다면 인간관계 문제가 복잡하게 얽히게 되는 이유는 무엇인가? 현대사회에서의 관계 형성이 점점 어려워지는 이유는 사회가 인간관계를 압도할 만큼 너무나 빠르게 세분화되고 집단화되며 변화하고 있기 때문이다. 21세기 정보화 사회에서는 세계에 대해 알고자 하는 인간의 경이로움에서 비롯되면서 매체를 통한 관계가 형성되기 시작하였다. 각종 소셜미디어를 통한 관계는 인간소외라는 부정적 측면으로 나타나기 시작하였다. 바로 이 부분에서 인간관계의 중요성에 대해 강조할 수 있는 것이다. 소외된 인간은 고독을 느끼기 때문이다. 고독은 현대인이 공통적으로 겪는 마음의 병이다.

실존심리학자인 May는 "현대인들은 산업문명의 거대한 사회구조 속 노예가 되어 인간상실과 자아상실로 인한 고독과 공허감이라는 고통을 당하고 있다."고 하였다. 이는 현대인들의 존재가치가 빠르고 거대하게 변화하는 산업문명 속에서 점점 작아지기 때문에 현대인들에게 고독이란 피하기 힘들다는 것을 의미한다.

따라서 인간관계는 정신건강의 질을 결정한다고 볼 수 있다. 예를 들어, 정신적으로 건강한 사람은 우호적, 협동적, 생산적, 상호의존적, 조력적인 인간관계를 통하여 풍성한 삶을 누린다. 반면에 타인과 원만한 관계를 맺지 못하는 사람은 흔히 불안, 우울, 좌절, 소외, 갈등, 긴장을 경험한다. 이러한 부정적인 감정을 경험하는 사람들은 다른 사람들과의 관계 형성을 두려워하거나 부담스러워 하는 경향을 가지며, 이에 따른 양가감정(관계를 멀리하지만 동시에 고독감을 느끼는 등), 무력감, 부끄러움 등을 느끼게 된다. 극단적인 경우에는 자의 혹은 타의에 의해 사회로부터 격리되는데, 이러한 양가감정과 사회적 격리 그리고 고독은 정서적인 질병뿐만 아니라 신체적인 질병을 초래하는 악순환을 낳는다.

인간은 평생 동안 어떤 형태로든 매일 인간을 만나고, 만나는 인간관계 속에서 영향을 받는다. 인간관계의 대상과 내용은 발달단계에 따라 다르지만 모든 단계의 인간관계는 그 나름대로 중요한 의미를 가진다. 따라서 인간관계는 인간의 사회적 기능과 심리적 안녕에 필수적이라 할 수 있다.

02 인간관계의 기본요소

1 인간관계 형성을 위한 5C

인간관계는 저절로 형성되는 것이 아니다. 타고난 능력으로도 형성할 수 있지만 기본적인 관계 형성 기술의 학습과 노력이 필요하다. 인간관계 형성에는 5C 요인이 필요하다. 이를 두고 인간관계 형성의 5C 이론이라고도 한다. 인간관계의 5C는 인간관계의 개념을 형성하고 설명하는 구성요소(construct)로서 관심(concern), 소통(communication), 이해(comprehend), 배려(consideration), 사랑(charity)을 의미한다. 관심, 소통, 이해, 배려는 순서대로 발전해 나아가서 최종 목표인 사랑으로 도달한다. 또한 사랑은 관계의 종착점이면서 다시 또 다른 관심과 소통, 이해, 배려로 이어지는 출발점으로서의 역할을 하므로, 5C는 순환구조라 할 수 있다.

5C는 개인이 인간관계를 보다 확장할 수 있도록 돕는다. 다시 말해, 하나의 점이었던 개인이 선으로, 면으로, 더 나아가 입체적 관계망으로 타인과 연결되도록 하는 인간관계의 본질을 다루는 것이다. 또한 5C는 순서대로 발전해 나아가지만 다음 단계로 넘어갔다고 해서 이전 단계의 구성요소들이 사라지지 않는다. 즉, '이해'의 단계에 도달했다 할지라도 관심과 소통은 관계에 있어서 여전히 매우 중요한 역할을 한다는 것이다.

1) 관심(concern)

관심(concern)은 사전적 의미로 '어떤 것에 마음이 끌려 신경을 쓰거나 주의를 기울임. 또는 그런 마음이나 주의'를 뜻한다. 말 그대로 누군가에게 마음이 끌려 신경을 쓰거나 마음의 문을 닫고 있는 빗장을 풀 준비를 한다는 뜻이다. 관심이라는 단어 속에는 상대방에 대한 감정이 깃들어 있다. 상대방에게 마음이 끌린다는 호감이 전제되어 있는 것이다. 또한 관심이란 단어가 마음의 빗장을 연다는 뜻에서 상대방에게 나를 보여준다는 의미도 담겨 있다. 따라서 인간관계의 첫 시작점을 관심이라고 할 수 있을 것이다. 물론 현실의 다양한 인간관계에서는 관심이 첫 단계라 확언할 수는 없으나, 인간관계가 사랑의 관계로 나아가기 위해서는 상대방에 대한 호감이 전제되어야 할 것이다.

2) 소통(communication)

소통(communication)의 사전적 의미는 '의견이나 의사 따위가 남에게 잘 통함'이다. 이는 '트여서 통하는 것'이다. 인간관계에서의 소통은 결국 언어와 비언어를 포함하는 의사소통을 의미한다. 모르는 남(또는 서먹서먹한 관계의 타인)과 인간관계를 맺을 때 먼저 상대에게 관심을 갖거나 그가 관심을 갖도록 해야 한다는 것은 앞에서 설명했다. 관심의 과정을 통해 상대방에게 호감을 가지고 그의 호감을 이끌어냈다면, 그 다음 단계에서 서로를 알아가기 위한 과정으로 대화(주로 직접 만나서 하는 대화를 의미하지만 여기에는 카톡, 문자 등의 소통도 포함된다)가 필요하다. 그것이 바로 소통이다. 관심 이후 단계로서 소통은 자신의 마음속에 있는 심리적 관심을 상대방이 알 수 있도록 표현하는 과정이다. 그 역도 성립한다. 아무리 좋아하고 관심을 가졌다 하더라도 상대방이 그 관심이 알아채지 못한다면 관계는 진전되기 어렵다. 소통이 중요한 이유는 바로 이 점 때문이다. 사람 간의 관계에 있어 소통이 매개 역할을 수행한다고 볼 수 있는 것이다.

3) 이해(comprehend)

이해(comprehend)의 사전적 의미는 두 가지로 구분해 볼 수 있다. 첫 번째 의미는 '사물의 본질과 내용 따위를 분별하거나 해석함'이며, 두 번째 의미는 '남의 사정이나 형편 따위를 잘 헤아려 너그럽게 받아들임'이다. 즉, 이해는 관심과 소통을 통해 상대방의 관심사, 취미, 성격, 기질, 철학, 가치관 등을 정확하게 알아내어 그 사람의 본질을 분별해 내는 것과, 이를 통해 상대방의 사정이나 형편 따위를 헤아려 너그럽게 받아들일 준비를 하는 것의 의미를 포함한다.

이해의 개념을 조금 더 구체적으로 살펴보면, 인지적 측면과 공감적 측면으로도 구분할 수 있다. 인지적 측면에서의 이해는 상대에 대한 정보나 지식을 알고 있는 정도이며, 공감적 측면에서의 이해는 상대방의 사적인 세계를 마치 자신의 것처럼 지각하는 것이다. 즉, 이해는 관심 있는 상대와 소통하면서 혹은 상대를 경험하면서 얻은 그 사람과 관련된 지식을 통해 상대의 본질에 보다 더 가깝게 파악하고, 그 사람이 느끼고 있는 감정을 보다 정확하게 인지하고 깊이 있게 공감하는 것이다.

이해와 소통은 불가분의 관계에 있다. 소통의 목적은 상대를 이해하기 위함이기도 하면서 이해하는 대상과는 소통이 용이하기에, 상호 토대가 되는 개념으로 볼 수 있는 것이다. 사람들은 타고난 기질과 살아가는 환경과 상황적 맥락에 따라 서로 다른 행동양식과 가치관을 가지게 되며, 소통할 때에는 겉으로 드러나는 언어적 표현보다는 그 뒤에 숨겨진 반언어적, 비언어적 표현들이 더 많은 의미를 전달하기도 한다. 이에 상대에 대한 정확한 이해 없이 소통한다면, 상대가 의도한 메시지와는 다르게 해석하여 받아들일 수 있으며 이러한 오해는 지금까지 쌓아온 관계를 멀어지게 하는 계기로 작용하게 된다.

4) 배려(consideration)

표준국어대사전에 따르면 배려(consideration)의 사전적 의미는 '도와주거나 보살펴 주려고 마음을 씀'으로, 이는 곧 배려는 상대방이 있음을 전제하고 사용되는 개념임을 알 수 있다. 배려는 상호성(reciprocity)이 중시되며, 배려를 받는 사람 편에서 배려가 없다고 생각한다면 배려자의 행위는 배려가 아니다. 내가 원해서 상대방의 관심과 상태를 살피고 마음을 써서 보살피고 도와주는 것, 그가 원하고 필요로 하는 것을 도와줄 때에 비로소 배려가 성립된다. 다시 말하면, 배려는 상대방의 관점이 중심이 되는 것이다. 인간관계에서 배려는 관계 속에서 관심을 갖고 소통을 하여 이해한 바를 바탕으로 상대가 원하고 필요로 하는 것을 인지하고 느끼는 것에서 나아가 행동으로 실천하는 행위를 포함하는 단계이다. 배려는 서로 어울려 살아야 하는 사회에서 요구되는 매우 중요한 인간관계의 덕목이다. 관심을 갖고 소통을 하고, 상대방에 대한 이해를 도모하였다고 하더라도 그 이해가 배려라는 행동으로 표출되지 않는다면 인간관계는 더 이상 진전되기가 어렵다. 이처럼 배려는 실천적 성격을 지니며, 인간관계가 발전되기 위해 상호 간의 존중이 수반된 과정으로 볼 수 있다.

5) 사랑(charity)

사랑(charity)은 단순한 개념이 아니다. 사랑이라는 개념은 매우 고차원적인 개념이며, 추상적인 개념이기 때문에 사랑을 규정하기 위해서는 여러 측면들을 통합적으로 고려하여 살펴볼 필요성이 있다. 먼저 사전적 정의를 살펴보면, '어떤 상대를 애틋하게 그리워하고 열렬히 좋아하는 마음. 또는 그런 관계나 사람', '다른 사람을 아끼고 위하며 소중히 여기는 마음. 또는 그런 마음을 베푸는 일', '어떤 대상을 매우 좋아해서 아끼고 즐기는 마음' 등과 같다. 이 정의들에는 공통점이 있다. 어떤 사람이나 사물을 대상으로 염두하고 있고, 그(그것)를 아끼고 소중히 여기며, 그로 인해 자기 자신이 즐거운 상태, 즉 행복에 이른다는 점이다.

사랑은 다른 설명을 요할 것도 없이 인간관계에 있어 매우 중요하다. 인간관계의 완성은 상호 간에 사랑하는 관계를 전제로 하기 때문이다. 이때 사랑은 꼭 남녀 간의 이성적인 사랑만을 의미하는 것은 아니다. 가족 간, 친구 간, 직장 동료 간, 선후배 간, 사제 간에도 사랑은 얼마든지 존재할 수 있다. 상대방이 기대하고 원하는 행동을 하며 상대방을 즐겁게 하고 상대방을 소중히 여김으로써 내가 진정으로 행복해지는 것이 사랑이므로 사랑은 어떠한 인간관계에도 적용될 수 있다.

사회 속에서 만나게 되는 다양한 사람들과의 관계는 즐거움뿐만 아니라, 많은 갈등과 고통을 수반하기도 한다. 이러한 갈등과 고통을 넘어서서 내가 진정으로 행복해지는 길은 그 사람과의 관계를 사랑하는 관계로 발전시키는 것이다. 즉, 인간관계의 최종 목표는 바로 상대방을 사랑하게 되는 것이다. 관심과 소통, 이해, 배려를 통해 최종적으로는 상대방을 아끼고 소중히 여기며 그를 열렬히 좋아함으로 인해 내가 행복해지는 것이 바로 사랑이고, 이 사랑은 인간관계의 종착점이자 다시 또 다른 관심과 소통, 이해, 배려로 이어지는 출발점이다.

사랑하는 관계를 만들기 위한 방법은 따로 정해진 것이 없다. 왜냐하면 인간관계의 양상은 매우 다양하며, 그것을 일괄적으로 규정하기 쉽지 않기 때문이다. 따라서 사랑은 방법이 아니라 진심을 통해 형성해야 한다. 사랑은 기술이 아니라 진정 남을 아끼고 소중히 여기며 배려하는 마음 그 자체인 것이다. 또 하나 중요한 것은 관심-소통-이해-배려-사랑이 형성되는 단계는 순환적인 특징을 지니기에, 사랑이라는 관계를 유지하기 위해 지속적인 노력과 실천이 필요하다는 점이다.

03 인간관계의 유형

1 가족관계

현대 가족은 산업화로 인하여 가족규모가 축소되고, 가족기능도 취약해졌다. 독신 가구와 맞벌이 가구 증가, 무자녀의 지향 등의 특성을 보인다. 이러한 세대적 변화에 적응하지 않거나 변화하고자 노력하지 않는 가족은 갈등을 경험할 가능성이 높다. 보통 가족 갈등은 가정 내 부양부담이나 자녀양육에 대한 부부 간 역할이 합리적으로 분담되지 않아 한 사람의 생활 스트레스가 증가하면서 야기된다. 성차별로 인한 가정폭력, 이혼을 결정하는 과정에서 나타나는 여성에 대한 사회적 차별 등이 그 예이며, 이러한 가족 갈등의 증가는 낮은 혼인율과 높은 이혼율이 여실히 증명해준다.

그러나 인간다운 삶을 위해서는 관계가 반드시 필요하고, 관계를 위한 기본적인 공동체는 집, 즉 가족에서 시작된다. 맹자는 이를 두고 '가(家)'라고 표현하였다. 가(家)는 도덕적 공동체를 구성하기 위한 기본적 가능태(可能態), 가능성이다. 개인에게 있어서 성인이 되기 위한 가능성이 '인의'라면, 도덕적 공동체를 구성하기 위한 가능성이 바로 '가'인 것이다.

1) 가족의 특성

가족이란 현행법에서 규정하는 기준은 배우자, 직계혈족 및 형제자매, 직계혈족의 배우자, 배우자의 직계혈족 및 배우자의 형제자매이자[민법 제779조(가족의 범위)], 혼인, 혈연, 입양으로 이루어진 사회의 기본단위이다[건강가정기본법 제3조(정의)]. 가족 내에서는 수직적 관계와 수평적 관계를 모두 관찰할 수 있다. 그러나 남녀 간의 혼인에서 시작하여 출산과 같은 혈연관계에 의해 형성되는 것, 입양 등 법적으로 인정받는 범위만을 가족으로 보기보다는 비혼동거, 노인커플, 위탁양육가정 등 서로를 돌보고 가족으로 인지한다면 개인화, 다양화 추세에 맞춰 확대된 시선으로 가족을 이해해야 한다. 제4차 건강가정기본계획(2021~2025)에서는 다양한 가족의 형태를 인정하고 차별받지 않도록 사회기반을 구축하는 계획을 담고 있다.

우리 사회에서 다수로 존재하는 가족 특성을 보면 "피는 물보다 진하다."라는 속담에서 알 수 있듯이, 가족은 개별적이면서도 온전히 독립될 수 없는 특성을 가지고 있다. 가족 중 한 사람에게 변화가 일어나면 다른 사람들에게까지 영향을 미치기 때문이다. 따라서 가족은 단순히 가족구성원들의 합이 아닌 하나의 체계로서의 특성을 가지고 있다고 할 수 있으며, 이들 체계는 다른 체계와 함께 상호 보완적이면서도 상·하위의 체계로 존재한다고 볼 수 있다. 이러한 체계와 체계를 구분해 주는 것을 경계(boundaries)라고 한다.

가족경계(family boundaries)는 가족 내 개인과 다른 가족구성원들 간의 관계에서 형성된 개인의 정체성이면서 동시에 한 단위로서의 가족과 더 큰 사회체계 간의 관계에서 형성된 가족의 정체성이기도 하다. 가족의 경계는 명확한 경계, 혼돈된 경계, 경직된 경계로 구분할 수 있다.

표 2-1_ 가족의 경계

경계	개념
명확한 경계	가족구성원 간 소통이 원활하면서도 각 개인의 의견과 프라이버시가 존중되는 경계. 가족구성원 간의 책임과 권한이 분명하며, 필요할 때는 서로 돌보고 지지함
혼돈된 경계	가족구성원들이 서로에게 지나치게 영향을 미쳐, 나의 공간이 없고 우리만 존재하는 경계. 가족구성원 간 상호작용 규칙이 애매하여 개별 구성원 간의 관계에 지나치게 개입하게 되어 각 하위체계의 독립과 자율성이 손상됨. 예를 들어, 모자 간의 경계가 모호하여 지나치게 관여함으로써 고부 간의 갈등이 벌어지는 경우
경직된 경계	다른 하위체계와의 접촉을 거의 허용하지 않기 때문에 고립되기 쉽고, 온정과 애정이 결핍되기 때문에 의사소통도 어려움. 예를 들어, 자녀의 독립심을 지나치게 강조하여 가족구성원 간 최소한의 접촉만이 이루어지는 경우로 이때 가족구성원은 외부와의 접촉을 통해 애정욕구를 충족하고자 함. 방임으로 인한 청소년 가출 등을 들 수 있음

가족 체계는 가족의 항상성(homeostasis)을 유지하려는 경향을 보인다. 가족은 하나의 구심점을 중심으로 역동적인 균형을 유지하고 있는데, 이 균형이 깨어졌을 때 원래의 균형상태로 돌아가려 하는 것이다. 이처럼 기존 상태로 복귀하려는 경향은 설령 기존의 상태가 건강하지 못하였다 하더라도 반복된다. 다시 말해 역기능적인 가족의 균형상태가 기능적인 방향으로 나아가기 위해 깨어졌을 때에도 역기능적인 기존의 상태를 유지하려 한다는 것이다.

2) 가족 하위체계

가족을 하나의 전체 체계(total system)로 보면 개인은 하나의 하위체계에 해당된다. 개인은 가족 내의 다른 체계들과 함께 가족의 기능을 분배하고 수행한다고 볼 수 있으며, 가족의 체계는 두 가지 원리에 기초한다. 첫 번째는 모든 가족은 상호 보완적이지만 성인이 아동보다 더 큰 권위를 행사한다는 것이고, 두 번째는 가족의 구조는 가족력에 기반을 두어 가족구성원의 역할, 규칙, 방식을 규정한다는 것이다. 두 번째의 원리는 그 가족만의 특별성, 개별성을 나타내는 것으로 이해할 수 있다.

가족의 체계가 지적·정서적·행동적 과정이 진행되는 가족 간 역동적인 상호작용 질서라면, 가족 하위체계는 각각이 자체적인 구조와 의사소통을 가진 가족체계의 하부 단위를 의미한다. 가족은 여러 하위체계로 구성되어 이를 통해 과업을 수행하며, 개인 역시 하나의 하위체계로 이해해야 한다. 가족의 각 하위체계에서는 각기 다른 정도의 주도권이 행사되고 각기 다른 기술이 학습된다. 각 가족구성원은 동시에 여러 하위체계에 속하기 때문에 다른 가족구성원과 다른 상호 보완적 관계를 갖는다. 대표적인 가족 하위체계로 부부 하위체계, 형제·자매·남매 하위체계, 부모 하위체계, 부모-자녀 하위체계 등을 들 수 있다.

(1) 부부관계

① 부부 하위체계

부부 하위체계란 가족 단위에서 가장 핵심적인 하위체계로 부부란 혼인관계를 통한 두 사람을 묶어 부르는 용어이다. 혼인관계로 형성된 부부는 이혼이나 사별 등의 이유로 관계가 깨어질 수도 있고, 재혼을 통해 새로운 관계를 형성할 수도 있다. 혼인신고를 하지 않지만 실질적 혼인관계를 유지하는 동거의 형태도 부부 하위체계의 한 형태로 볼 수 있다.

표준국어대사전에서는 부부를 구성하는 두 사람을 남편과 아내라 하며, 부부 하위체계 속에는 남편과 아내의 가족에 해당하는 두 개 하위체계가 각각 존재한다. 부부 하위체계는 상호 보완적인 관계이지만 배우자에 따라 상대배우자의 긍정적인 측면을 활성화할 수도 있고, 부정적인 측면을 더 활성화할 수도 있다. 또한 부부 간의 경계에 따라 상호 보완의 과업 여부가 결정되기도 한다.

② 부부관계의 유형

큐버와 하로프(Cuber & Haroff, 1984)는 결혼 후 한 번도 이혼을 고려하지 않았던 부부를 대상으로 부부관계를 여섯 가지 유형으로 범주화하였다.

- 주기적 부부관계(the cyclical relationship)
  - ◎ 부부가 극심한 갈등상황을 경험하면서 심리적으로 힘들어하지만 관계가 더 이상 악화되지 않고 화해나 회복을 반복하여 다시 평정을 찾는 관계이다.

- 갈등이 습관화된 부부관계(the conflict-habituated relationship)
  - ◎ 사소한 일상생활에서부터 정치 및 종교와 같은 문제로 싸우기 때문에 긴장과 갈등, 불만이 쌓여 있다. 불화가 있지만 결혼을 해체시킬만한 이유가 되지 않으며 결코 이혼이나 별거를 고려하지 않고 있다. 이들 유형은 서로의 실수를 비난하면서 살아가는 관계이다.

- 활력이 약화되어가는 관계(the devitalized relationship)
  - ◎ 신혼 초기에는 열정적이고 활기가 넘쳤으나 결혼생활이 지속됨에 따라 점차 행복감이나 활력소를 잃고 피상적인 관계에 머무르고 있다. 이들 유형은 자발적이기보다는 책임감이나 의무적으로 그럭저럭 서로간의 관계를 유지하며 결혼상태에 머물러 있기를 바라는 관계이다.

- 수동적인 관계(the passive-congenial relationship)
  - ◎ 신혼 초기부터 별다른 열정 없이 덤덤한 상태로 출발해서 계속해서 덤덤하고 소원해지는 관계이다. 결혼을 친밀감보다는 자아실현이나 경제적 안정, 재산확대, 명예, 출세, 전문성의 성취, 자녀에 관한 희망 등에 관심의 초점을 두는 관계이다. 이들 부부는 편리함을 목적으로 결혼한 경우일 수도 있고 처음부터 서로에게 관심이 없는 상태일 수도 있다. 이 유형은 배우자에게 개입하기보다는 체념한 상태로 만족감도 없으며 그렇다고 이것으로 갈등이 발생하지도 않는다.

- 활력적인 관계(the vital relationship)
  - ◎ 결혼 초반부터 일부러 만든 것이 아닌 순수한 기쁨과 관심과 배려, 유대감, 상호작용이 활발하게 교류하면서 유지하고 사는 유형이다. 갈등이나 싸움이 전혀 없는 것이 아니라 불화도 있지만 불협화음을 신속하게 조정시켜 나가는 능동적인 관계이다. 이 부부에게는 부부관계 자체가 각자에게 중요한 삶이다. 가정생활을 중심으로 자신들의 생활에 만족하며 직업활동과 사회활동 등에도 성공적이다.

- 총체적·통합적 관계(the total relationship)
  - ◎ 활력적인 관계와 유사하나 부부 두 사람 간에 친밀감, 유대감, 동반활동이 가장 강하다. 이들 부부는 다각적으로 대처하고 적응하려는 관계로 상호 경쟁적 관계가 아니라 상대방을 보완하고 지지해 주려는 관계이다. 이 유형은 갈등 시에는 상대를 이해시키고 설득하여 갈등의 최소화에 주력하므로 누구의 잘잘못을 비난하기보다는 해결하려는 데 초점을 둔다. 이 유형은 모든 일상생활이 부부중심이어서 부부간에 너무 친밀하여 때로는 자녀들에게 소외감을 줄 수도 있다.

(2) 부모-자녀관계

자녀가 생겼을 때 가족 내 형성되는 것이 부모-자녀 하위체계이다. 자녀는 부모의 반대되는 개념으로 일반적으로는 아들과 딸을 의미한다. 한국의 경우, 자녀의 범위가 친자녀와 양자녀에 국한되는 경향이었으나, 이혼 및 재혼가정의 증가로 계자녀(재혼가정의 자녀)까지 확대되고 있다.

그리고 가족의 형태가 한부모가족, 조손가족, 기러기가족, 캥거루가족, 입양가족, 재혼가족, 미혼모가족 등 다양해지고 있다. 이러한 가족구조의 변화에 따라 각 가족유형 내의 부모-자녀 관계에도 변화가 일어나고 있다. 한부모 가족의 경우 자녀의 연령이 증가할수록 긍정적인 부모-자녀관계의 유지가 더 어려워지고, 의사소통 방식은 양부모가족에 비해 덜 긍정적인 경향이 있다. 또한 소득수준이 낮을수록 부모-자녀 상호작용의 양과 질 모두 수준이 낮아진다.

부모-자녀 하위체계에서 주로 발생하는 문제는 명확하지 못한 가족경계의 문제이다. 가족경계를 명확하게 유지하기 위해서는 상호 보완적이면서도 분명한 권위의 한계가 필요하다. 체계 간의 권위의 한계가 분명하면 건강한 가족구조를 유지할 수 있으나, 한계가 모호하여 가족경계의 문제가 발생하면 심각한 갈등으로 이어질 가능성이 높다.

① 부모의 양육태도

부모라면 어떻게 해야 자녀를 잘 키울 수 있을까 많은 고민을 할 것이다. 그렇지만 자녀를 잘 키우기 위해서 무엇이 최선인지를 알고 나서 부모역할을 하기는 어려운 일이다. 그리고 부모-자녀관계는 아동의 성장뿐만 아니라 부모의 성장과 발달 및 사회에 영향을 미친다. 부모의 양육태도에 대해 오랫동안 연구한 바움린드(Baumrind)는 부모 양육태도를 애정과 통제의 정도를 기준으로 분류하였다.

- 허용적인 부모(permissive parenting)
  - ▷ 허용적인 부모들은 자녀의 행동에 대해 가르치거나 통제하려 하지 않고 지나치게 애정적인 태도만을 보이는 부모를 말한다. 자녀들은 부모의 규준에 맞추어 행동을 강요받는 일이 드물며, 자녀의 의견에 무조건 동의하고 허락한다. 그러다 보니 행동 통제가 되지 않는 경우가 많다. 자녀의 기를 죽이면 안 된다고 여기는 부모들이 여기에 해당된다. 예를 들면, 아무때나 식사를 한다든지 TV시청도 제한없이 한다. 그러므로 부모는 자녀에게 기본적인 예의범절과 다른 사람에게 피해를 입히지 않도록 행동하는 등을 가르칠 필요가 있다.
    - "네가 하자는 대로 할게."

- 권위적인 부모(authoritarian parenting)
  - ◐ 권위적인 부모들은 상당히 엄격한 규칙을 가지고 있으며, 이것을 자녀들에게 강요하고 순종하기를 기대하거나 요구한다. 이러한 부모들은 전형적으로 강압적이고, 때로는 처벌을 하기로 한다. 자녀들이 부모의 권위에 반항하는 청소년시기일 때는 문제가 일어날 수 있다.
    - "내가 이렇게 말했지."
- 민주적인 부모(democratic parenting)
  - ◐ 대화를 통해 분명한 규칙과 기대를 설정하고 이것에 대해 자녀들과 함께 논의하기 때문에 스스로 자신을 통제하는 방법을 길러주는 부모이다. 이 유형은 심리적으로 건강하고 행복한 자녀들로 학교생활에 성공적인 아이들은 대체로 균형을 잘 이룬 가족으로 보고되고 있다.
    - "우리 이야기 해 볼까?"
- 거절하는 부모(rejecting parenting)
  - ◐ 자녀가 어떻게 행동하는지 관심을 보이지 않으므로 자녀들은 부모로부터 사랑과 보호를 받고 있다는 느낌을 갖기가 어렵다. 이런 부모에게서 자란 자녀들은 우울감과 무기력함을 느끼기 쉽다. 그리고 대인관계에서는 회피하는 양상을 보이기도 한다.
- 방임적 부모(uninvolved parenting)
  - ◐ 자녀에 대한 애정과 통제가 모두 부족한 양육태도를 보이는 부모이다. 자녀를 무시하거나 자녀의 기호대로 내버려 두는 경향이 있으며, 최소한의 의식주만을 제공한다. 자녀들은 정서적 지지를 받지 못하고 기대도 부족한 상태로 방임되어 문제가 지속될 가능성이 높다. 부모는 자신을 돌아보고 자기를 돌보며 자녀에게 관심을 가져야 한다.
    - "네가 알아서 해."

부모들은 한 가지 양육태도만 취하는 것이 아니라 상황에 따라 여러 양육태도를 가질 수 있다. 그리고 부모의 양육태도는 자녀의 인격적인 성장·발달에 커다란 영향을 미친다.

(3) 형제·자매·남매 관계

형제·자매·남매 관계는 성별을 떠나 형제관계로도 불리는데, 이는 형(兄)과 동생(弟)이 원래는 남녀공용어였기 때문으로 생각된다. 형제(兄弟)를 남자로만 구성된 관계로만 생각하는 것은 좁은 의미의 개념이다. 형제·자매·남매 하위체계는 형제 순위나 성별 등에 따라 나누어지며, 자녀수에 따라서도 가족 내의 역할이 달라지지만, 공통점이라 한다면 '형제는 타인의 시작'이라는 것이다.

남자 형제 간의 관계와 여자 자매 간의 관계는 비슷하면서도 다른 면모가 있다. 성경에 기록된 최초의 살인인 카인과 아벨의 관계에서처럼 형제는 권력을 두고 투쟁하기도 한다. 하지만 가족 내에서 세대 차이와 가치관의 차이가 가장 적어 서로에게 공감해줄 수 있는 타인 역시 형제이므로 형제 간은 나쁘면 평생의 적, 좋으면 인생의 벗이 되어 준다고 한다. 반면 자매 관계는 어릴 때 함께 놀면서 메이트가 되어 준다. 비록 성장해가는 과정에서 옷이나 화장품, 가방, 신발, 장신구 등을 두고 쟁탈전을 벌이기도 하지만, 여동생의 입장에서는 언니가 가장 먼저 만나는 또래의 여자이고, 자연스럽게 언니를 보며 성장하게 된다. 일반적으로 여성에게 여성 형제가 있다는 것은 세대 차이가 가장 적고, 자신의 상황을 여성으로서 누구보다 잘 이해해 줄 수 있는 이상적인 동료가 있다는 것을 의미하기도 한다.

형제·자매·남매 관계의 특성은 같은 부모의 피를 물려받은 혈연적 관계이고, 수직적인 요소와 수평적인 요소가 복합된 인간관계이다. 또한 경쟁적인 요소를 가지고 있으며, 의식주를 함께하면서 동고동락하는 운명공동체로 인생에서 가장 오랜 기간 동안 유지되는 인간관계이다.

자녀들은 형제·자매·남매 관계를 통하여 서로 협상하는 방법을 배움으로써 사람들과의 관계에서 교량 역할을 학습하고, 따라서 이상적인 부모는 형제·자매·남매끼리 차이점을 발굴하며, 서로를 지지할 수 있는 타협능력을 개발할 수 있도록 돕는다.

3) 건강한 가족

건강한 가족도 얼마든지 문제가 있을 수 있고 갈등을 겪을 수 있으므로 건강한 가족이라 해서 문제가 없다는 것은 아니다. 건강한 가족은 서로 배려하는 방법을 배우고 긍정적인 자세로 생활한다. 스틴네트와 드프레인(Stinnett & DeFrain)은 일반적으로 건강한 가족이 갖는 주요한 특성을 다음과 같이 설명하고 있다.

- 가족구성원들의 행복을 촉진하기 위해 헌신할 줄 안다.
- 감사와 애정을 표현할 줄 안다.
- 대화하는 시간을 많이 갖는다.
- 활동을 함께하고 함께 보내는 시간을 많이 갖는다.
- 종교에 관계없이 삶에 대한 비전을 가지고 있다.
- 스트레스와 위기를 성장의 기회로 삼는다.

벗, 동무, 친구는 비슷한 의미로 사용되지만, 정치적인 이유로 동무는 단독으로 쓰이기보다 길동무, 말동무, 어깨동무 등의 복합어로 주로 사용된다. 아리스토텔레스는 '친구란 두 개의 몸에 깃든 하나의 영혼'이라 하였다. 이는 혈연으로 이어지지는 않았지만, 함께 시간과 경험을 공유하며 마치 가족처럼 친밀해진 관계라고도 이해할 수 있을 것이다. 마음을 터놓을 수 있는 친구는 성공한 사람의 조건으로도 자주 언급될 정도로 진정한 친구를 만드는 것은 인생에서 중요하면서도 어려운 일이라고 할 수 있다.

서양 문화권에서는 나이와 같은 조건들과 관계없이 친구로 맺어질 수 있으며, 아이와 노인이 서로에게 best friend라 부르기도 한다. 반면 한국 문화에서는 윗사람과 아랫사람의 구분이 분명하여, 주로 동년배들 간의 친밀한 관계를 친구라 부른다. 한국에서 윗사람과 아랫사람이 수직적 관계로서 구분되는 점과 관련해서는 여러 논의가 있지만, 유교문화와 일본식 군대문화의 영향이라는 주장이 현재까지는 일반적으로 받아들여지고 있다.

친구는 지인과도 구분된다. 일반적으로 공적인 관계에 있는 아는 사람을 지인이라 부르는데, 그중에서도 모르는 사람보다는 가깝지만 친구보다는 가깝지 않은 관계를 주로 의미한다. 지인과는 외적으로 평온하게 지낼 수 있다. 반면 친구는 비록 다투게 되더라도 자신에게 충고해줄 수 있고, 자신이 처한 상황을 이해하며 진심으로 기뻐하고 슬퍼해줄 수 있는 사람이다. 이는 다시 말하자면, 나는 친구라고 생각했지만 상대방은 아는 사람, 좀 가까운 관계 정도로만 생각한다면(혹은 그 반대라면) 관계 속에서 어려움을 겪을 수 있다는 것이다. 타인과 관계를 형성하고자 할 때, 특히 친구가 되고자 할 때에는 나와 타인이 한 시절과 시간을 공유하여, 천천히 서로에게 물들어가는 경험을 할 수 있어야 한다. 그 경험을 통해 서로에 대한 이해의 폭과 사적인 영역의 범위를 깨닫고, 서로를 위해 적당한 거리로 다가가며, 또한 거리를 유지할 수 있는 요령이 필요하다. 두 사람의(혹은 그 이상의) 친구들은 결국 하나의 영혼을 공유한 타인들이기 때문이다. 진정한 친구는 우리의 시간과 경험을 소중히 여기고 지켜나가면서도, 타인으로서의 상대방을 배려해줄 수 있는 사람이다.

3 이성관계

이성관계란 사전적 의미로 성이 다른 사람들 사이에 맺어지는 관계를 의미하며(국립국어원), 학문적으로 '이성관계'란 서로 다른 성의 만남으로 친구와는 구별되는 남녀의 관계로서 서로 친밀한 이성에게 기초한 낭만적인 관계를 말한다. 또한 이성관계란 미혼 남녀 간의 계약적인 책임이 없는 자연스러운 만남에서 결혼 전까지의 전 과정을 포함하는 관계이다. 이성관계는 여러 인간관계 가운데서 가장 친밀한 관계로 각 발달 과업에서의 친밀감 형성에 성공적으로 도달하게 하는 데 상당히 중요하다. 이성관계를 통해 진정한 나를 찾는 데 중요한 역할을 하며, 인격을 성숙하게 하는 데 많은 도움을 준다. 또한 이성과의 관계를 통해 이성에 대한 올바른 판단능력을 기르고, 대인관계 기술을 향상시켜 사회화의 기능을 증진시킬 수 있다. 이러한 이성관계는 친구관계처럼 서로의 성장을 도모하고 촉구하는 하나의 통로로는 가능하지만 심리적·정서적·육체적으로 맺는 관계의 깊이나 질 그리고 구속력에서 친구관계와 분명하게 구별된다. 이성관계는 일대일의 관계로, 서로가 공유하는 내용과 나누는 정서의 깊이가 친구관계보다 깊다. 또한 이성관계는 상대방과 육체적으로 가까워지고 싶은 강렬한 욕망인 성적인 매력을 느끼는 관계로, 무엇보다 친구관계와는 달리 사랑의 감정을 바탕으로 하는 관계이다. 따라서 이성관계란 사랑을 바탕으로 심리적·정서적·육체적으로 둘만의 깊은 상호 교류를 하는 관계로 이를 통하여 자기 자신을 상대방에게 투사함으로써 자아의식, 자아평가의 중요한 계기를 마련할 수 있다. 그러므로 이성관계의 기능을 아는 것은 중요하며 이성관계의 일반적인 기능을 살펴보면 다음과 같다. 첫째, 이성관계는 상대방이 배우자로서 적합한지의 여부를 탐색하는 기간으로, 배우자 선택의 중요한 기능을 하며 자신의 성숙한 인격형성에 많은 도움을 준다. 둘째, 이성관계를 통해 타인과 관계를 맺고 유지하는 훈련 및 배우자 선택을 위한 기초과정으로서 이성이라는 타인에 대한 관심을 보다 구체화할 수 있다. 셋째, 이성관계는 사랑과 기쁨과 좌절을 경험하고 서로의 인격을 존중해 주는 태도를 배우며 삶의 의미를 깨달아 가는 과정이다. 마지막으로, 이성관계는 서로 기쁘고 즐거운 시간을 함께 하는 의미 있는 시간을 가짐으로써 친밀감 형성에 대해서 배우게 된다.

인간은 이성과의 진정한 사랑을 통해 친밀감과 생산성의 발달과업을 완수하게 된다. 특히 누구와 사랑을 나누는지에 따라 우리의 인격과 삶도 달라지게 되며, 우리가 사랑하는 사람의 가치와 사상을 사랑하게 되면 그 가치와 사상들이 우리의 영혼 속으로 스며들어 우리의 자아도 확장되고 성숙하게 된다. 따라서 건강한 이성관계를 위하여 사랑지수를 알아봄으로써 다른 인간관계에서 자신을 이해하는 것보다 더욱 심화된 자신에 대해 이해해 볼 수 있을 것이다.

사랑에 대한 가치관을 점검하기 위해 스턴버그(Sternberg)가 주장한 '사랑의 삼각형' 척도를 들 수 있다. 사랑의 구성요소를 친밀감, 열정, 헌신 3가지로 분류하였다. 친밀감(intimacy)은 가깝고 연결되어 있다는 느낌, 열정(passion)은 신체적 매력, 성적인 몰입 같은 욕망, 헌신(commitment)은 어떤 사람을 사랑하겠다는 결심 내지 그 사랑을 지속시키겠다는 것으로 설명하였다. 사랑의 구성요소에서 친밀감 요소만 있는 경우에는 좋아함, 열정 요소만 있는 경우에는 도취적 사랑, 헌신 요소만 있는 경우에는 공허한 사랑이라고 하였다. 그리고 친밀감과 열정의 요소가 결합한 것은 낭만적 사랑, 친밀감과 헌신 요소의 결합한 것은 우애적 사랑, 열정과 헌신 요소의 결합한

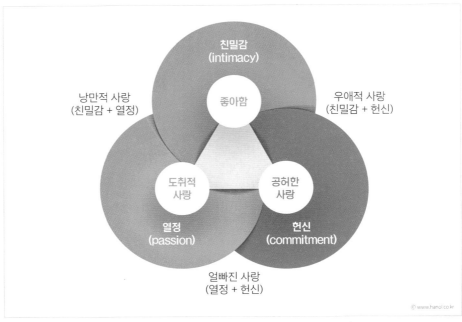

▲ 그림 2-1_ Sternberg가 주장한 사랑의 삼각형 이론(triangular theory of love)

것은 얼빠진 사랑, 친밀감, 열정 헌신이 정삼각형으로 결합된 형태를 성숙한 사랑으로 총 8가지 사랑 유형으로 분류하였다.

사랑의 3가지 구성요소가 이루는 삼각형의 크기는 크면 클수록 사랑이 크다고 설명하였다.

4 선후배관계

선후배관계는 학연과 지연으로 맺어진 인맥이다. 선배는 같은 소속 내에서 자신보다 학년이나 경력이 높은 사람에게 부르는 일반적인 호칭이다. 단, 직장에서는 자신보다 경력이 높은 사람에게 선임, 사수 등의 명칭을 사용하기도 한다. 후배는 같은 학교를 나중에 나온 사람, 혹은 같은 분야에서 자기보다 늦게 종사하게 된 사람을 의미한다. 후배는 일본식 표현으로 후배보다는 후진(後進)이라는 표현을 더 많이 사용하였다고 한다. 선배는 기준보다 앞서 경력을 시작한 사람이고 후배는 기준보다 나중에 경력을 시작한 사람이므로, 선후배관계는 서로 분리하여 생각할 수 없다.

선후배관계를 동양 문화권의 특징으로 생각하기도 한다. 예를 들어, 서양 문화권에서는 일정한 규칙을 가지는 동문회나 특정 클럽이 존재하고, 이러한 클럽에서의 학연과 지연을 통해 사회생활에 도움을 받기도 한다. 이때의 규칙은 특정 모임과 클럽의 개성과 관련된 것이지, 모임 내부의 위계질서를 지키기 위한 규율과는 구분된다. 반면 동양 문화권에서는 공식적/비공식적 집단에 따른 명문화된 혹은 암묵적인 규율이 존재한다. 규율의 정의에는 질서를 유지하기 위해 정해놓은 것이라는 의미가 포함되어 있다. 즉, 동양 문화권의 공식적/비공식적 집단 내 규율이란 선후배관계를 포함한 위계질서를 유지하기 위해 정해놓은 것이라는 의미로 받아들일 수 있다.

하지만 선후배관계 사이의 위계질서를 동양과 서양 문화권의 특징으로 일반화하여 단순하게 생각하기에는 한계가 있다. 우선 선후배관계는 사적인 영역과 공적인 영역에서 동시에 존재한다. 공식적인 선후배관계도 개인 성향에 의해 영향을 받을 수 있다는 것이다. 예를 들어, A선배는 위계질서의 유지를 구실로 이른바 갑질하는 꼰대일 수 있지만, B선배는 위계질서를 위해 후배로 하여금 잘 적응할 수 있도록 조언하는 사람일 수 있다. C후배는 선배의 경험을 존중하여 위계질서를 존중하고 따르는 사람일 수 있지만, D후배는 후배라는 입장을 이용하여 선배들에게 얻어가는 것을 당연히 생각하는 사람일 수 있는 것이다.

　세계사의 4대 성인 중 한 명인 공자는 평소 호학(好學), 호문(好問), 불치하문(不恥下問) 하였다고 한다. 하문(下問)이란, 아랫사람에게 질문하는 것으로, 즉 아랫사람이라 할지라도 모르는 것을 물어봄에 있어 부끄러워하지 않았다는 것이다. 서양철학의 첫 인물로 평가받는 소크라테스도 질문과 토론을 통해 철학의 제 문제에 대한 답을 추구하였다. 이는 선배도 후배도 공통된 삶과 경험에 대해 서로에게 질문을 던질 수 있으므로 서로 답을 해줄 수 있는 준비가 되어 있어야 한다는 것으로도 생각해볼 수 있다. 특히 선배는 앞서 삶을 살아간 사람으로서, 후배에게 도움이 될 수 있는 선례를 남기는 것, 후배는 앞선 선배들의 삶을 통해 올바른 질문을 던질 수 있는 것이 중요하지 않을까? 여기에서 올바른 질문이란 내가 무엇을 알고 있고, 무엇을 모르고 있는지를 분명히 알고 있는 질문이어야 한다.

　예를 들어, 이처럼 질문할 수 있을 것이다. '선배님, 제가 이번에 프로젝트에 참여하게 되었는데, 제 담당업무에서 현재 이해하고 있는 부분은 여기까지입니다. 자료를 확인해보니, 이후의 이러러한 부분은 제가 잘 알지 못하는 부분인데 알려주시겠습니까?' 이러한 질문은 '잘 모른다. 어렵다. 이해되지 않는다. 알려 달라.'와 같은 막연한 질문이나, '할 수 있다.', '네, 알겠다.'와 같은 무조건적인 대답과는 확연히 구분된다. 그리고 선배의 입장에서는 솔직하게 자신의 한계를 전달하고 구체적으로 질문을 하는 후배를 대하는 것이 훨씬 보람 있을 것이다. 이는 선배가 후배에게 질문을 던질 때에도 마찬가지이다. 후배의 입장에서는 이해할 수 없는 막연한 질문을 하는 선배보다 구체적이고 이해할 수 있는 질문을 통해 자신을 지도해주는 선배에게 더 신뢰를 느낄 것이다.

5　사제관계

　사제관계는 스승과 제자의 관계이다. 스승과 제자관계는 선후배관계의 확장된 형태로도 생각해볼 수 있다. 스승은 제자가 배우고자 하는 학문과 지식, 장인의 기술 등을 먼저 익힌 사람이고, 제자는 스승이 앞서 익힌 학문과 지식, 장인의 기술 등을 전달받고자 하는 사람이기 때문이다.

　이러한 스승과 제자 간의 관계를 교학상장(敎學相長)이나 사제동행(師弟同行)이라고 표현한다. 교학상장(敎學相長)이란 가르침과 배움이 함께 진보한다는 뜻으로, 서로 가르치고 배우면서 함께 성장한다는 의미이다. 스승은 제자를 가르치기 위해 자신의 학문과 지식을 점검하고 부족한 부분을 보완하며 성장한다. 제자는 스승에게서 가르침을 받고 전보다 성장한 학문과 지식을 보유하게 된다. 사제동행(師弟同行)이란 스승과 제자가 함께 길을 걸어간다는 것으로, 스승과 제자가 한 마음으로 학문을 배워나간다는 의미이다.

스승과 제자의 구체적인 형태는 초, 중, 고등학교의 선생님과 학생, 대학교의 교수와 제자, 도제(徒弟) 교육에서의 장인과 문하생 등으로 다양하다. 중요한 것은 이러한 스승과 제자의 관계는 선후배와 마찬가지로 서로가 서로를 전제하지 않고는 성립될 수 없다는 것이다. 제자가 없으면 스승은 존재할 수 없고, 스승이 없다면 제자는 존재할 수 없다. 스승은 제자의 모습을 바라보며 스승으로서 자신이 잘해나가고 있음을 알 수 있고, 제자는 스승의 발자취를 보며 자신의 나아갈 길을 깨닫는다. 따라서 스승과 제자 간의 관계에는 서로 함께 성장할 수 있는 시간이 필요하다.

스승은 농부와 같다. 농부는 흘러가는 사계절의 절기에 맞추어 씨앗을 뿌리고 필요한 만큼의 물과 거름을 주고 땅을 일구며 수확한다. 스승은 제자가 지식의 열매를 맺고 성장할 수 있도록 곁에서 지켜보며 필요한 만큼의 도움을 적절히 줄 수 있어야 한다. 변화와 성장을 억지로 유도하지 않고, 과한 관심과 에너지를 쏟지 않으며, 무관심으로 방치하지도 않는 딱 필요한 만큼의 씨앗과 물과 거름을 주어 건강하게 성장할 수 있도록 해야 하는 것이다. 따라서 만약 스스로 배우고 성장하기를 바란다면, 제자는 스승과 제자 간의 관계 속에서 적극적으로 자신의 요구를 나타낼 필요가 있다. 그리고 농부가 땅의 결과를 받아들일 수밖에 없듯이 스승과 제자도 서로 간의 관계에서의 결과를 받아들일 수 있어야 한다. 그 관계를 형성하고, 관계 속에서 결과물을 산출하는 것은 결국 서로이기 때문이다.

6 상급자-하급자관계

대부분의 직장인은 동료들과 좋은 인간관계를 유지하고, 업무를 잘 수행하여 능력을 인정받고 싶어 한다. 그러나 직장인을 대상으로 한 '일과 직장 내 인간관계'에 대한 조사(구인구직 플랫폼 사람인, 2019)에서 업무보다 사람과의 관계(81%)가 퇴사에 더 큰 영향을 미치는 것으로 나타났다. 업무관련 스트레스(28.2%)보다 인간관계 스트레스(71.8%)가 더 컸으며, 인간관계 갈등이 원인이 되어 실제 퇴사를 경험한 사람도 이직자를 포함한다면 54.5%로 절반 이상이었다. 또 다른 조사에서는(취업포털 인크루트 실시, 2019) 직장인 퇴사 사유 1위부터 4위 중 대표와 상급자, 조직분위기, 동료와 직원 등 인간관계와 관련된 요인이 42%를 차지하고 있었다. 연봉으로 인해 이직한다는 사유가 12%임을 감안한다면, 인간관계가 연봉보다도 퇴사에 더 큰 영향을 미치고 있음을 알 수 있다.

상급자와 하급자 관계는 직장 내에서 성립되는 관계로 다른 관계들보다도 공적이고, 수직적이며, 조직화되고, 계산적인 관계라고도 할 수 있다. 예를 들어, 자신의 권한을 무기 삼아 하급자에게 이유 없는 복종을 강요하는 상급자가 있을 수도 있고, 아랫사람은 상급자의 지시를 이해하지 못하였거나 상급자로부터 피드백을 받지 못할 수도 있다. 변화하지 않는 근무환경과 상급자의 태도로 인해 결국 지쳐서 직장을 떠나게 되는 경우도 다수 발생할 것이다. 흔히 말하는 나쁜 상급자는 모든 상황과 결과물에 불만이 많다. 사소한 지적을 반복하고 괴롭히며 자존심을 상하게 한다. 팀원 간의 업무조율 및 갈등을 해결해 주기는커녕 회피하기 바쁘고, 의사결정을 타인에게 미루며 책임을 피하고자 한다. 업무지시 상황에서는 일방적인 업무지시, 책임전가, 의견무시, 책임감 없고 무성의하고 본인 이득만 취하려고 하는 상급자 또한 정보를 독점하여 이용하거나 하급자의 공을 가로채기도 한다. 심지어 욕설을 하거나 폭력을 행사하는 경우도 있다.

그렇다면 이와 같이 상급자는 모두 나쁜 사람이기에 나쁜 상급자가 된 것일까? 물론 이중 일부는 우리가 흔히 언론에서 볼 법한 부적절한 인성을 가진 사람들도 분명 있을 것이다. 하지만 대부분의 상급자들은 생산성의 향상이라는 결과를 위해 조직 속에서 압박감을 느끼는 약한 사람일 수도 있다. 상급자는 하급자의 스승이 아니다. 즉, 스승이 그러한 것처럼 곁에서 지켜보며 성장하기를 마냥 기다려줄 수 없는 입장인 것이다. 과거 도제교육제도에서는 장인은 스승이자 곧 상급자였다. 문하생은 장인의 일을 도우며, 기술과 지식을 습득하였다. 하지만 현대 직업세계에서는 고용과 피고용이 분명히 구분되어 있고, 조직 내 인간관계도 상하와 수평이 분명하게 존재한다. 또한 상급자는 하급자의 업무적 선배일 수도 있지만 그렇지 않을 수도 있다. 즉, 선후배 간의 관계가 되기 어려울 수도 있다는 것이다.

상급자가 하급자를 대하는 것과 하급자가 스스로 상급자와의 관계를 관리하는 것은 동일한 것이 아니다. 다시 말해 상급자와 하급자의 관계는 혼연일체를 이루는 관계가 아니라는 것이다. 상급자와 하급자는 각자의 업무와 방식을 중심으로 각자의 직장생활을 이어나간다. 그리고 그 과정에서 필수불가결하게 업무적으로 만나야 하는 관계인 것이다. 따라서 상급자와 하급자의 관계 속에서 하급자는 마냥 상급자의 태도와 결정에 자신의 삶의 만족도를 전적으로 맡겨버릴 것이 아니라, 상급자와 적절한 사회적 거리를 찾고 자신의 삶의 질을 보호할 줄 아는 요령을 스스로 배워나가야 한다. 그리고 이러한 하급자의 요령은 개인 직원으로서의 효율성을 높이는 일이기도 하다.

물론 나쁜 상급자들이 보이는 행동들은 직장 내에서 서로 간의 신뢰를 해치고, 위계질서를 흔드는 행동들이다. 상급자 역시 자신의 행동이 하급자 및 동료들에게 어떠한 영향을 미치고 있는지 스스로 성찰하고, 의식적으로 책임감 있게 행동할 필요가 있다. 왜냐하면 상급자의 행동은 하급자의 행동보다 더 큰 영향력을 가지고 있기 때문이다. 그리고 언젠간 하급자가 상급자인 자신의 뒤를 따라 성장하게 될 것이라는 것도 인정해야 한다. 이를 인정해야만, 하급자를 비로소 선배라는 입장에서 바라볼 수 있기 때문이다. 상급자와 하급자가 조직 내에서 선후배관계가 된다면 조직을 위한 몰입은 향상될 것이며, 조직의 생산력 또한 향상될 것이다. 조직의 성장에 기여할 수 있다는 만족감은 직원들에게 영향을 미칠 것이며, 이는 조직의 인력 안정에 영향을 미치게 될 것이다.

과중한 업무와 상호 존중의 문화가 부족한 경우 직장에서 인간관계를 저해할 수 있는 요인이 수시로 발생할 수 있고, '간호사 태움'이라고 하는 직장 내 폭력은 산업재해로 인정받을 만큼 심각한 수준으로 나타나기도 하였다. 2019년부터 직장 내 괴롭힘 금지법이 시행되었지만 관련된 요인들이 조절되지 않는다면 폭력은 쉽게 사라지기 어렵다.

7 키슬러의 대인관계 유형

사람들은 자신만의 독특하고 일관성 있는 성격을 지니고 있으며, 이러한 성격은 대인관계에서의 일정한 패턴으로 드러난다. 키슬러(Donald J. Kisler)는 지배-복종 차원과 친화-냉담 차원에 기초하여 지배형, 실리형, 냉담형, 고립형, 복종형, 순박형, 친화형, 사교형 등으로 대인관계 유형을 8가지로 세분화하였다.

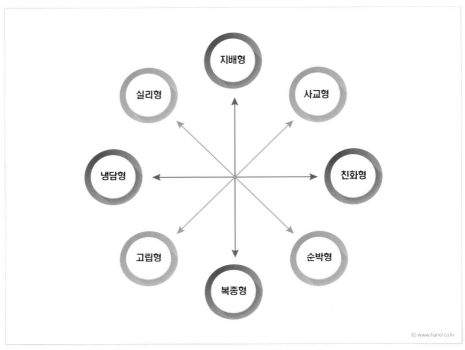

🔺 그림 2-2_ 키슬러의 지배–복종 차원과 친화–냉담 차원의 대인관계 유형

🤝 표 2-2_ 키슬러의 대인관계 유형의 특성

유형	특 징
지배형	• 자신감이 많고 지도력과 추진력이 있어 집단적인 일을 잘 지휘함 • 기업의 CEO나, 정치인 등 리더들에게 두드러지게 나타남 • 자기주장이 강해 매사에 나를 따르라는 독단적인 모습을 보임 • 논쟁적이고 독단적인 행동으로 인해 대인갈등을 겪을 수 있음 **해결책** 타인의 의견을 경청하고 수용하는 자세를 훈련해야 함
실리형	• 이해관계에 예민하고 성취지향적, 목표지향적임 • 자기중심적이고 경쟁적이어서 타인에 대한 관심과 배려가 부족함 **해결책** 타인의 입장을 배려해야 하며, 타인에게 관심을 갖는 자세가 필요함

유형	특 징
냉담형	• 매우 이성적이고 의지력이 강하고 독립적임 • 타인의 감정에 무관심하고 거리를 두며 피상적인 대인관계를 유지함 • 깊은 대인관계를 맺기까지 오랜 시간이 걸림 **해결책** 타인의 감정에 관심을 가지고 자신의 감정을 긍정적이고 부드럽게 표현하는 기술이 필요함
고립형	• 혼자 있거나 혼자 일하는 것을 선호함 • 사회적 상황에서 감정을 교류하게 되는 상황을 회피함 • 자신의 감정을 지나치게 억제함 **해결책** 대인관계의 중요성을 인식하고 사회적 훈련을 강화해야 함. 타인에 대한 두려움의 원인을 성찰하고, 관계 형성을 위해 노력해야 함
복종형	• 타인의 의견이나 요구를 수용함 • 정해진 틀이나 규칙을 따르는 것이 편함 • 수동적이고 의존적이어서 대인관계에서 의존할 수 있는 사람을 찾고자 함 • 변화에 대한 두려움이 있음 • 자신감이 없고 자기주장이 떨어짐 **해결책** 적극적인 자기표현과 자기주장이 필요함. 자신의 생각과 감정을 표현하기 위한 훈련이 필요함
순박형	• 솔직하고, 단순하며 너그럽고 겸손한 경향임 • 자기주관이 부족함 **해결책** 타인을 이해하는 마음만큼이나 타인의 의도를 헤아리고, 신중하게 행동해야 할 필요가 있음
친화형	• 따뜻하고 인정이 많으며 자기희생적임 • 타인의 요구를 거절하지 못하고, 타인을 만족시키기 위해 기꺼이 자신의 시간을 할애하고, 지나칠 정도로 노력함 **해결책** 자신이 해준 것만큼 되돌려 받기를 기대하면 혼자 상처받기 쉽기 때문에 타인과의 정서적 거리를 유지하기 위해 노력함
사교형	• 외향적이고 유쾌함 • 사람을 좋아하여 많은 사람들과 대화를 즐김 • 타인에 대한 관심이 많아 남의 일에 간섭하는 경향임 • 타인으로부터 인정받고자 하는 욕구가 강함 • 감정적이고 충동적이며 흥분을 잘함 • 첫 만남부터 자신을 오픈하려는 경향이 있음. **해결책** 지나친 인정욕구와 같은 사교적 원인에 대한 통찰이 필요함. 객관적이고 독립적인 성향을 개발할 필요가 있음

슬기로운 인간관계와 의사소통

Chapter 01

학습활동

인간관계의 이해 (1)

☑ 토론　　☐ 퀴즈　　☑ 과제　　☐ 검사　　☐ 설문조사　　☐ 팀 프로젝트　　☐ 활동

주　제　동적 가족화 그리기

학습성과　가족관계를 생각하고 이해할 수 있다.

활동내용　⏰ 가족들이 무엇인가 하고 있는 장면을 그림으로 그려본다.

(가족 이야기를 통해 자기를 노출함으로써 가족을 이해하고 공감하는 계기가 될 것이다. 그러므로 그림을 잘 못 그려도 상관없다. 다른 가족들의 이야기를 통하여 유사점과 차이점을 비교해 본다.)

인간관계의 이해 (2)

학습활동

☑ 토론   ☐ 퀴즈   ☑ 과제   ☐ 검사   ☐ 설문조사   ☐ 팀 프로젝트   ☐ 활동

주 제 내가 원하는 친구

학습성과 친구관계를 생각하고 이해할 수 있다.

활동내용
- 지금까지 나의 삶에 의미 있고 영향을 준 친구들을 떠 올려보고, 그 친구는 나에게 어떤 의미인가?
- 친구와 나 사이에서 가장 잊혀지지 않는 인상적인 사건은 무엇인가? (긍정적 사건이나 부정적 사건 중에서 적으면 된다.)
- 자신의 삶에 힘이 되었거나 또는 힘들게 했던 친구들이 자신의 삶에 어떤 영향을 미쳤는지 적어본다.
- 중요하게 생각하는 친구의 성격적 · 행동적 특징을 적고 그 이유를 쓴다.

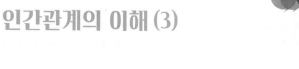

Section 02 학습활동

인간관계의 이해 (3)

✅ 토론　　☐ 퀴즈　　✅ 과제　　☐ 검사　　☐ 설문조사　　☐ 팀 프로젝트　　☐ 활동

주　　제　내가 경험한 부적응적 인간관계 분석하기

학습성과　적응적 인간관계와 부적응적 인간관계를 비교할 수 있다.

활동내용　⏰ 부적응적인 인간관계를 경험한 내용을 적어본다.

　　　　　• 어떤 상황이었나?

　　　　　• 상대방은 문제 상황을 어떻게 대처하였나?

　　　　　• 나는 문제 상황을 어떻게 대처하였는가?

　　　　　• 상대방과 나의 문제 상황에서 성숙한 인간관계를 하려면 어떻게 해야 할까?

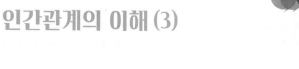

슬기로운 인간관계와 의사소통

참고문헌

- 강진령(2019). 집단상담과 치료. 서울: 학지사. 14-52.
- 곽호완·박창호·이태연·김문수·진영선(2008). 실험심리학 용어사전. 서울: 시그마프레스. 201-300.
- 권석만(2018). 인간관계의 심리학(3판). 서울: 학지사. 5-200.
- 김도기·김제현·문영진·유미라(2018). 학교 내 인간관계 형성에 대한 시론적 고찰: 영화를 중심으로. Global Creative Leader. Vol. 8 No. 3. 146-174.
- 김미희(2019). 인간행동과 심리. 서울: 신광출판사. 65-70. 153-178.
- 김병훈·정미숙(2021). 기본 심리적 욕구 중요성과 사랑의 구성요소 간의 남녀차이 영향연구: 연인을 대상으로. 한국콘텐츠학회논문지. Vol. 21 No. 3. 529-549.
- 김윤재·김병학·이금주·오영숙(2012). 사회문제론. 고양: 공동체. 76.
- 김희련·정봉희·오봉진(2007). 이성관계 증진 집단상담이 중학생들의 이성 간 의사소통과 관계만족에 미치는 영향. 한국교육실천연구학회. Vol. 6 No. 1. 45-64.
- 류종훈(2013). 생명을 살리는 인간관계 '화해와 용서' 프로그램 고찰. 국제신학. Vol. 15 No. 6. 237-286.
- 민하영·이윤주·김경화(2008). 여성 한부모 및 양부모 가정의 모-자녀 의사소통과 청소년 자녀의 심리적 소외감. 한국가정관리학회지. Vol. 26 No. 3. 15-23.
- 박소란(2019). 한 사람의 닫힌 문. 서울: 창비. 80.
- 박연호(2003). 인간관계론인 한국 관료제의 인간화에 미친 영향에 관한 고찰. 한국인간관계학보. Vol. 8 No. 1. 1-14.
- 변은경·박민희·이수정·이춘이·최숙희·최정임(2020). 인간심리와 친해지기. 파주: 청운. 76-84.
- 사카베 메구미·아리후쿠 고가쿠·구로사키 마사오·나카지마 요시미치·마키노 애이지. 이신철 역(2009). 칸트사전. 서울: 도서출판 b. 1-507.
- 서시연(2019). 교사-학생 간 바람직한 인간관계 형성을 위한 5C-AGE 모형 개발. 지방교육경영. Vol. 22 No. 3. 77-97.
- 안효자·이영내·김명자·김현미·송민선·조금이·유성자(2018). 인간관계와 의사소통. 파주: 수문사. 9-13, 72-82.
- 양미경(2018). 인간심리의 이해. 파주: 수문사. 131-142.
- 어주경(1998). 저소득층 가족의 경제적 어려움이 아동의 자존감에 미치는 영향. 연세대학교 박사학위청구논문.
- 유영달(2013) 인간관계의 심리. 서울: 학지사. 23-44.

- 유영재·전수진(2020). 대인관계 유형에 따른 사용자-에이전트 간 인터랙션과 에이전트 의인화 디자인 요소 분석. Journal of Intergrated Design Research. Vol. 19 No. 3. 111-127.
- 이경리(2019). 인간관계와 의사소통의 기본원리. 파주: 수문사. 10-19.
- 이상호(2007). 맹자의 인간관계론에 드러난 생태적 함의. 동양철학연구. Vol. 51. 92-122.
- 이영분·김유순·신영화·최선령·최현미(2015). 사례로 배우는 가족상담과 가족치료. 서울: 학지사. 17-21, 43-51.
- 이태연·이인수·정기수·최명구(2006). 인간관계의 이해. 서울: 신정. 298-301.
- 이희영·성형림·김은경·박서원(2017). 인간심리의 이해(2판). 파주: 시그마프레스. 202-224.
- 임송은(2008). 도시 단독가구 노인의 부부적응에 대한 질적 연구-부부관계 유형을 중심으로. 성신여자대학교 대학원 박사학위논문. 10-11.
- 임지영(2017). 자기계발서의 이해. 인문학연구. Vol. 28. 329-354.
- 임헌규(2008). 노년문제에 대한 동양철학적 접근(1): 개인주의의 대안으로서 관계적 인간. 철학연구. Vol. 108. 183-207.
- 임현희·최명희(2020). 인간심리의 이해. 파주: 청운. 149-168.
- 장선철(2010). 인간의 이해. 서울: 태영. 164-166.
- 정성숙·변은경·김미영(2015). 인간의 이해와 의사소통. 파주: 수문사. 34-36.
- 주석진(2012). 인간관계론 교과목이 대학생의 대인관계 문제 수준과 대인관계 유능성에 미치는 영향. 청소년학연구. Vol. 19 No. 7. 79-99.
- 천성문·박은아·안세지·문정희·선혜민·전은주·윤정훈·박선우(2019). 인간관계와 정신건강. 서울: 학지사. 147-157.
- 최숙희·안은선·임현희·최명희·이춘이·김지영(2020). 인간관계와 의사소통. 파주: 청운. 78-111.
- 최은수·신승원·강찬석·김민서·김진혁·박재진·신용국 외(2018). 대학생의 심리와 커리어 개발. 서울: 학지사. 201-203.
- 한금선·양승희·손정남·박정원·김근면·차선경·임희수 외(2018). 의사소통과 인간관계론(4판). 서울: 고문사. 146-200.
- Dale Carnegie. 임상훈 역(2020). 인간관계론. 파주: 현대지성. 26-150.
- 국립국어원. 이성관계. https://stdict.korean.go.kr/search/searchResut.
- 사람인. 직장인 80% 이상, 일보다 사람 싫어 회사 떠난다. https://www.saramin.co.kr/zf_user/help/live/view?idx=96680&listType=news.
- 중앙일보. 퇴사 사유 1위는 '상사', 직장인 90%는 '퇴사 고민한다'. https://news.joins.com/article/23508545.
- 여성가족부. http://www.mogef.go.kr.

· Donald J. Kiesler(1983). The 1982 interpersonal Circle: A Taxonomy for Complementarity in Human Transactions. Psychological Review. Vol. 90 No. 3. 185-214.

· Duck. S. W.(1982). A topography of relationship disengagement and dissolution. In S. W. Duck(Ed.). Personal relationship 4. London & New York: Academic Press.

· Erikson. E.(1971). Erikson's pscychological theory. New York: Doubledy Anchor.

· Furman. W. & Shaffer. L.(2003). The role of romantic relationships in adolescent development. In P. Florsheim(Ed.). Adolescent romantic relations and sexual behavior: Theory, research, and practical implications. 3-22. Mahwah, N. J.: Lawrence Erlbaum Associates.

· Simona Eftimie(2019). Forgivness and apologizes in human relationships. A Journal of Social and Legal Studies. Vol. 11 No. 2. 49-54.

· Stephen Nowicki(2008). Donald J. Kisler(1933-2007). American Psychologist. Vol. 63 No. 4. 272.

· Sternberg. R. J.(1986). A triangular theory of love. Vol. 93. 119-135.

· Thomas A. Campbell & Stephen M. Auerbach & Donald J. Kiesler(2007). Relationship of interpersonal behaviors and Health-related control appraisals to patient satisfaction and compliance in an university health center. A Journal of American College Health. Vol. 55 No. 6. 333-340.

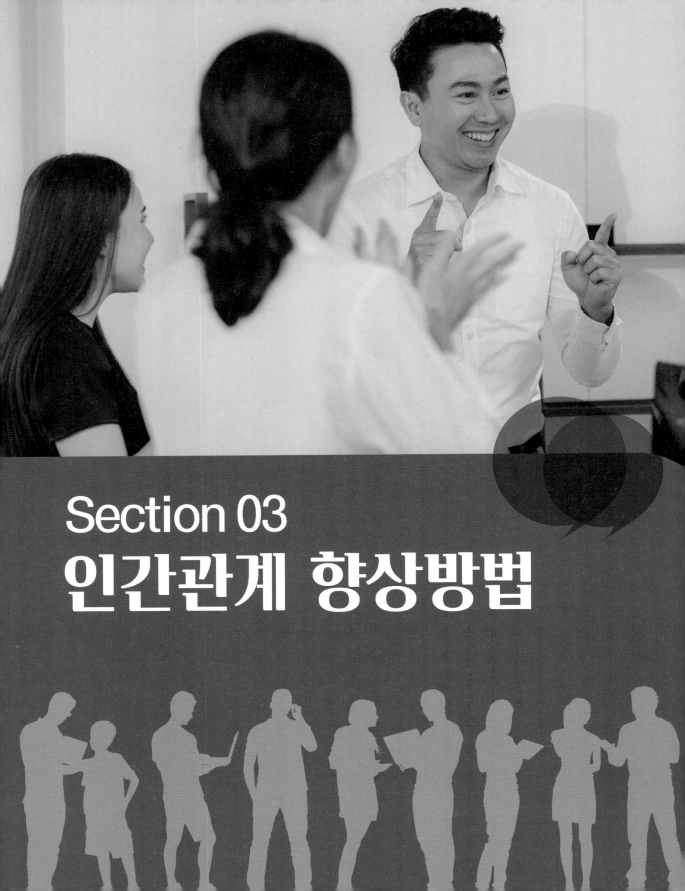

Section 03
인간관계 향상방법

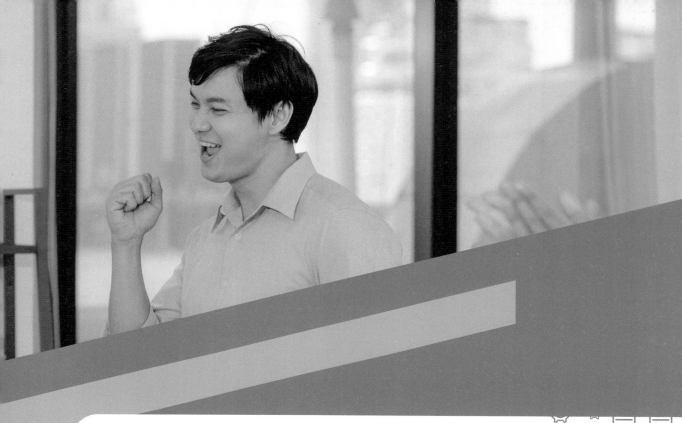

 학습목표

- 조하리 창을 확인하고 자기인식을 높이는 방법을 확인하고 연습한다.

- 자존감 높이는 방법을 확인하고 연습한다.

- 내성적 성격을 위한 맞춤화 전략을 확인하고 연습한다.

- 진실성을 확인하고 표현하는 연습을 한다.

- 긍정적 관심을 확인하고 표현하는 연습을 한다.

- 공감을 표현하는 방법을 확인하고 표현하는 연습을 한다.

- 인생태도를 확인하고 자기와 타인을 이해한다.

- 에니어그램을 확인하고 자기와 타인을 이해한다.

- MBTI를 확인하고 자기와 타인을 이해한다.

전 생애에 걸쳐 다양한 관계를 경험하며 노년기에 이르기까지 인간관계는 개인에게 중요한 의미를 지닌다. 인간은 인간관계를 통해 자신의 존재를 확인하며 자기의 수준을 높이고 타인을 이해하게 된다. 데일 카네기(Dale Carnegie)는 인간관계의 중요성을 설명하며 세상에는 많은 능력이 존재하지만 '사람을 사귀고 친구로 만드는 능력'이야말로 가장 위대한 능력이라고 하였다. 사람을 이해하려면 가장 먼저 자신을 이해할 수 있어야 한다. 자기인식을 하기 위해서는 자신의 가치, 신념, 태도, 사고, 강점 등을 알고 이러한 것들이 어떻게 다른 사람에게 영향을 미치는지 알아야 한다. 자신을 아는 것은 자존감과도 관련이 있다. 자존감은 자신이 얼마나 가치 있다고 생각하는지 보여주는 척도로 자존감이 높은 사람들은 다른 사람들에게 좋은 인상을 줄 가능성이 높다.

칼 로저스(Carl Rogers)는 인간의 삶은 자신이 통제할 수 없는 어떤 힘에 의해 조종당하는 삶이 아니라 개인의 자유로운 능동적 결과라고 보았다. 인간은 성장 가능성이 있고 자신을 조절하고 통제하는 능력이 있는 존재로 보았으며, 누구나 자신의 문제를 깨닫고 스스로 해결해 나갈 수 있는 능력을 갖고 있다고 하였다. 인간이 성장하기 위해서는 진실성과 무조건적인 긍정, 정확한 공감의 이해가 필요하다고 보았다. 앤디 몰린스키(Andy Molinsky)는 내성적인 성격으로 인간관계에 서투른 사람들을 위한 맞춤화 전략으로 네 가지의 인간관계 기술, 즉 언어습관, 바디랭귀지 활용, 소품 활용, 상황 설정을 제시하였다.

여러분의 인간관계는 어떠한지 생각해 보자. 만약 인간관계에서 불편함을 느낀다면 제일 먼저 자신에게 구체적인 질문을 해보아야 한다. 인간관계에서 두려움이 있는가? 고정관념을 가지고 있지는 않은가? 이러한 질문을 던지고 문제점이 무엇인지를 확인하는 것이 관계를 개선하는 첫걸음이다. 따라서 관계를 하고자 할 때 상대방이 어떤 사람인가에 상관없이 나의 관점에서 어떻게 변화할 것인지 생각하는 것이 중요하다. 이것이 인간관계를 향상시키는 첫 단계가 될 것이다.

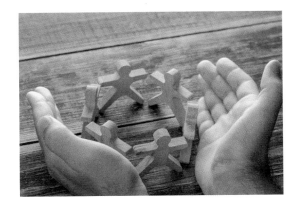

01 자기인식 향상

1 조하리의 창(johari's window)

　조하리(johari)는 미국 심리학자 조세프 루프트와 해리 잉검(Joseph Luft & Harry Ingham)의 이름에서 나온 용어이다. 그리고 창문이란 말을 덧붙여 자·타 인식 정도의 넓이로 마음의 문을 연 정도를 의미하여, 자기인식과 타인인식을 나타내는 '조하리의 창(johari's window)'을 개발하였다. 자기이해를 확대하는 방법은 자기개방과 피드백을 통해서 향상될 수 있고, 타인과의 관계에서 타인들에게 자신을 개방하고 정보나 피드백을 어떻게 받는가를 제시해준다. 조하리의 창에서 사분면은 자신이 '나'에 대해 어느 정도 아느냐 모르느냐와 타인이 '나'를 얼마나 아는지 모르는지를 창의 크기와 형태로 나타내준다. 이것은 자·타의 상호 신뢰 수준과 피드백, 자기개방을 교환하는 정도에 따라 크기가 다르며 창의 사분면이 차지하는 영역을 4가지 유형으로 분류한다〈그림 3-1〉.

　이 사분면은 타인과의 신뢰성, 개방성, 수용성을 나타내는 것으로 자기개방과 피드백 정도를 표현하는 것으로 본다. 즉, 자기개방과 피드백 정도가 많아질수록 '개방된 영역'의 영역이 커져 의사소통이 향상되며, 그 외에 지각하지 못한 영역, 숨겨진 영역, 알려지지 않은 영역으로 나눈다.

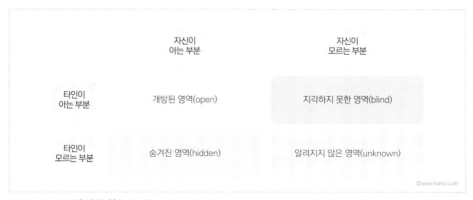

	자신이 아는 부분	자신이 모르는 부분
타인이 아는 부분	개방된 영역(open)	지각하지 못한 영역(blind)
타인이 모르는 부분	숨겨진 영역(hidden)	알려지지 않은 영역(unknown)

©www.hanol.co.kr

🔹 그림 3-1_ 조하리의 창(johari's window)

1) 개방된 영역(open area): 개방형

자기 자신도 나를 알고 타인도 나를 아는 영역으로 자기와 타인에게 '나'가 개방되어 공유된 부분으로 이 영역이 클수록 공감대가 형성되어 인간관계가 원만해진다.

개방된 영역에서 '나'가 작을수록 의사소통은 줄어든다. 그러므로 자신에 대한 인식을 넓히기 위해서는 '개방된 영역'을 확장하고 기타 영역은 줄여야 한다.

2) 지각하지 못한 영역(blind area): 자기선전형

자기는 '나' 자신을 모르고 타인이 '나'를 아는 영역으로, 타인은 나를 알지만 나는 지각하지 못하는 부분을 말한다. 이 영역의 특성은 눈치가 없거나 우둔한 사람이 되기 쉽고 잘난 척하고, 자아도취적으로 자기는 문제가 없는 듯이 행동하여 다른 사람과의 갈등도 자주 발생할 수 있다.

3) 숨겨진 영역(hidden area): 신중형

자기는 '나'를 알지만, 타인은 '나'를 모르는 영역으로, 자기 이해를 잘하고 민감하지만 자기를 수용하는 데 어려움이 있는 영역이다.

4) 알려지지 않은 영역(unknown area): 고립형

자기도 '나'를 모르고 타인도 '나'를 모르는 영역이다. 무의식이나 어린 시절의 경험, 심리적 외상 등으로 자신을 잘 인식하지 못하는 경우를 말한다. 자기개방과 피드백 과정을 통해서 이 영역의 확대가 가능해진다.

이 4개의 영역의 '나'가 합쳐져서 각각의 개인을 이룬다. 자기인식을 높이기 위해서는 개방된 영역의 '나'를 확장하고 나머지 영역의 '나'를 줄이는 것이 필요하다.

2 자신에 대한 인식을 넓히기 위한 방법

1) 타인의 말을 경청한다. 모든 상호작용에서 사람들은 상대방이 하는 말이나 일에 대해서 끊임없이 피드백을 주고 있다. 그러므로 이러한 정보에 세심한 주의를 기울

인다. 타인으로부터 배움으로써 '지각하지 못한 영역'의 크기를 감소시킨다. 이러한 학습은 적극적인 경청과 다른 사람이 피드백을 주었을 때 열린 마음이 필요하다.

2) 자신의 중요한 측면을 남에게 내보이는 자기노출로 '숨겨진 영역'의 크기를 감소시킨다. 자신에 대해 이야기할 때 상대방도 마음을 열게 될 가능성이 커진다.

3) 타인이 당신에 대해 아는 것을 드러내도록 장려한다. 예를 들면, "요즈음 내가 직원에게 너무 심하게 말했다고 생각하나요?"라고 말하며 매일 일어나고 있는 상황을 이용해 정보를 얻는다.

4) 자신을 가장 잘 아는 사람은 자신이므로 자신과 대화한다. 예를 들면, '나의 장단점은 무엇인가?', '나의 행동은 어떠한가?'와 같이 스스로 자기 인식에 대한 질문을 던진다.

02 자존감(self-esteem) 높이기

자존감은 자신에 대해 느끼는 긍정적 인식의 정도로서 자신의 가치가 얼마인지 생각하는 개인적인 평가를 말한다. 누군가가 존중해 줄 때 자신감이 생기고 자신감이 올라가면 도전할 수 있는 용기가 생긴다. 도전을 통해 성취하는 일이 반복되면 자존감이 높아진다.

그러나 실패경험 때문에 자신이 할 수 있는 것도 하지 않으려고 하는 학습된 무기력(learned helplessness) 현상이 나타날 수도 있다. 일반적으로 자존감이 낮은 사람들은 자존감이 높은 사람들에 비해 환경 적응도가 낮고 부정적인 사고를 하는 것으로 알려지고 있다. 자존감은 하루아침에 높아지지 않는다. 그러므로 부정적인 생활패턴이나 생각을 점차 변화시키는 것이 중요하다.

1 **자기파괴적 신념(self-destructive beliefs)에 맞서 대항한다**

이는 목표달성을 더 어렵게 만드는 자신의 생각에 맞서야 한다는 것이다. 예를 들면, '나는 항상 일등 해야만 한다', '나는 모든 사람에게 인기가 있어야 한다'와 같이 신념 기준을 너무 높게 설정하면 실패로 끝날 가능성이 높다. 그 결과 자신을 실패하는 사람으로 생각하는 부정적인 자아상으로 발전된다. 그러므로 현실적인 신념으로 바꿀 필요가 있다.

- 항상 일등만 하면 좋겠지만, 등수가 떨어질 수도 있음을 받아들인다.
- 모두에게 인기가 있는 것은 좋지만, 그것만이 꼭 행복한 것은 아니다.

2 **가면 현상(impostor phenomenon)을 주의한다**

성공했음에도 불구하고 자신을 성공할 만한 자격이 없다고 여기는 것을 말한다. 이러한 믿음은 어떤 업무가 주어졌을 때 그것을 할 수 없다고 생각하게 되어 직업상 더 발전할 수 없게 될 수 있다.

3 **성장에 도움이 되는 사람을 찾는다**

자신에게 도움이 되는 사람은 긍정적일 뿐만 아니라 상대방의 기분을 좋게 한다. 이러한 사람은 자신의 자존감도 향상시키며 타인의 자존감도 키워주기 위해 노력한다. 항상 비판적으로 말하는 사람은 피하도록 한다.

4 **성공 가능한 프로젝트를 수행한다**

성공은 자존감 향상에 도움이 되고 다음의 성공을 좀 더 쉽게 만들어줄 것이다. 실패한다고 해도 당신의 실패는 아니다.

5 확언과 함께 자신의 성공을 상기한다

어떤 사람은 자신의 실수나 실패에 집중하는 경향이 있는데 이런 집착을 막기 위해 성공을 되새겨 본다. '나는 가치 있는 사람이다', '나는 책임감이 있다' 등으로 자기를 확언한다.

03 내성적인 사람을 위한 인간관계

앤디 몰린스키(Andy Molinsky)는 그의 저서 「하버드 비즈니스스쿨 인간관계론 강의」에서 인간관계의 달인이 되기 위해서는 '맞춤화(customization) 전략'이 필요하다고 제시하였다. 맞춤화 전략이란 자신의 행동을 자기 성향에 맞게 다듬어 현재의 조건과 환경에 맞게 맞추는 것을 말한다. 그러므로 인간관계를 잘하기 위한 핵심은 자기만의 방법을 찾아내는 것이 중요하다고 할 수 있다.

1 언어습관을 바꾼다

만약 논쟁 중에 상대의 허점을 지적하며 "그런 헛소리가 어디 있어!", "누가 그따위 말을 믿겠어"와 같은 말을 하였다고 하자. 이런 식의 화법은 자기주장이 강하고 확신에 차 있지만 상대방에게 상처가 될 수 있다. 특히 성격에 맞지 않으면 이런 말들은 더욱더 힘들다.

"그런 헛소리가 어디 있어!", "누가 그따위 말을 믿겠어"라고 말하기보다는 "저는 그렇게 생각하지 않지만, 무척 흥미로운 의견이군요. 당신이 그렇게 생각하는 이유에 대해서 자세히 말씀해 주시겠어요?"와 같이 자신에 맞는 화법으로 바꾸어서 말하면 된다.

후자의 화법은 상대방으로 하여금 말에 귀를 기울이게 하는 효과가 있으며 상대방에게 신뢰감을 줄 수 있다. 칭찬을 잘하지 못하는 사람의 경우에는 억지로 칭찬하기보다는 자신이 불편하지 않은 선에서 말하는 연습을 하면 된다.

2 몸짓언어(바디랭귀지: body language)를 활용한다

표준국어대사전에 의하면 몸짓언어란 '음성 언어나 문자 언어에 의하지 않고 몸짓이나 손짓, 표정 등 신체의 동작으로 의사나 감정을 표현·전달하는 행위'라고 정의하고 있다. 몸짓언어는 말을 대신한다. 특히 말로 전달하기 어려운 상황에서는 더욱 그러하다.

예를 들면, 어떤 일을 관철시키고자 할 때 사용할 수 있다. 특히 내성적인 사람의 경우 허리에 손을 올리고 몸을 꼿꼿이 세운 다음 평소보다 많은 몸짓언어를 사용하면 된다. 이런 행동은 연기에 불과하지만 상대방이 보기에는 당당해 보이고 자신감과 힘을 갖게 할 수도 있다.

또한 회의 시간에 발언 기회를 얻기 위해 손을 들어 할 말이 있다는 의사표현을 한다. 이러한 비언어적 방법을 통해 행동을 맞춤화함으로써 효과적으로 목표를 달성할 수 있다.

하버드대학의 사회심리학과 에이미 커디(Amy Cuddy) 교수는 당당한 포즈를 취하는 것만으로도 일시적으로 테스토스테론 호르몬이 상승하고 스트레스 유발 호르몬인 코티졸이 감소한다고 하였다.

당당한 포즈는 스트레스를 받는 상황에서 자신감이 생기게 할 수 있다.

3 소품을 활용한다

일을 능숙하게 처리하기 위해 소품을 활용할 수 있다. 대화의 물꼬를 터줄 수 있는 도구를 예로 들면 요즈음 읽고 있는 책, 만연필, 메모지, 흥미로운 필기구를 상대방이 쉽게 볼 수 있도록 둔다거나 눈에 띌 수 있는 곳에 착용하고 다닌다. 또는 관심을 가질 수 있는 컴퓨터 배경화면이나 상대방의 관심을 유도할 만한 앱이나 소프트웨어 등을 사용한다. 이런 소품들은 대화를 나누는 데 심리적인 진입장벽을 낮출 수 있기 때문에 관계가 순간적으로 이루어질 수 있다. 또한 이러한 도구들을 통해서 사적인 대화나 개인적인 교감을 나눌 수 있기 때문이다.

4 상황에 맞춘다

상황에 따라 자신이 앉을 자리를 전략적으로 선택하는 것이다. 예를 들면, 소극적인 사람인 경우 특강에 참석할 때 맨 앞자리에 앉는다. 앞자리에 앉게 되면 다른 사람들의 시선을 신경 쓰지 않고 중간에 질문할 용기가 생긴다. 이러한 상황이 누적되면 예리한 질문과 더불어 상급자들의 눈에 띌 수 있다. 시간이 지날수록 질문이 점점 자연스러워지고 사람들의 시선도 그리 힘들지 않게 될 것이며 적극적이고 탁월한 사람, 용기 있는 사람으로 각인시키는 계기가 될 수 있다.

04 조력관계를 통한 인간관계

칼 로저스(C. Rogers)는 1940년대에 인간 성장과 변화에 대한 접근에 조력관계를 제시하였다. 로저스는 조력관계에서 상담자가 진실성과 무조건적인 긍정, 정확한 공감의 이해가 있다면 대상자의 성장적 변화, 자발적 삶의 의지, 유기체적 신뢰의 증대(자신에 대한 신뢰)를 가지게 도울 수 있다고 조력관계(helping relationship)를 설명하였다.

1 진실성(genuineness)

1) 진실(genuinene)하기

우리가 말하는 진실성이란 무엇이고, 그 의미는 무엇인가? 관계에서 자신의 진실한 모습은 매우 중요하다. 진실이란 상대방과의 관계에서 나타나는 반응이 순간 내적으로 경험하고 느끼는 것이 합치되는 상태를 의미한다. 로저스는 진실해진다는 것은 거짓이나 겉치레 없이 속에 있는 감정과 일치하여 이러한 감정을 나타내는 것을 말한다고 하였다. 자신 안에 있는 참된 진실을 제공하면 상대방도 진실을 발견할 수 있게 된다.

비록 치료적 관계라 할지라도 진실성이 결여된다면 대상자에게 마음을 열거나 수용적일 수 없다. 예를 들어 대장암 진단을 받은 남성에게 의료진이 진실한 관심을 표현하고자 한다. 환자의 병실에 들어갔을 때 의료진이 환자에게 먼저 부드러운 시선으로 다가가 진실하게 이야기해준다면, 환자는 "힘든 하루지만 선생님의 위로와 격려 덕분에 오늘도 하루를 보낼 수 있어요."라고 말할 수 있을 것이다. 이처럼 우리는 일상에서 타인에게 정직하고 진심을 담은 마음을 얼마나 전달할 수 있을까?

우리는 자신의 감정 중 특히 부정적인 감정을 솔직하게 표현하기가 힘들다. 그렇기 때문에 진실을 숨기거나 거짓말의 유혹을 받을 수 있다. 그러나 진실한 감정을 표현하지 않는다면 상대방뿐만 아니라 자신도 속이는 것이다. 그러므로 상대방을 진실하고 솔직하게 대하기 위해서는 일관성을 유지하는 것이 필요하다. 그래야만 자신의 솔직한 느낌을 자유로이 표현할 수 있을 것이다.

칼 로저스의 관점에서 진실성의 특징은 언어적이든 비언어적이든 우리의 솔직한 생각이나 느낌을 표현하는 것이다. 그것은 우리가 사용하는 단어 또는 나의 얼굴표정과 몸의 자세가 진실성을 나타내 준다.

사람과의 관계에서 진실함

사람들의 진실함
- ◎ 변명하지 않고 깊이 있는 대화를 한다.
- ◎ 지금 여기에서 경험하는 생각, 느낌, 감정을 표현한다.
- ◎ 자연스러운 모습을 보인다.
- ◎ 솔직하게 표현한다.

진실함이 사람과의 관계에서 주는 이점
- ◎ 다른 사람에게 자신의 생각과 감정을 자연스럽게 표현할 수 있다.
- ◎ 상대방에 대한 신뢰감이 증가된다.
- ◎ 현 상황에 대한 정보를 제공받는다.
- ◎ 편안함 속에서 긴장을 풀 수 있다.
- ◎ 사실을 즐기게 된다.

2) 불일치(incongruence) 인식하기

사람들의 생각과 감정 그리고 인식이 서로 일치하지 않을 때 이것을 '불일치'라고 하며, 이때 우리는 다른 사람이 말한 것을 믿을 수 없게 된다. 실제 생각과 느낌을 가지고 있지 않으면서 그런 것처럼 행동한다면 우리에 대한 잘못된 인상을 주는 것이고 잘못을 유도하는 것이다.

대화 중 말로는 '괜찮아요.' 하면서 얼굴은 찡그리고 있거나 또는 얼굴은 웃고 있지만 주먹을 꽉 쥐고 있는 행동을 할 때 언어적 메시지와 비언어적 메시지가 일치한다고 판단하지 않는다. 따라서 진실하기 위해서는 어떻게 행동하는 것이 좋은지 생각해야 한다.

자신감, 타인에 대한 지각력 그리고 환경적 영향은 진실함에 중요한 요인들이다. 자신감은 타고난 것이 아니라 노력을 통해 키워야 한다. 자신감이 낮은 사람은 강하고 영향력 있는 상대에게는 자신의 모습을 감춘다. 그러나 자신보다 못하다고 느끼게 되면 더 똑똑하게 보이려 하고 과시하려고 한다. 하지만 자신감이 있고 자신에 대한 믿음이 있는 사람은 자신의 생각과 느낌을 상대방과 동등하게 지각하고 표현한다.

3) 진실하게 표현하기

우리가 진실하다고 상대방이 반드시 인정해줄지 보장할 수는 없지만 진솔하고자 하는 우리의 마음에 감동받을 것이다. 만약 상대방이 우리의 진솔함에 소극적인 태도를 보여도 우리의 정직함은 알고 있을 것이다.

사례

병동에 입원한 환자가 자신의 담당 간호사에게 개인 전화번호를 알려 달라고 한다. 환자는 필요 이상으로 친절하게 굴면서 다정한 눈빛을 보내기도 한다.

- 간호사의 생각　'나는 환자를 돌보는 간호사로 책임감 있게 행동해야 하며 환자를 위해 최선의 간호를 제공해야 한다. 환자와 간호사의 관계는 간호의 전문성을 보이는 것이다.'
- 간호사의 감정　환자에게 호감이 가지만 그의 행동은 불편하다. 적절한 경계를 하면서 간호를 제공해야 한다.
  - ◉ 상황을 살펴보면 간호사는 자신의 생각과 감정에 당황하면서 환자와 접촉할 때마다 우려하는 마음을 가지고 있다. 간호사와 환자는 개인적이고 사회적인 관계가 아닌 치료적 관계라는 것을 설명하려고 한다.
  - ◉ 진솔한 반응　"○○님, 우리는 환자와 간호사의 관계입니다. ○○님에게 어떤 간호가 더 필요한지 생각하고 말씀해 주시기 바랍니다."
  - ◉ 여기서 간호사의 진솔한 반응은 자신의 생각과 느낌을 정확하게 표현하는 것으로, 이는 간호사 개인의 가치와 전문적 가치를 모두 신뢰하게 만드는 방식으로 소통하고 있다.

제시된 사례에서 간호사가 "음. 글쎄요. 저는 업무로 지금 바빠요. 언젠가는 ○○님과 만남을 할 수도 있죠……. 지금 주사기로 약물이 주입되고 있는데 불편한 부분은 없으시죠? 다음에 뵙겠습니다."라고 하였다면 이러한 메시지 전달은 관계형성에서 전문적인 특성을 명확하게 구분할 수 없다. 또한 환자에게 지속적으로 연애에 대한 기대감을 갖게 할지도 모른다.

진실하다는 것은 주장적 행동이고, 우리의 생각과 감정을 명확하게 그리고 직접적으로 대상자를 존중하는 태도로 표현하는 것이 바람직할 것이다.

2 무조건적인 긍정적 관심

무조건적인 긍정적 관심(unconditional positive regard)이란 조력관계에서 대상자가 보이는 어떤 감정이나 행동 특성들도 그대로 수용하여 소중히 여기고, 평가하지 않고 존중하는 조력자의 태도를 말한다. 한 인간인 조력자가 이와 같은 무조건적인 긍정적 관심을 항상 가진다는 것은 매우 어렵지만 상담 과정이라는 비교적 짧은 기간 동안 완전하고 무조건적인 긍정적 관심을 가질 수 있어야 한다.

존중의 의미는 상대방의 의견과 느낌, 경험 모두를 수용한다는 의미이다. 이는 상대방을 소중하게 여기며, 중요한 사람이라는 메시지를 전달하는 것으로 함께함, 온정, 존중은 모두 무조건적인 긍정적인 태도로 평가할 수 있다. 조력관계에서는 무조

긍정정서의 이점

관계적 측면
- 긍정적 인간관계는 더 나은 신체 및 정신건강으로 이어진다.
- 행복도가 높은 10%의 사람들은 더 사교적이고, 끈끈한 우정과 로맨틱한 애정관계를 형성한다.
- 긍정적인 사람들은 봉사를 더 많이 하며, 다른 사람들을 더 돕고자 한다.
- 긍정적인 사람들은 훨씬 외향적이며, 모임에 자주 참석하고 덜 이기적이다.

개인적 측면
- 흥미와 호기심을 증가시킨다.
- 삶의 의미를 더 많이 느끼게 된다.
- 창의성을 더 이끌어낸다.

건적으로 상대방에게 긍정의 표시를 보내는 것은 매우 중요하다. 또한 개인의 긍정정
서는 인간관계와 일에도 유익한 영향을 미치므로 매우 가치가 있다고 볼 수 있다. 다
시 말해, 긍정정서가 줄 수 있는 유익함이 정말 많기 때문에 긍정성은 우리 자신뿐만
아니라 인간관계 형성에 매우 중요한 정서적 자본이 될 것이다.

3 공감적 이해

1) 공감(empathetic) 하기

공감은 어떤 상황에서 상대방이 현재 느끼는 감정과 그 감정의 의미를 지각할 수
있는 능력으로 직접 경험하지 않았음에도 불구하고 상대방의 감정을 거의 같은 수
준으로 이해하는 것이다. 사람들은 자신의 행동이나 느낌에 대해 평가나 판단 없이
상대가 자신을 충분히 이해한다는 확신이 들 때 수용되었다고 느끼게 된다.

공감은 언어적 행동과 비언어적 행동으로 나누어서 생각할 수 있다. 공감의 언어적
인 행동은 상대방의 감정을 이해하고 있으며 왜 그런 반응을 하는지 이해하고 있다
는 것을 언어적으로 표현하는 것이다. 예를 들면, "그런 상황이라면 나라도 그렇게 했
을거야.", "너의 그런 행동을 이해할 수 있어."라고 들은 내용을 과장하거나 축소하지
않고 정확하게 언어로 반영하는 것이다.

공감의 비언어적 행동은 대화 당시 얼굴표정이나 태도, 자세 등에서 느낄 수 있는
감정표현이다. 말로는 "너가 한 말도 의미가 있긴 해." 하면서 언짢은 표정을 지으며
손사래를 친다면 언어적으로는 공감받는 것 같지만, 비언어적으로는 이해받고 수용
받는다는 느낌이 줄어들 것이다.

칼 로저스는 인간관계를 형성하기 위해 어떠한 상황에서든지 가장 중한 요소는 공
감형성이라 하였다. 혼란스럽거나 불안할 때, 소외되어 있거나 자신의 정체성에 대한
회의감이 들 때 또는 고통스럽다고 느낄 때 이해받기를 원한다. 이처럼 공감은 타인
과 연결되는 느낌을 증가시켜 긍정적인 관계를 제공한다.

2) 공감에 적절한 시기

사람들은 나쁜 상황에 놓여질 것을 예견하거나 그 상황에 놓여있을 때 이해받기

를 원한다. 예를 들면, 불안할 때, 소외되었을 때, 다쳤을 때, 불치병을 진단받았을 때, 아플 때 등 이들의 고통은 매우 힘들 것이다. 공감은 관찰 가능한 것이 아닌 인지적 개념이므로 공감을 표현하는 적절한 시기가 필요하다.

공감은 다른 사람들과 감정을 공유하고자 할 때도 도움이 되는데 만약 공감을 전할 기회를 놓치게 되면 그 사람과 사이에 격차가 생길 수 있다. 그렇게 되면 상대방은 상처를 입게 되고 무시당했다고 느낄 수 있다. 그러므로 공감적 이해를 하기 위해서는 공감을 전할 기회를 놓치지 말아야 한다.

3) 공감형성을 위한 6단계

- 1단계: 여러 가지 복잡한 일에서 생각을 비운다.
- 2단계: 상대방에게 집중하도록 노력한다.
- 3단계: 상대방의 언어적·비언어적 메시지에 집중한다.
- 4단계: '상대방이 하고 싶어 하는 말은 무엇인가'를 스스로 자문한다.
- 5단계: 공감을 전달한다.
- 6단계: 공감반응이 효과적이었는지 확인한다.

사례

당신이 며칠간 휴가를 마치고 근무를 시작하려고 할 때, 동료간호사가 다음과 같이 말하였다.

"안녕하세요? 선생님이 지난 3일간 휴가를 다녀온 건 행운이었어요. 여기는 정말 힘들었어요. 이번 주에 코로나19 확진자가 두 배로 증가하고, 임시선별검사소는 인력도 부족하고, 3일 내내 우리는 다 녹초가 되었어요."

- 반응 1 "그래요? 시간이 빨리 지나갔겠네요. 선별진료소에 배정받은 선생님들은 그에 해당되는 월급과 수당도 받는 거잖아요."라고 말하고는 획하고 나가버린다.

  ◎ 비공감적 반응의 말투와 행동이므로 동료의 감정을 악화시킨다.

- 반응 2 "아…정말 힘드셨겠어요. 평소보다 더 많은 업무에 저까지 휴가였는데… 말만 들어도 얼마나 일이 많았을지 느껴지네요. 선생님은 아직 휴가도 다녀오지 못하셨죠?" 하면서 미안한 표정을 짓는다.

  ◎ 동료 간호사가 휴가를 간 사이 선별검사소에서 일어난 상황을 확실히 이해하고 있음이 말과 행동에서 느껴지는 공감적 반응이다.

05 인생태도를 통한 인간관계

에릭 번(Eric berne)은 인간행동의 동기로서 기본적인 생리적 욕구와 자극의 욕구, 구조의 욕구, 그리고 태도의 욕구와 같은 심리적 욕구들을 가정하였다. 이 중 태도의 욕구는 한 개인이 전 생애를 통해서 확고한 인생태도를 갖게 하는 욕구이다. 인생태도는 초기 어린 시절에 결정한 자신과 타인에 대해 갖고 있는 기본적인 신념으로서 결정과 행동을 정당화하는 데 사용된다. 보통 인생 초기 5, 6세 경까지의 경험을 통해 자신, 타인에 대한 확신을 반영하여 살아가면서 언어적, 비언어적 메시지에 의해 강화되면서 중요한 선택을 하게 된다.

인생태도(life position)란 자기자신이나 타인들에게서 지각되는 기본적인 가치에 대한 근본적인 자세를 의미한다. 에릭 번은 인생 초기에 부모 또는 주 양육자들의 허용이나 금지명령과 같은 양육 태도를 바탕으로 자기와 타인에 대한 긍정(OK), 또는 부정(Not OK)의 관점을 형성한다고 하였다.

1 자기긍정 - 타인부정(i'm OK, you're not OK)

'자기긍정 타인부정'의 인생태도는 '나는 옳고 다른 사람은 틀리다.'라는 관념으로 살아가며 세상에 대하여 좌절감이나 분노를 드러낼 수 있다. 다른 사람의 진의를 바르게 이해하고 수용하지 못하고 원한을 품고 타인의 의견을 무시하거나 거부하며, 타인보다 우월하다는 느낌을 나타내 일반적으로 타인과의 관계에서 배타적이고 지배적이다.

2 자기긍정 - 타인긍정(i'm OK, you're OK)

'자기긍정-타인긍정'의 인생태도는 유아 시절부터 긍정적 스트로크를 충분히 받으면서 성장하여, 자신의 가치에 대한 만족감이 높은 사람들의 태도이다. 따라서 자신과 타인의 가치를 인정하고, 자기 자신에 대하여 스스로 유능하며 인생은 살아갈 만한 가치가 있다고 여기며, 타인에 대하여서도 신뢰할 수 있는 좋은 사람들이라고 생각한다. 개인적·사회적으로 최적의 대인관계를 유지하도록 하는 인생태도이다.

3 자기부정 - 타인긍정(i'm not OK, you're OK)

'자기부정 - 타인긍정'의 인생태도는 아이가 출생하였을 때 상황과 비슷하다.

부모에게 의존하게 되는 유아기의 자녀 - 부모관계를 통해 형성되며 어릴 때 부모나 양육자의 무조건적인 인정자극(stroke)을 경험함과 동시에 자기 자신은 무능하여 좌절감을 경험할 수 있다. 따라서 자기를 믿거나 인정하지 않는 태도로, 무력감을 주된 감정으로 느끼며 상대방을 믿고 의지하려는 태도로 문제를 해결하려고 한다. 이 인생태도는 성장해감에 따라 긍정적인 대인관계를 통해 극복하게 되지만, 이 태도가 지속되면 우울, 죄책감, 열등감 등을 느끼게 되어 상호관계에서 부정적인 영향으로 타인을 피하게 된다.

4 자기부정 - 타인부정(i'm not OK, you're not OK)

'자기부정 - 타인부정'의 인생태도는 인생이 무가치하다고 여기고, 인생을 희망이 없고 절망적이고, 허무적인 태도로 보게 된다. 주로 스트로크가 심하게 결핍되었거나 극도로 부정적일 경우 이러한 인생태도를 갖게 된다.

이러한 인생태도는 분노, 불신, 자신이나 타인에 대한 부정적 감정에 빠지기 쉽고 지속적일 경우 자기와 타인을 불신하게 되면서 허무주의, 자해 등 심각한 정신적 문제로 나타날 가능성이 크다.

06 에니어그램을 통한 인간관계

에니어그램(enneagram) 이론은 한 가지 근원에서 온 것이 아니라 여러 고대 전통의 영적 지혜에 뿌리를 두고 현대 심리학이 결합한 것이다. 즉, 단순한 성격유형 분류체계 그 이상이다.

에니어그램이라는 명칭은 그리스어로 9를 의미하는 에니어(ennea)와 그림이라는 뜻의 그라모스(grammos)에서 왔다. 즉, 아홉 개의 점을 의미

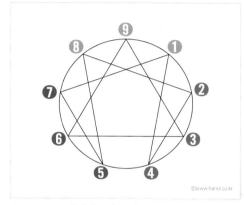

🌸 그림 3-2_ 에니어그램 도형

하는데, 1부터 9까지의 숫자들로 표현된 아홉 가지의 서로 다른 에니어그램 유형들은 생각이나 감정, 행동의 뚜렷한 습관들을 나타내며 각각의 유형은 그 다름대로의 독특한 발달 경로와 연결된다. 아홉 개의 성격유형은 원으로 표현된 그림의 각 지점에 위치하여 〈그림 3-2〉와 같은 하나의 순환을 의미하는 도형으로 표현된다.

우리 대부분은 성격이 무엇인지는 알고 있지만, 본질에 대해서는 생각해 보지 않는다. 에니어그램은 자신에 대한 깊은 진실을 이해하게끔 안내하고, 우리 자신의 본질(essence)에 대해 자각하게 해준다.

최근 에니어그램은 커뮤니케이션 갈등, 피드백, 팀, 리더십, 전략, 의사결정, 자기숙달(self-mastery), 코칭 등과 같은 분야에서 활용되고 있다. 에니어그램은 개인의 자기 인식(self-awareness)과 자기수용(self-acceptance)을 발달시켜 자신의 행동에 책임지도록 도와줌으로써, 당면한 문제나 어려운 상황적 패턴에서 자신의 행동 결과에 대한 책임을 지도록 변화시킨다. 이처럼 에니어그램은 개인적이고 직업적인 발달을 위해 사용될 수 있는 통찰력과 함께, 감성지능의 함양을 위한 가장 강력하고 실용적인 시스템이다.

에니어그램을 체계적으로 이해하려면 세 가지 중심에너지(center of intelligence)를 이해하는 것이 유용하다. 에너지의 중심(center of intelligence)에 따라 본능 중심(장), 감정 중심(가슴), 사고 중심(머리)으로 나누고 있다.

모든 사람은 이 세 가지 중심에너지 모두를 가지고 있지만, 그중 한 중심에서 나오는 힘이 다른 두 중심보다 더욱 우세하다. 즉, 대부분은 뚜렷하게 주된 중심에너지, 두 번째 중심에너지, 그리고 제3의 중심에너지를 가지게 된다.

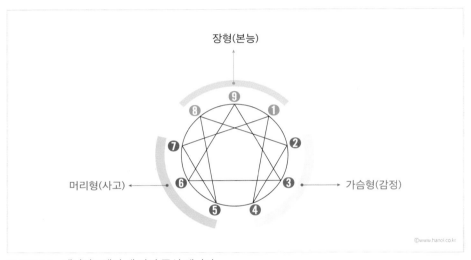

🔷 **그림 3-3_** 에니어그램의 세 가지 중심 에너지

🤝 **표 3-1_** 에니어그램의 세 가지 중심에너지

구분	본능 중심	감정 중심	사고 중심
관심사	환경에 저항하고 환경을 통제하는 것	거짓된 자아와 자아이미지에 대한 사랑	전략과 신념
문제	분노와 억압	정체성, 적대감	불안과 불안정
추구하는 것	독립성	주의	안전함
내재된 감정	분노	수치심	두려움

1) 본능 중심

중심이 장에 있으며, 신체와 몸, 본능, 생존 등에 관심을 둔다. 그 특성처럼 이들은 과거와 미래가 아닌 현재의 순간에 존재한다. 다른 자아와 달리 자아경계를 강하게 형성하여 외부를 통제하거나 저항하는 것을 추구하며 이를 통한 독립성을 이루고자 한다. 이런 외부에 대한 태도로 인해 뜻대로 되지 않을 시에 발현될 수 있는 공격적인 에너지를 내포하고 있으며, 그것을 외부로 표출하거나 때때로 자신의 내부에 억압한다. 따라서 장형의 행동 밑바탕에는 분노를 가지고 있다.

본능 중심의 에니어그램 유형

- **8번 유형** 본능적인 직감으로부터 시작, 분노는 단순히 해소가 아닌 삶에 필요한 에너지라고 생각하며, 분노를 쉽게 표출한다. 자신이 처한 상황에 책임을 짐으로써 통제를 가한다.
- **9번 유형** 자신의 분노와 다른 사람들의 분노 모두를 피한다. 다른 관점에서 오는 갈등을 조정하고 조화를 이루고자 한다. 또한 다른 사람들로부터 통제받는 것도 원치 않는다.
- **1번 유형** 짜증과 분개를 통해 분노를 나타낸다. 분노는 반드시 통제해야 하는 부정적인 감정이라고 생각한다. 자제력과 고도의 치밀함으로 통제를 조절한다.

2) 감정 중심

중심이 가슴에 있으며, 자신뿐만 아니라 다른 사람에게 보이는 자아이미지에 관심을 둔다. 그 특성처럼 사람과 인간관계를 중요하게 여기며 감정과 정서적 반응에 많은 영향을 받는다. 자아이미지는 기억과 과거에 대한 해석으로 만들어지기 때문에 이들은 과거에 초점을 두고 있다. 대인관계와 감정에 영향을 받으며 자신의 자아이미지를 발달시키는 것에 관심을 두는 것처럼, 이들은 때때로 거짓된 정체성을 만들고 이를 통해 다른 사람에게 사랑, 관심, 동의 등을 끌어오려고 한다. 즉, 자신은 잘못된 사람이 아닌 가치 있는 사람이라는 느낌이 들고자 노력함으로써, 그 행동 밑바탕에 있는 수치심을 벗어나려 한다.

감정 중심의 에니어그램 유형

- **2번 유형** 호감 가는, 너그러운, 다른 사람들을 배려하는 이미지를 만든다. 그다음 자신의 자기 가치를 확인하기 위해 다른 사람들의 반응을 주시한다.

- 3번 유형　자신감과 성공의 이미지를 만든다. 그다음 성취하기 위해 다른 사람들의 존경과 찬사를 구별한다.
- 4번 유형　독특한, 차별화된 다른 이미지를 만든다. 그다음 충분히 좋지 않다는 느낌을 피하려고 정서적인 과민반응을 이용한다.

3) 사고 중심

중심이 머리에 있으며, 자신의 안전에 관심을 둔다. 이들은 안전하기 위해서 미래에 초점을 두고 살아가며, 현실의 상황을 지식에 기반한 관찰, 비교, 대조, 분석 등의 방법을 통해 전략을 설정한다. 이러한 행동적 특성은 내면에서 지속해서 재잘거리는 불안과 공포를 극복하기 위함이며, 이를 위해 지식에 의존하여 미래를 대비하고 안전을 추구하고자 한다.

🔍 사고 중심의 에니어그램 유형

- 5번 유형　단지 자기 자신의 자원에만 의지하고자 함으로써 두려움이 엄습하거나, 기력을 잃게 되는 것으로부터 도망친다. 모든 것이 어떻게 돌아가는지를 이해하기 위한 목적으로 분석하기 위한 풍부한 정보를 모은다.
- 6번 유형　잠재된 문제들을 극복하고 잘못될 수 있다는 두려움을 줄이기 위해 계속해서 예측 시나리오를 만든다. 그리고 혹은 자기 자신의 용기를 증명하기 위해 두려운 상황으로 돌진하기도 한다.
- 7번 유형　긍정적인 미래 가능성을 상상함으로써 걱정하거나 불편한 감정을 느끼기보다는 즐거운 생각을 함으로써 고통, 슬픔, 불편함 등의 두려움에서 벗어나려고 한다.

2 기본적인 두려움과 기본적인 욕망

각 유형의 기본적인 두려움에 의해 성격의 메커니즘이 움직인다. 기본적인 두려움은 누구에게나 있지만, 각각의 성격 유형은 그 자신만의 기본적인 두려움을 갖고 있다. 이러한 기본적인 두려움을 보상하기 위해 기본적인 욕망이 생긴다. 기본적인 욕망은 우리 삶을 영위하기 위해서 기본적인 두려움에 대항하여 자신을 스스로 방어하는 방식을 의미한다.

표 3-2_ 아홉 가지 유형의 기본적인 두려움과 욕망(왜곡)

유형	기본적 두려움	기본적인 욕망과 욕망의 왜곡
1	사악하고 부도덕하고 결함 있는 것	완전해지고자 하는 욕망(비판적인 완벽주의로 왜곡)
2	사랑받을 가치가 없는 것	사랑받고자 하는 욕망(필요한 사람이 되고자 하는 욕구로 왜곡)
3	가치가 없는 것, 타고난 재능이 없는 것	가치 있게 여겨지고자 하는 욕망(성공을 좇는 것으로 왜곡)
4	개인적인 중요성이 없어지는 것, 정체성 없는 것	자기 자신이고자 하는 욕망(방종으로 왜곡)
5	무기력하고 쓸모없고 무능한 사람으로 여겨지는 것	유능해지고자 하는 욕망(쓸모없는 전문화로 왜곡)
6	지원과 안내를 받지 못하는 것	안전하고자 하는 욕망(확신에 대한 집착으로 왜곡)
7	고통받는 것, 박탈당하는 것	행복하고자 하는 욕망(광적인 도피로 왜곡)
8	다른 사람에게 통제나 침해를 당하는 것	자신을 보호하고자 하는 욕망(끊임없는 싸움으로 왜곡)
9	분리, 연결을 잃는 것	평화에 대한 욕망(고집스러운 태만으로 왜곡)

3 아홉 가지 성격유형

1) 1번 유형

'분노를 억제하면 에너지로 바뀌고, 그 에너지는 힘으로 전환되어 세상을 변화시킨다.'

'개혁가' 혹은 '완벽주의자'로 표현되는 1번 유형은 장형의 특성인 힘을 발휘하여 어떤 것을 개선하고자 하는 강한 사명감이 있다. 이런 특성에 따라 높은 기준의 윤리나 도덕에 맞추어 살아가기에 비판적이며 옳고 그름을 따진다. 이들은 자신의 본능적인 충동에 기반한 힘과 에너지를 통해 움직이는 활동가이지만, 지속적인 개선을 통해 완벽해지는 것을 추구하기에 그 충동에 저항하며, 자기비판을 통해 자신을 스스로 괴롭힌다.

2) 2번 유형

'자신에 대한 이기적인 사랑은 다른 사람을 사랑할 수 없게 한다.'

'돕는 사람' 혹은 '조력가'로 표현되는 2번 유형은 가슴형의 특성에 따라 다른 사람을 도우면서 자신이 가치 있는 존재임을 인정받고자 하는 긍정적인 자아이미지를 얻기 위해 사람들에게 친절과 선의를 먼저 베푼다. 즉, 이들은 주변 사람을 잘 돌보고 대인관계를 잘하며 마음이 따뜻한 사람들이다. 그러나 타인 중심의 삶을 추구하는 이들은 자신의 욕구와 감정을 돌보지 않는다는 단점을 가지고 있다. 또한 너그럽고 이해심이 풍족한 자신의 이미지를 내세우지만 다른 사람에게 생기는 적대감을 숨기려 하고 그들이 베푸는 만큼 타인에 대한 감정적 반응을 기대한다.

3) 3번 유형

'나는 계속 성공해야 한다.'

'성취주의자'로 표현되는 3번 유형은 가슴형의 특성에 따라 성공한 사람으로 자신의 이미지를 구축하고자 한다. 이들은 성공하기 위해 많은 노력을 하는데 그 성공은 자신의 가족, 문화, 사회적 영역에서의 성공이다. 자기 발전을 위해 끝없이 노력하며 다른 사람을 격려해서 능력을 끌어내기도 한다. 그러나 성공을 통해 다른 사람의 인정과 시선을 받는 삶의 과정을 지속하며, 이들은 자신이 진정으로 원하는 것이 무엇인지 모르고 살아가게 된다. 또한 능력이 없고 가치 없는 존재가 되는 것에 대한 두려움 때문에 끝없는 성공지향적 삶의 굴레에 빠지게 된다.

4) 4번 유형

'예술은 자신의 모든 고통을 토해내는 것이다.'

'개인주의자' 혹은 '예술가'로 표현되는 4번 유형은 가슴형의 특성에 따라 '남들과 다름'의 자아이미지를 구축한다. 이들은 자신의 내면 감정에 대해 잘 이해하여 자신의 개성과 결함을 파악하고 있다. 이런 특성 때문에 특별한 재능을 가지는 반면, 부정적이고 비관적인 자아이미지를 가지고 있으며 자존감이 대체로 낮다. 특히 2번, 3번 유형과 달리 자아이미지가 내부로 향하여 이들은 실제 다른 사람들과 떨어져 있다는 느낌을 가진다.

5) 5번 유형

'어떤 지식을 안다는 것은 그것과 연관된 모든 분야를 완전히 안다는 것이다.'

'탐구자' 혹은 '사색가'로 표현되는 5번 유형은 머리형의 특성에 따라 자신의 안전을 위해 지식을 활용한다. 이들은 일반적인 학설을 받아들이지 않으며 일이 일어나는 방식과 원리에 대해 끊임없이 질문하고 탐구를 한다. 특히 개인적인 필요를 줄이면서 지식과 자원을 축적해서 숨어 움츠러드는 특성을 보이는데 그것은 현실적인 삶을 잘 살 수 없을 거라는 외부세계에 대한 두려움과 불안감이 내면에 있기 때문이다.

6) 6번 유형

'어떤 사상을 완전히 믿지만, 사람은 믿지 않는다.'

'충실한 사람'으로 표현되는 6번 유형은 머리형의 특성에 따라 자신의 안전을 위해 신념과 사상에 충실하다. 5번 유형과 달리 자신의 안전보다 자신의 지역사회와 가족의 안전을 지키려 하며 필요한 경우 싸우기도 한다. 그러나 이들은 깊은 내면에서 감정적인 불안과 두려움을 느끼지만 이에 대한 근본적인 해결을 하지 않고 사회적 안정을 구축하려 한다. 즉, 자신의 삶에 견고하고 명확한 것이 있다고 믿고 싶기 때문에 자신이 처한 상황을 설명해주는 이론이나 관점을 구축해 그것에 집착한다.

7) 7번 유형

'열정적이지만, 나는 무엇을 정말 원하는지 잘 모르겠다.'

'열정적인 사람'으로 표현되는 7번 유형은 주변의 모든 것에 열정적이고 모험을 좋아하고 즐거움을 추구한다. 아이디어가 넘치며 즉흥적이고 여러 가지 일을 동시에 처리하는 만능엔터테이너이다. 이러한 특성들은 언뜻 보면 머리형으로 보이지 않지만, 겉보기와 달리 이들은 내면의 감정적인 슬픔, 불안, 고통 등의 감정에 사로잡히는 것을 두려워하여 외부의 다양한 활동과 즐거움으로 도망친다. 즉, 내면의 불안을 해결하기 위해 외부에 열정을 쏟는다는 것이다. 그러나 문제는 내면의 본질을 피해 외부에서 원하는 것을 끊임없이 찾다 보니 정작 자신이 정말 원하는 것을 찾을 수 없는 모순 속에 갇히게 된다.

8) 8번 유형

'어떠한 것도 나를 통제할 수 없으며 나는 굳건히 나를 지킬 것이다.'

'도전하는 사람' 혹은 '지도자'로 표현되는 8번 유형은 어떤 일에 도전하여 능력 이상의 일을 해내거나 주변 사람들도 그렇게 하도록 격려한다. 장형의 특성에 따라 통제당하지 않고 독립적이며 강한 에너지와 활력을 가지고 자신이 하는 일을 밀고 나간다. 이들은 거친 사람으로 주변에 인식되지만, 내면에는 연약함이 있으며 이를 감추기 위해 강철 같은 갑옷을 입고 자기방어를 통해 사람들과 거리를 둔다. 즉, 통제와 힘을 중요하게 여기는 만큼 자신의 약한 면을 인정하고 싶지 않아 한다.

9) 9번 유형

'우리는 모두 잘 지낼 수 있어.'

'평화주의자'로 표현되는 9번 유형은 자신의 내부와 외부의 평화를 추구하려고 노력한다. 조정하며 평화를 유지하는 특성은 장형의 특성과 상반된 것으로 보이지만, 이들은 내부의 본능적인 충동을 억압하며 조정하고, 외부의 현실적인 문제는 저항하며 강한 자아경계를 유지한다. 따라서 삶에 완전히 뛰어들어 활력 있게 살기보다는 흐름을 따르며 평화의 지점을 유지하려 애를 쓰고, 거기에 많은 에너지를 사용하여 자주 피로를 느끼게 된다.

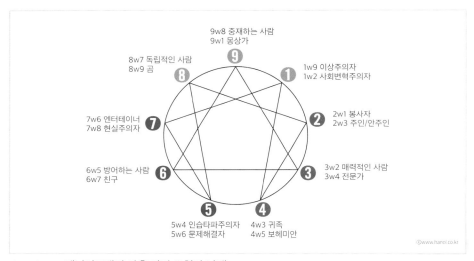

🏵 그림 3-4_ 에니어그램의 아홉 가지 유형과 날개

4️⃣ 에니어그램의 이해(날개, 분열과 통합)

모든 사람은 한 가지 번호 유형으로 확정되지 않고, 에니어그램의 원주 위에 인접한 두 개의 유형 중 한 가지 유형을 보완하고 혼합하여 전체적인 성격을 구성한다. 그 보완된 한 가지 유형을 날개라고 하는데, 날개는 두 번째로 가까운 성격적 측면을 나타내어 자신을 이해하는 데 더욱 도움이 된다. 예를 들어, 만약 1번 유형이라면 9번 날개나 2번 날개를 갖게 될 것이고, 이는 1번 유형의 주된 특성에 9번 유형이나 2번 유형의 특성이 보완된 성격이라 할 수 있다. 각 유형은 원주에 인접한 2개의 유형과 관련된 특성을 보이지만, 2개 중 우세한 특성이 존재하며 그것을 자신의 날개라고 부른다.

　에니어그램은 단순히 성격을 분류하고 판단하고자 하는 목적을 넘어선다. 자신의 성격유형을 파악하는 것은 중요한 정보를 제공하지만, 그것을 아는 것이 진정한 목적지는 아니다. 오히려 에니어그램을 통해 자신의 성격유형을 인식함으로써 그 성격유형에서 나오는 자동적이고 무의식적인 반응을 멈추고자 한다. 즉, 자신의 유형을 파악하여 "그래, 나는 7번 유형이야. 늘 새로운 것을 찾아야 해."라고 자신의 행동을 정당화하거나 성격 특성을 고정화하는 것이 아니라 자신의 유형을 파악하여 통찰하여 깨어나도록 하는 것이 그 목적이다. 자신의 유형을 파악하고 집중하면 그 자신의 성격유형에 집착할 것으로 생각되지만 아이러니하게도 자신의 성격유형으로부터 나오는 무의식적 반응을 보면 볼수록 그것들에 덜 얽매이고 더 자유로워지게 된다. 결론적으로 에니어그램의 목적은 자신의 성격유형을 기반으로 하여 균형 있는 성숙한 인격을 갖추고자 함이다.

　성격유형별로 통합과 분열의 방향이 존재하며, 자신이 성장하거나 퇴보함에 따라 그 방향으로 특성이 변화하게 된다. 그 방향은 〈그림 3-5〉의 원주를 통해 확인할 수 있는데, 각 번호의 화살표 방향은 통합이고, 화살표 반대 방향은 분열이다. 예를 들어, 1번 유형이 통합되어 균형이 잡힌 상태라면 7번 유형의 특성을 닮아갈 것이고, 분

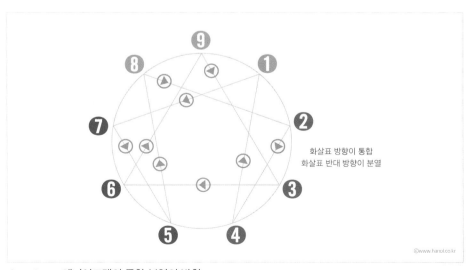

화살표 방향이 통합
화살표 반대 방향이 분열

©www.hanol.co.kr

🔷 그림 3-5_ 에니어그램의 통합·분열의 방향

열되어 불건강한 상태라면 4번 유형을 닮아갈 것이다. 따라서 에니어그램은 각 유형을 파악하여 자신과 타인의 성격적 특성을 이해하는 것뿐만 아니라, 자신의 통합과 분열의 상태를 점검하여 지속적인 노력을 추구하는 수련의 특성이 있다.

표 3-3_ 에니어그램 통합의 방향

유형	통합의 방향
1	분노가 많고 비판적인 1번 유형이 → 건강한 7번 유형처럼 즉흥적이고 유쾌해진다.
2	자만심이 있고 스스로 기만하는 2번 유형이 → 건강한 4번 유형처럼 감정적이고 사색적으로 된다.
3	허영심 많은 3번 유형이 → 건강한 6번처럼 협동적이고 사람들에게 충실해진다.
4	질투가 많고 감정적으로 안정되지 않은 4번 유형이 → 건강한 1번 유형처럼 원칙적이고 객관적으로 된다.
5	욕심이 많고 독립적인 5번 유형이 → 건강한 8번 유형처럼 자신감 있고 결단력을 지닌다.
6	두려움 많고 비관적인 6번 유형이 → 건강한 9번 유형처럼 긍정적이고 편안해진다.
7	욕구를 자제하지 못하며 산만한 7번 유형이 → 건강한 5번 유형처럼 집중력이 있고 깊이가 있다.
8	욕망이 강하고 남을 통제하려는 8번 유형이 → 건강한 2번 유형처럼 남을 보살피고 따뜻한 마음을 갖게 된다.
9	느리고 나태한 9번 유형이 → 건강한 3번 유형처럼 자신을 개발하고 에너지가 많아진다.

07 MBTI를 통한 인간관계

MBTI(myers-briggs type indicator)는 칼 융(Carl Jung)의 심리유형론을 근거로 하여 고안된 성격유형 지표로서 자신과 타인에 대한 성격을 이해하는 데 아주 유용하다. 융에 따르면, 인간의 성격은 선천적으로 타고나며 환경의 영향을 받아 그 사람의 독특한 성격유형이 형성된다.

1 4가지 선호지표

성격유형은 크게 4가지의 심리지표인 외향(extraversion)과 내향(introversion), 감각 (sensing)과 직관(intuition), 사고(thinking)와 감정(feeling), 판단(judging)과 인식(perceiving)으로 구분하고, 그 지표를 구분하는 기준은 주의 및 초점, 인식의 기능, 판단의 기능, 생활양식이다.

1) 외향형(E) vs. 내향형(I)

외향형(E)과 내향형(I)은 나의 에너지가 어디로 향하는지 혹은 나의 관심과 주의 초점이 어디에 있는지를 확인하여 구분할 수 있다. 즉, 관심이 외부의 사람이나 사물에 집중되어 있다면 외향형이고, 외부보다 자기 자신의 내부세계에 관심이 많아 자신에게 몰입한다면 내향형으로 볼 수 있다. 단편적인 예이지만, 외향형은 주말에 약속을 잡고 사람을 만나러 나가지만, 내향형은 집에서 영화를 보거나 휴식을 취하는 것을 선호할 것이다.

2) 감각형(S) vs. 직관형(N)

감각형(S)과 직관형(N)은 정보를 수집하는 방법의 차이로 구분한다. 우리는 사람, 사물, 사건, 아이디어 등을 통해 다양한 정보를 받아들이고 수집하게 되는데 그 수집방식의 차이에 따라 감각형(S)과 직관형(N)으로 구분한다. 감각형(S)은 정보수집에 있어 현실을 있는 그대로 받아들이고, 직관형(N)은 현실을 직관과 추론의 과정을 거쳐 받아들인다. 감각형(S)은 정보를 오감을 통해 받아들이고, 직관형(N)은 육감과 느낌을 통해 받아들인다. 감각형(S)은 정보를 실제의 경험을 통해 받아들이고, 직관형(N)은 상상과 비약을 통해 받아들인다. 감각형(S)은 구체적인 정보를 받아들이고, 직관형(N)은 큰 틀과 큰 그림의 형태로 정보를 받아들인다. 예를 들어, 학생이 수업을 듣고 있는 상황에서 수업의 구체적인 내용에 대해 꼼꼼히 필기하며 순서에 맞춰 정확히 기억하고자 노력한다면 감각형(S)이고, 수업의 전반적인 주제와 흐름을 이해하며 새로운 사고를 한다면 직관형(N)으로 이해할 수 있다.

3) 사고형(T) vs. 감정형(F)

사고형(T)과 감정형(F)은 판단기능에 해당하는 지표로 수집한 정보를 판단하는 방식의 차이로 구분한다. 우리는 살아가면서 다양한 상황에서 지속적으로 의사결정을 하게 되는데, 이 의사결정의 방식의 차이가 사고형(T)과 감정형(F)을 구분하는 기준이 된다. 만약, 내가 특정 상황에서 논리적, 분석적, 객관적인 분석을 통해 의사결정한다면 사고형(T)이고, 주관적 가치, 사람관계, 감성을 통해 의사결정한다면 감정형(F)이다. 예를 들어, 힘든 상황을 경험하고 있는 친구에게 자신이 판단한 객관적인 판단 결과를 정확하게 전달한다면 사고형(T)이고, 친구의 감정과 관계를 고려하여 격려와 지지를 통한 공감적 반응을 보인다면 감정형(F)으로 볼 수 있다.

4) 판단형(J) vs. 인식형(P)

판단형(J)과 인식형(P)은 생활양식의 차이로 구분하는데, 판단형(J)은 좀 더 조직적인 방식으로 생활하고, 인식형(P)은 좀 더 자발적인 방식으로 생활한다. 판단형(J)은 여러 문제를 해결하며 판단하고 결정하는 것을 선호한다. 따라서 일상을 통제하고 조정하며 잘 짜인 조직적인 삶을 살아간다. 인식형(P)은 판단하고 결정하기보다 모든 가능성을 염두에 두며, 자발적이고 유연한 방식으로 살아가는 것을 선호한다. 따라서 일상을 통제하기보다 이해하는 것을 선호한다. 예를 들어, 어떤 일이나 과제를 수행하는 과정에서 판단형(J)은 과제에 대해 먼저 결정을 내리고 계획하여 체계적으로 진행하고, 인식형(P)은 일의 마무리 단계까지 결정을 미루고, 여러 가지 대안을 고려하며 가능성을 염두에 둔다.

2 4가지 선호지표 확인

MBTI 유형 확인을 위해 정확한 검사지를 통한 확인이 필요하지만, 4가지 선호지표의 특성을 이해한 후, 아래의 유형별 특성을 확인하여 자신의 유형을 추측할 수 있다. 자신을 객관화하여 어떠한 선호하고 있는지 확인해보자.

표 3-4_ 유형별 특성

외향(E)	내향(I)
활동적인 취미를 즐긴다.	조용한 취미를 즐긴다.
사람들과 만나는 것이 즐겁다.	혼자 있어도 싫지 않다.
폭넓게 친구를 사귄다.	소수의 친한 친구를 사귄다.
감정을 솔직하게 표현한다.	속마음을 잘 드러내지 않는다.
성급하다는 말을 듣는 편이다.	침착하다는 말을 듣는 편이다.
말 중간에 잘 끼어든다.	말을 끝까지 잘 듣는다.
말을 많이 한다.	말을 적게 한다.
밖에서 활동하기 좋아한다.	실내에 있기를 좋아한다.
다양한 활동을 선호한다.	한 가지에 집중한다.

감각(S)	직관(N)
실리적인지 먼저 확인한다.	디자인을 먼저 본다.
현상을 개선하고자 한다.	혁신적인 변화를 선호한다.
확실한 데이터를 믿는다.	본능적인 느낌을 믿는다.
실효성이 높은 것을 선호한다.	명분이 있는 것을 선호한다.
세부적인 것을 따진다.	전체적인 큰 그림을 본다.
확인된 사실을 중요시한다.	미래의 가능성이 중요하다.
확실한 것을 선호한다.	참신한 것을 선호한다.
현실적이다.	미래지향적이다.
경험에 의존한다.	아이디어에 의존한다.

사고(T)	감정(F)
결과를 중요하게 생각한다.	과정을 중요하게 생각한다.
빨리 처리한다.	여유를 가진다.
따질 것은 따진다.	가능하면 좋게 생각한다.
냉철하다는 말을 듣는 편이다.	따뜻하다는 말을 듣는 편이다.
엄격하다.	공감한 대로 판단한다.
업무 위주이다.	상황에 따라 조정한다.
내 주장대로 한다.	상대방의 입장을 고려한다.
냉철한 이성으로 판단한다.	사람 위주로 판단한다.
원칙대로 한다.	조화를 생각한다.

판단(J)	인식(P)
목표가 분명하다.	상황에 따라 목표를 변경한다.
계획된 것은 미루지 않는다.	미루기를 잘한다.
결론을 잘 내린다.	아이디어를 잘 받아들인다.
깔끔하게 정돈한다.	정리정돈을 미룬다.
계획한 것에만 집중한다.	계획에 없던 것도 한다.
계획이 있어야 마음이 편하다.	계획이 없어야 자유롭다.
마무리를 잘한다.	일을 잘 벌인다.
계획대로 한다.	상황에 따라 유연하게 한다.
사전에 계획한다.	일하면서 계획한다.

3 16가지 기질 특성

MBTI는 4가지의 선호지표에 따른 각 2가지의 유형 분류에 따라 총 16가지의 성격유형으로 구분한다. 또한 이 16가지의 유형 분류는 기질적 특성에 따라 다음과 같이 공통된 4가지의 특성으로 분류할 수 있다.

- SJ: ISTJ, ISFJ, ESTJ, ESFJ
- SP: ISTP, ISFP, ESTP, ESFP
- NT: INTP, INTJ, ENTP, ENTJ
- NF: INFP, INFJ, ENFP, ENFJ

1) SJ 유형(전통주의자)

현실에 기반한 의사결정을 하며 보호자적인 특성을 가진 전통주의자들이다. 소속감과 위계질서를 존중하며 경험을 통해 체득하고 책임을 완수하고자 한다.

- 조직에 헌신하며 소속감을 중시한다.
- 준비성이 철저하다.
- 맡은 일을 완수하는 책임감과 의무감이 강하다.
- 타인을 돌보고 도움을 주는 역할을 자처한다.
- 전통적인 가치와 원칙을 중시한다.

2) SP 유형(경험주의자)

상황 변화에 잘 적응하며 현실에 기반한 경험을 토대로 실천을 추구한다. 유연하고 충동적이며 호기심이 왕성하다.

- 갑작스러운 상황에 대처를 잘하며 순발력이 있다.
- 고집과 선입견이 없으며 수용적이다.
- 즐거움을 추구하며 흥미가 없으면 쉽게 질려 한다.
- 새로운 것을 선호하며 충동적이다.
- 함께 있으면 즐겁다.

3) NF 유형(이상주의자)

자아실현의 욕구가 강하며 현실을 뛰어넘는 이상을 추구한다. 남들과 다른 자신의 개성을 표현하고 모든 것에 의미를 중요하게 생각하며 진실을 찾고자 한다.

- 삶의 의미를 찾고자 한다.
- 관계를 중요하게 생각하며 조화롭지 않으면 예민해진다.
- 자아실현을 통해 자신을 성장시키고자 한다.
- 진실과 의미를 추구한다.
- 이상적인 세상을 만들고자 노력한다.

4) NT 유형(합리주의자)

지식을 추구하고 합리적·논리적 객관적이다. 능력을 중요하게 생각하며 끊임없이 완벽을 추구하고자 한다. 현실과 전통을 뛰어넘는 혁신을 추구한다.

- 독립적이다.
- 지적인 호기심이 많으며 미래지향적이다.

- 자료를 분석하여 통합하는 능력이 있다.
- 자기비판적이며 객관적인 결정을 한다.
- 타인의 감정과 욕구에 둔감하다.

4 16가지 성격유형

MBTI는 총 16가지 유형 특성으로 구분할 수 있다. 각 유형의 명칭과 대표적인 특성은 다음과 같다.

표 3-5_ MBTI 16가지 성격유형

유형	명칭	주특성
ISTJ	청렴결백한 논리주의자	사실에 근거하여 사고하며 이들의 행동이나 결정사항에 한 치의 의심을 사지 않는 현실주의자형
ISFJ	용감한 수호자	소중한 이들을 수호하는 데 심혈을 기울이는 헌신적이며 성실한 방어자형
ESTJ	엄격한 관리자	사물이나 사람을 관리하는 데 타의 추종을 불허하는 뛰어난 실력을 갖춘 관리자형
ESFJ	사교적인 외교관	타인을 향한 세심한 관심과 사교적인 성향으로 사람들 내에서 인기가 많으며, 타인을 돕는 데 열성적인 세심형
ISTP	만능 재주꾼	대담하고 현실적인 성향으로 다양한 도구 사용에 능숙한 탐험형
ISFP	호기심 많은 예술가	항시 새로운 것을 찾아 시도하거나 도전할 준비가 되어 있는 융통성 있는 성격의 매력 넘치는 예술형
ESTP	모험을 즐기는 사업가	벼랑 끝의 아슬아슬한 삶을 진정으로 즐길 줄 아는 이들로 명석한 두뇌와 에너지, 그리고 뛰어난 직관력을 가지고 있는 유형
ESFP	자유로운 영혼의 연예인	주위에 있으면 인생이 지루할 새가 없을 정도로 즉흥적이며 열정과 활력이 넘치는 연예인형
INFJ	선의의 옹호자	조용하고 신비로우며 샘솟는 영감으로 지칠 줄 모르는 이상주의자
INFP	열정적인 중재자	상냥한 성격의 이타주의자로 건강하고 밝은 사회 건설에 앞장서는 낭만형
ENFJ	정의로운 사회운동가	넘치는 카리스마와 영향력으로 청중을 압도하는 리더형
ENFP	재기발랄한 활동가	창의적이며 항상 웃을 거리를 찾아다니는 활발한 성격으로 사람들과 자유롭게 어울리기를 좋아하는 넘치는 열정의 소유자
INTJ	용의주도한 전략가	상상력이 풍부하며 철두철미한 계획을 세우는 전략가형
INTP	논리적인 사색가	끊임없이 새로운 지식에 목말라 하는 혁신가형
ENTJ	대담한 통솔자	대담하면서도 상상력이 풍부한 강한 의지의 소유자로 다양한 방법을 모색하거나 여의치 않으면 새로운 방안을 창출하는 리더형
ENTP	격렬한 논쟁을 즐기는 변론가	지적인 도전을 두려워하지 않는 똑똑한 호기심형

5 MBTI 유의사항

4가지 선호지표는 말 그대로 선호지표이다. 내가 만약 내향형이라고 할지라도 나는 때때로 사람들과 어울리거나 외부에 많은 관심을 가지기도 한다. 즉, 자신에게 주어진 시간의 많은 부분을 어떻게 지내며 어떻게 지내길 원하는가에 따라 선호도는 구분이 되고 자신의 유형은 결정된다.

검사도구 결과를 맹신하여 자신과 타인의 유형을 확정하지 않는다. 검사도구를 통해 응답하다 보면 자신에 대한 객관화가 이루어지지 않은 채 자신이 닮고자 하는 선호지표를 선택하는 오류를 범하기도 한다. 검사도구에 의지하기보다 원리를 이해하여 자신을 관찰하고 통찰하여 유형을 구분하는 것이 적절하다.

MBTI는 사람의 성격을 규정하기보다 이해하고자 하는 것이 주목적이다. 즉, MBTI를 통해 나와 다른 사람의 성격을 규정하고 확정하여 한계를 설정하는 경향이 있는데, MBTI는 나와 너를 이해하여 대인관계를 원활히 하고 개인의 성장을 추구하는 것이 주목적이다.

MBTI를 통해 모든 사람은 완벽하지 않으며 나 역시도 장단점을 가진 하나의 인격체로 인정하게 되고, 따라서 인간에 대한 성숙한 태도를 보이게 된다.

슬기로운 인간관계와 의사소통

인간관계 향상 방법 (1)

■ 토론　　　■ 퀴즈　　　☑ 과제　　　■ 설문조사　　　■ 팀 프로젝트　　　■ 활동

주　　제 자신의 인간관계에서 가장 걱정되는 요인 분석하기

학습성과 인간관계에서 가장 걱정되는 요인이 무엇인지 알고 해결할 수 있다.

진행과정 걱정되는 요인을 분석하여 해결하였던 경험을 토론한다.

1. 걱정하고 있는 문제를 정확히 적는다.

2. 그것에 대해 내가 할 수 있는 것들을 적는다.

3. 무엇을 할지 결정한다.

4. 결정을 즉각적으로 실행에 옮긴다.

5. 학습활동을 통해 얻을 수 있었던 긍정적인 점은 무엇인지 적는다.

인간관계 향상 방법 (2)

☐ 토론   ☐ 퀴즈   ☐ 과제   ☑ 검사   ☐ 설문조사   ☐ 팀 프로젝트   ☑ 활동

주 제 조하리 창(johari's window) 검사

학습성과 조하리창을 검사와 결과를 설명할 수 있다.

진행과정 ⏰ 1. 다음의 10개의 문항을 읽고 1-10점까지 중 어디에 해당하는지 점수를 기재한다.

1점(전혀 아니다), 3점(아니다), 5점(그저 그렇다.), 7점(그런 편이다), 10점(매우 그렇다)

번호	내 용	점수
1	나의 일에 대해 다른 사람(상사, 동료, 부하)에게서 이런저런 잔소리를 들으면 기분이 나빠진다.	
2	자기 일을 다른 사람에게 말하는 것은 속이 빈 사람이라는 생각이 든다.	
3	남의 말을 듣고 있는 중, 지루해지면 "말하자면 이렇다는 말이지요?"라고 말의 허리를 자르는 일이 많다.	
4	"신비롭다."라는 말을 들을 만큼 자신을 내보이지 않는 것이 좋다.	
5	다른 사람이 무엇이라고 말하건 구애받을 필요는 없다.	
6	하고 싶은 말이 있어도 꾹 참고, 혼자 속으로 처리하는 일이 거의 많다.	
7	다른 사람들에게 여러 가지 상담을 제안받은 일이 거의 없다.	
8	타인의 일이나 의견에 대하여 의논을 하거나 자기 생각을 말해주지 않는다.	
9	다른 사람에게서 주의를 받거나 비판을 받으면 무의식적으로 반론하고 싶어진다.	
10	자신의 기분이나 생각을 솔직하게 이야기하기보다는 모호하게 흐리는 경우가 많다.	

출처 : 정신보건간호사 수련 과정 교재(2015).

2. 자신의 조하리 창 그려보기

▶ X축과 Y축의 점수를 계산하여 그래프에 표시한 후에 선을 긋는다.

▶ X축 = 10-(홀수번호 답의 합계 ÷ 5)

▶ Y축 = 10-(짝수번호 답의 합계 ÷ 5)

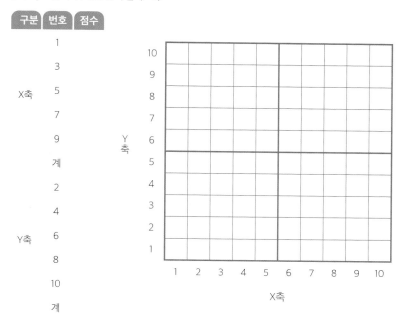

구분	번호	점수
X축	1	
	3	
	5	
	7	
	9	
	계	
Y축	2	
	4	
	6	
	8	
	10	
	계	

3. 평가

▶ X축과 Y축의 점을 선분으로 표시한 후에 <그림 3-1>을 참조한다.

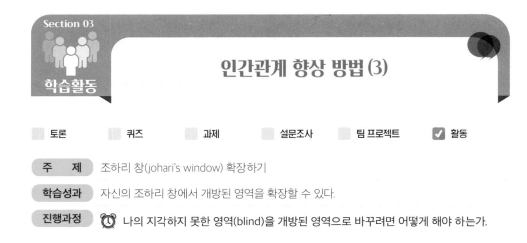

인간관계 향상 방법 (3)

Section 03
학습활동

☐ 토론　　☐ 퀴즈　　☐ 과제　　☐ 설문조사　　☐ 팀 프로젝트　　☑ 활동

주　　제　조하리 창(johari's window) 확장하기

학습성과　자신의 조하리 창에서 개방된 영역을 확장할 수 있다.

진행과정　🕐 나의 지각하지 못한 영역(blind)을 개방된 영역으로 바꾸려면 어떻게 해야 하는가.

🕐 나의 숨겨진 영역(hidden)을 개방된 영역으로 바꾸려면 어떻게 해야 하는가.

Section 03

학습활동

인간관계 향상 방법 (4)

☑ 토론 ☐ 퀴즈 ☑ 과제 ☐ 설문조사 ☐ 팀 프로젝트 ☐ 활동

주 제 진실하기

학습성과 상대방의 진실성을 관찰하고. 진솔한 행동을 평가할 수 있다.

진행과정 2~3일간 매일 만나는 상대방의 행동에서 진솔함을 관찰한다. 상대방의 행동이 진솔하다고 판단하는 기준과 가식적이고 신뢰할 수 없게 만드는 것이 무엇인지 5가지 이상 기술한다. 관찰 내용을 동료와 비교하여 이야기 나눈다.

▶ 진실한 행동

▶ 진실하지 않은 행동

⏰ 이 과정에서 느낀 점을 써 본다.

Section 03

학습활동

인간관계 향상 방법 (5)

☑ 토론　　⬜ 퀴즈　　☑ 과제　　⬜ 설문조사　　⬜ 팀 프로젝트　　⬜ 활동

주　　제　공감하기

학습성과　공감을 표현하기 위한 다양한 기술을 사용할 수 있다.

사례예시　▶ 대상자: "나는 어젯밤에는 수면제 없이 잠을 잘 잤어요. 이번 주에는 처음이었어요."
- 첫 번째 시도: "잘 잤다니 다행이군요!"
- 공감에 대한 평가: 이 진술은 대상자의 감정을 반영하기보다는 판단한 것이다. 감정을 불러일으키는 이유가 포함된 공감적 반응이 필요하다.
- 대안 제시: "허○○님! 수면제 없이 편안하게 지낼 수 있게 되었다니 정말 안심이 되어요. 숙면을 취한 것에 대해 행복해 하시는 것 같습니다.

진행과정　⏰　각각의 예에 대한 자신의 반응을 작성한다(정확성과 구체성이라는 기준에 따라 작성).

▶ 대상자의 표현: "어제부터 정말 힘들었어. 내일이 취업 면접인데……. 코로나19 확진자와 동선이 겹쳐서 선별검사소에 가서 검사하고 결과를 확인할 때까지는 양성인지 음성인지 알 수가 없다고 해서 내일 면접도 걱정돼요."

◎ 첫 번째 시도:

◎ 공감에 대한 평가:

◎ 대안 제시:

인간관계 향상 방법 (6)

☐ 토론　　☐ 퀴즈　　☐ 과제　　☑ 검사　　☐ 설문조사　　☐ 팀 프로젝트　　☐ 활동

주　제 에니어그램 유형 검사

학습성과 에니어그램을 통하여 자기를 이해하고 효율적인 인간관계를 할 수 있다.

진행과정 1. 다음에 나오는 그룹1, 그룹2에서 평소 당신의 태도와 행동을 가장 잘 반영한다고 여겨지는 진술을 하나씩 고른다.
(그룹1 A, B, C 중에 하나, 그룹2 X, Y, Z 중에 하나. 총 2개)

2. 당신이 선택한 진술 안에 있는 모든 말과 문장에 완전히 동의해야 하는 것은 아니다. 그 진술의 80%나 90% 정도를 동의하면 한 그룹에서 한 개를 골라라.
(현재의 모습보다는 가급적 자신의 어린 시절을 생각하면서 고를 것.)

3. 당신의 선택을 지나치게 많이 분석하지 말라. 100% 동의할 수 없어도 당신의 직관이 옳다고 판단내리는 것을 선택한다.
(부분적인 요소보다는 그 진술의 전체적인 주제와 느낌이 더 중요하다. 직관을 따른다.)

4. 한 그룹에서 당신에게 가장 잘 맞는 진술이 무엇인지 결정할 수 없다면 두 개를 선택할 수도 있다. 그러나 반드시 한 그룹에서만 두 개를 선택해야 한다. 예를 들어 그룹 1에서 C, 그룹 2에서 X와 Y를 선택하는 식이다.

◉ 리소-허드슨 quest

그룹 1

A	나는 독립적인 편이고 자기주장을 잘한다. 나는 상황에 정면으로 맞설 때 삶이 잘 풀린다고 느낀다. 나는 목표를 설정하고 그 일을 추진해 나간다. 그리고 그것이 성취되기를 원한다. 나는 가만히 앉아 있는 것을 좋아하지 않는다. 나는 큰일을 성취하고 영향력을 행사하기를 원한다. 나는 정면 대결을 원하지는 않지만, 사람들이 나를 통제하는 것도 좋아하지 않는다. 대개 나는 내가 원하는 것을 잘 알고 있다. 나는 일도 노는 것도 열심히 한다.
B	나는 조용하게 혼자 있는 것을 좋아한다. 나는 사회적인 활동에 주의를 쏟지 않으며 대체로 내 의견을 강하게 주장하지 않는다. 나는 앞에 나서거나 다른 사람과 경쟁하는 것을 그리 좋아하지 않는다. 사람들은 나를 몽상가라고 말한다. 내 사상의 세계 안에서는 많은 흥미로운 일들이 벌어진다. 나는 적극적이고 활동적이라기보다는 조용한 성격이다.
C	나는 아주 책임감이 강하고 헌신적이다. 나는 내 의무를 다하지 못할 때 아주 기분이 나쁘다. 나는 사람들이 필요할 때 그들을 위해 내가 그 자리에 있다는 것을 알아주었으면 좋겠다. 나는 그들을 위해 최선을 다할 것이다. 이따금 나는 사람들이 나를 알아주든 알아주지 않든 그들을 위해 큰 희생을 한다. 나는 나 자신을 제대로 돌보지 않는다. 나는 해야 할 일을 한 다음에 시간이 나면 휴식을 취하거나 내가 원하는 일을 한다.

X	나는 대개 긍정적인 자세로 생활하며, 모든 일이 나에게 유리한 쪽으로 풀린다고 느낀다. 나는 나의 열정을 쏟을 수 있는 여러 가지 방법들을 찾는다. 나는 사람들과 함께하고 사람들이 행복해지도록 돕는 것을 좋아한다. 나는 나와 마찬가지로 다른 사람들도 잘 지내기를 바란다. (항상 기분이 좋은 것은 아니다. 그러나 나는 다른 사람에게 그렇게 보이기를 원한다) 나는 다른 사람들에게 항상 긍정적으로 보이고자 노력하기 때문에 때로는 나 자신의 문제를 다루는 것을 미루기도 한다.
Y	나는 어떤 것에 대해 강한 감정을 갖는다. 대부분 사람들은 내가 모든 것에 대해 불만을 느끼고 있다고 생각한다. 나는 사람들 앞에서 내 감정을 억제하지만 남들이 생각하는 것보다 더 민감하다. 나는 사람들과 함께 있을 때 그들이 어떤 사람인지, 무엇을 기대할 수 있는지를 알기를 원한다. 어떤 일에 내가 화가 났을 때 나는 사람들이 그것에 대해 반응하고 나만큼 그 일을 해결하려고 노력해 주기를 원한다. 나는 규칙을 알고 있다. 하지만 사람들이 내게 무엇을 하라고 지시하는 것을 좋아하지 않는다. 나는 나 스스로 결정하기를 원한다.
Z	나는 자신을 잘 통제하고 논리적이다. 나는 느낌을 다루는 것을 편안해하지 않는다. 나는 효율적이고 완벽하게 일을 처리하며 혼자 일하는 것을 좋아한다. 문제나 개인적인 갈등이 있을 때 나는 그 상황에 감정이 끼어들지 않도록 한다. 어떤 사람들은 내가 너무 차고 초연하다고 말하지만 나는 감정 때문에 중요한 일을 그르치고 싶지 않다. 나는 사람들이 나를 화나게 할 때 대부분은 반응을 보이지 않는다.

📍 리소-허드슨 quest 해석

결합문자	성격유형	성격유형의 이름과 주요 특성
AX	7	열정적인 사람: 쾌활함, 충동적, 성취지향적
AY	8	도전하는 사람: 자신감, 결단력, 남을 지배하려 함
AZ	3	성취하는 사람: 적응을 잘함, 야망이 있음, 자신의 이미지를 중시함
BX	9	평화주의자: 수용적, 다른 사람을 편안하게 해줌, 스스로 만족함
BY	4	개인주의자: 직관적, 심미적, 자신 안으로 빠져들게 됨
BZ	5	탐구자: 지각능력이 뛰어남, 혁신적, 남들과 떨어져 있음
CX	2	돕고자 하는 사람: 남들을 잘 보살핌, 너그러움, 소유욕이 강함
CY	6	충실한 사람: 붙임성이 있음, 책임감이 강함, 방어적
CZ	1	개혁가: 이성적, 원칙적, 자기관리에 철저함

인간관계 향상 방법 (7)

| 토론 | 퀴즈 | 과제 | 검사 | 설문조사 | 팀 프로젝트 | ✔️ 활동 |

주 제   세 가지 중심에너지별 그룹 활동

학습성과   세 가지 중심에너지의 특징을 이해할 수 있다.

진행과정   1. 실습을 위한 소그룹(4~8인)을 구성한다.

2. 리더와 서기를 선출한다.

3. 즐겁게 인사를 나누며 라포를 형성한다.

4. 주제에 대해 개별적으로 생각하는 시간을 갖는다.

5. 주제에 대해 함께 토론 후 의견을 정리해서 적는다.

◉ "불이야~" 하는 소리를 들었다면 당신은 어떻게 하는가.

◉ 당신이 의사결정할 때 가장 중요하게 생각하는 것은 무엇인가.

◉ 이 과정에서 느낀 점을 써 본다.

인간관계 향상 방법 (8)

☑ 토론　☐ 퀴즈　☐ 과제　☐ 검사　☐ 설문조사　☐ 팀 프로젝트　☑ 활동

주　제　에니어그램 유형별 그룹 활동

학습성과　에니어그램 유형별 특징을 이해하고 자기이해를 할 수 있다.

진행과정　1. 실습을 위한 소그룹(4~8인)을 구성한다.

2. 리더와 서기를 선출한다.

3. 즐겁게 인사를 나누며 라포를 형성한다.

4. 주제에 대해 개별적으로 생각하는 시간을 갖는다.

5. 주제에 대해 함께 토론 후 의견을 정리해서 적는다.

◎ 내가 다른 사람에게 주는 느낌은?

◎ 나의 습관적인 갈등 요인은?

◎ 나의 긍정적 해결책은?

◎ 이 과정에서 느낀 점은?

참고문헌

- 권석만(2003). 현대 이상심리학. 서울: 학지사.

- 김경미(2018). 에니어그램 성격유형에 기반한 청소년 학습태도 척도 개발 및 검증. 숙명여자대학교 박사학위논문. 62-84.

- 김춘경·이수연·이윤주·정종진·최웅용(2018). 상담의 이론과 실제. 서울: 학지사. 237.

- 김현정(2001). MBTI 성격유형에 따른 부모의 양육태도와 자녀의 학습 및 진로지도 프로그램. 울산대학교 석사학위논문. 2-6.

- 김효은(2015). 보육교사의 MBTI 성격유형에 따른 교사신념과 자기효능감. 한국방송통신대학교 석사학위논문. 9-20.

- 박은주(2018). 자존감 높아야 자기결정력과 소신 커진다: 자존감 높이기. 기업나라. 제417호. 90-91.

- 박준성·문광수·박은미·소용준·이병창·함진선(2021). 설득 커뮤니케이션. 서울: 학지사. 65-69.

- 서갑주(2016). MBTI 성격유형과 U&I 학습 성격유형에 따른 학업성취도의 탐색적 분석. 서강대학교 교육대학원 석사학위논문. 11-21.

- 손현정(2015). 간호대학생의 MBTI 성격유형에 따른 스트레스 대처방식과 학업탄력성. 가톨릭관동대학교 석사학위논문. 7-12.

- 안효자·이영내·김명자·김현미·송민선·조금이·유성자 외(2015). 인간관계와 의사소통(2판). 파주: 수문사. 246-257.

- 안효자·이영내·권유희·김명자·김미진·김정윤·김종필 외(2018). 인간관계와 의사소통(3판). 파주: 수문사. 63-66.

- 오명숙(2015). 한국형 에니어그램 진로지도프로그램이 진로정체감과 자기효능감 및 진로성숙도에 미치는 영향. 선문대학교 일반대학원 박사학위논문. 13-21.

- 우재현(1989). 심성개발을 위한 교류분석(TA) 프로그램. 정암서원.

- 우재현(1997). 에고그램 243 패턴. 정암서원. 33-103.

- 우재현(2003). 심성개발을 위한 교류분석(TA) 프로그램: 초급과정(TA 101 Course). 정암서원.

- 우재현(2004). 임상교류분석(TA) 프로그램. 정암서원. 263-271.

- 윤운성(2012). 에니어그램 이해. 한국에니어그램교육연구소. 11-30, 23-58.

- 윤혜경(2011). MBTI 선호경향과 학습유형 및 학습전략의 관계. 국민대학교 박사학위논문. 8-11.

- 이경순·이미경·김경희(2012). A to Z 인간관계와 의사소통. 서울: 현문사. 36-57.

- 이경순(2014). 인간관계와 의사소통. 서울: 현문사. 36-57.

- 이광자·고성희·이숙·민소영·최윤정·이경희 외(2014). 인간관계와 의사소통의 실제. 서울: 신광출판사. 137-140, 280-281.

- 이광자·이숙·김경희·민소영·최윤정·유소연·전효경 외(2019). 인간관계와 의사소통의 실제(2판). 서울: 신광출판사. 25-30.
- 임숙빈·김선아·김성재·이숙·현명선·신성희·김석선 외(2017). 정신간호총론. 파주: 수문사. 169-174.
- 전성숙·변은경·김미영(2018). 인간의 이해와 의사소통. 파주: 수문사. 18-22.
- 정순영·황효숙·손미라·오금숙·윤정숙·김효정·박혜인 외(2021). 인간관계와 의사소통. 세종: 다온출판사. 33, 38, 56-60, 70-77, 94.
- 정순영(2019). 인간관계 및 의사소통. 세종: 다온출판사. 33-34, 44-45.
- 정원철(2017). 교류분석상담 입문자를 위한 교류분석상담의 기초 1. 안양: 아카데미아.
- 제석봉(2007). 교류분석을 토대로 한 맞춤형 의료커뮤니케이션 방안 모색. 의료커뮤니케이션. Vol. 2 No. 1. 1-18.
- 천성문·이영순·박명숙·이동훈·함경애(2017). 상담심리학의 이론과 실제. 서울: 학지사. 368-371.
- 천성문·이영순·박명숙·이동훈·함경애(2021). 상담심리학의 이론과 실제(4판). 서울: 학지사. 193-199.
- 한금선·양승희·손정남·박정원·김근면(2018). 의사소통과 인간관계론. 서울: 고문사. 65-71, 76-78.
- 한만열·김수정·김유진·안영숙·정수인·하은경(2014). 인간관계와 심리. 파주: 백산출판사. 253, 262.
- Andy Molinsky. 임가영 역(2018). 하버드 비즈니스스쿨 인간관계론 강의. 서울: 홍익출판사. 88-115.
- Don Richard Riso, Russ Hudson. 주혜명 역(2017). 에니어그램의 지혜. 서울: 한문화. 21-52, 69-93, 127-427.
- GInger Lapid Bogda. 이소희 역(2010). 캐릭터코칭 & 리더십 에니어그램에 길을 묻다. 서울: 북허브. 21-25, 65-73.
- Julia Balzer Riley. 남경아·현명선·공성숙·김미희·김효정·오연재·오인옥 외 공역(2018). 돌봄의 의사소통(8판). 서울: 정담미디어. 89-114.
- Robert Biswas Diener. 송단비 역. 박정효 감수(2017). 블룸북: 긍정심리학. 서울: 블룸컴퍼니. 39-50.
- Roy M. Oswald. 최광수·이성옥 공역(2002). MBTI로 보는 다양한 리더십. 서울: 죠이선교회. 19-27.
- 성격유형표. https://www.16personalities.com/ko/.
- Google 이미지. https://www.google.co.kr/imghp?hl=ko&authuser=0&ogbl.
- Berne. E.(1961). Principles of group treatment. New York: Grove Press.
- Berne. E.(1964). Games people play-the psychology of human relationship. New York: Grove Press Inc.
- Black. D. W. & Andreasen. N. C.(2011). Introductory textbook of psychiatry(5th Ed.).

Washington D. C.: American Psychiatric Publishing.

· Ernst. F. H.(1971). The OK corral: The grid for get-on-with. Transactional Analysis Journal. Vol. 1 No. 4. 33-43.

· Harris. T. A.(1969). I'm OK-You're OK. New York: Avon Books.

· Stewart. I. & Joines. V.(1987). A new introduction to transactionalanalysis. Nottingham: Lifespace Publishing.

· Stewart. I. & Joines. V.(2012). TA Today: A new introduction to transactional analysis. Melton Mowbray(2th Ed.). UK: Lifespace.

· Stewart. I.(2007). Transactional Analysis Counselling in Action(3th Ed.). SAGE Publications Ltd.

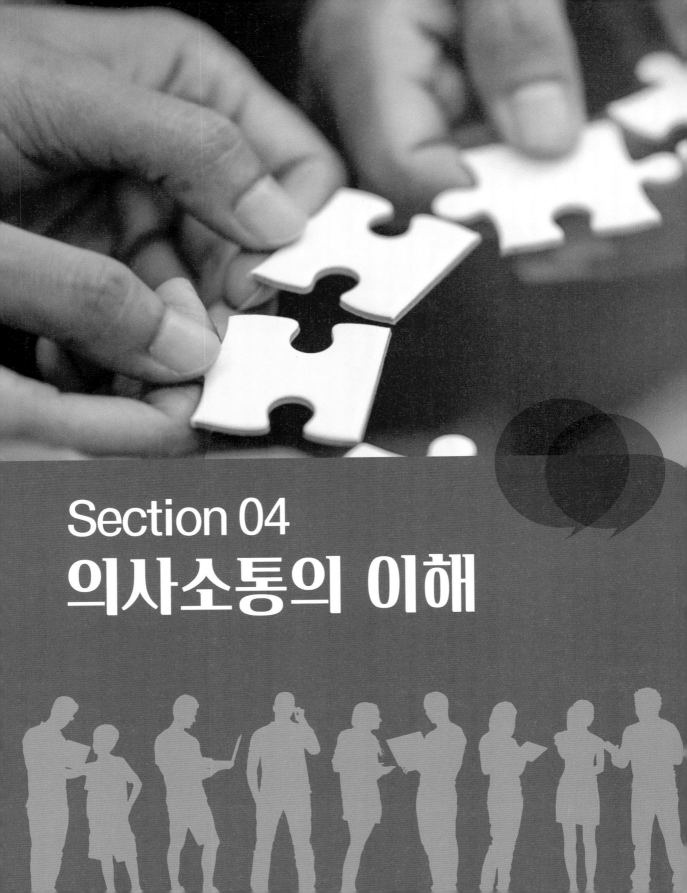

Section 04
의사소통의 이해

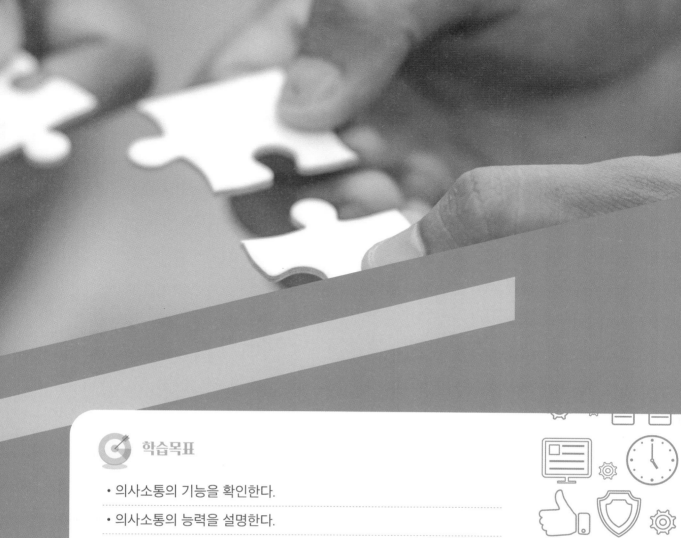

학습목표

- 의사소통의 기능을 확인한다.
- 의사소통의 능력을 설명한다.
- 의사소통의 구성요소를 설명한다.
- 의사소통의 장애요인을 확인한다.
- 사티어의 의사소통 형태이론을 확인한다.
- 에릭 번의 교류분석이론을 확인한다.
- 하버마스의 의사소통 행위이론을 확인한다.

01 의사소통의 정의

인간은 사회적 존재로서 인간관계는 사람과 사람 사이의 관계를 의미한다. 사회는 인간의 끊임없는 상호작용을 통하여 형성되고 유지된다. 의사소통(communication)은 사람들 사이에서 서로의 생각과 감정 등을 교환하는 과정으로, 자신의 생각과 감정을 표현하고 주고받는 과정을 통해서 관계를 형성하게 된다. 긍정적 혹은 부정적 감정의 교환을 통하여 원만하거나 원만하지 못한 관계가 만들어질 수 있다. 의사소통의 능력이 있다는 것은 자신의 의견이나 감정을 다른 사람에게 정확하게 전달하여 상호 간의 이해와 공감을 얻어낸다는 것이고, 의사소통능력이 부족할 경우 자신의 의도가 잘못 전달되어 인간관계에서 갈등이 발생할 수 있다. 다시 말하면 의사소통이란 두 사람 이상에서의 언어적, 비언어적인 수단을 통하여 생각과 사실, 지식 및 정보, 감정, 태도, 신념 등을 전달하고, 반응을 나타내며 상호 간의 의미를 공유하는 과정이라고 설명할 수 있다.

1 의사소통의 기능

1) 정보전달 기능

의사소통은 한 사람으로부터 다른 한 사람, 또는 그 이상의 사람에게 정보가 전달되는 과정이다. 개인에서 개인으로 정보가 전달되거나, 집단에서 다른 집단으로 정보가 전달되기도 한다.

2) 동기유발 기능

의사소통은 다른 사람을 알아갈 뿐 아니라 자기 자신을 발견하는 수단이 된다. 다른 사람들과 의사소통을 하면서 자신의 느낌이나 생각, 행동에 대한 피드백을 받게 되고 이를 통해 자신의 목표를 설정하며 바람직한 행동을 유지하게 된다.

3) 사회화 기능

의사소통을 통하여 서로 주위 환경에 대한 정보를 제공하고 그것을 이해하며, 교육하고 학습하며, 설득하고 결정하면서 살아가고 있다고 할 수 있다. 의사소통은 인간으로 하여금 환경에 대한 지식을 공유하고 새로운 구성원을 사회화시키며, 서로에게 즐거움을 주고 설득하고 통제해서 합의를 얻게 하는 기능을 한다.

4) 정서 및 친밀감 기능

의사소통은 상대방에게 기쁨을 주고 감동시키기 위해, 정보를 나누기 위해, 상대방에게 관심을 보이기 위해서도 한다. 이러한 의사소통을 통하여 다른 사람과 친밀한 관계를 맺고 유지하게 된다.

2 의사소통에 요구되는 능력

의사소통은 효과적이어야 하며 의도한 목표를 달성할 수 있어야 한다. 또한 의사소통이 이루어지는 물리적 상황과 맥락 등에 있어서 적절성이 확보되어야 한다. Trenholm과 Jensen(2013)은 의사소통 역량 모델을 통하여 의사소통 과정에서 요구되는 개인의 의사소통능력을 다음과 같이 5가지로 설명하였다.

1) 해석 능력(interpretation competence)

의사소통의 관련자를 둘러싸고 있는 환경에 이름을 붙이고 정리하고 해석하는 능력으로 경청하고 정보를 수집한다.

  ▶ 상대방이 전달하려는 메시지가 무엇인지 잘 파악하기 위해 집중해서 듣는다.

2) 목표설정 능력(goal settings competence)

효과적인 방향으로 행동을 선택하고 가능성 있는 결과를 예상하고 목표를 정하는 능력으로 의사소통의 목표를 전략적으로 수립하고 주도적으로 의사소통을 한다.

  ▶ 토론 시간에 다른 학생들 앞에서 내가 준비한 보고서의 내용을 망설이지 않고 발표한다.

3) 역할수행 능력(role adapting competence)

주어진 역할에 대한 적절한 행동을 알고 사회적 역할을 수행하는 능력으로 고정관념을 극복하고 넓은 시각에서 대화한다.

○ 대부분 자기의 생각이 옳다고 생각하기 때문에 다른 사람의 생각은 흘려듣는다.

4) 자기제시 능력(self presentation competence)

자기가 바라는 자신의 이미지를 나타내고 선택할 수 있는 능력으로 자신의 생각이나 감정을 솔직하게 드러내 보인다.

○ 평소에 나에게 어떻게 대해 주었으면 좋겠다고 다른 사람에게 직접 표현한다.

5) 메시지전환 능력(message coding competence)

효과적인 방법으로 내용을 전달할 수 있도록 언어적 도구를 사용하고 처리하는 언어적 능력과, 효과적인 방법으로 내용을 전달할 수 있도록 비언어적인 신호를 사용하고 처리하는 능력인 경청능력으로 타인의 입장과 심리변화를 파악하며 대화한다.

○ 내가 한 말에 대해서 상대방이 듣고 어떻게 느꼈는지를 물어본다.

3 의사소통의 유형

1) 인간체계에 따른 분류

거시적(macro), 중시적(medio), 미시적(micro) 인간체계에 따라 의사소통을 분류한다. 거시적 의사소통은 문화권 간에 이루어지는 문화 의사소통, 국가들 간의 국제 의사소통, 한 사회와 다른 사회 간의 사회 의사소통 등을 말한다. 중시적 의사소통은 조직 의사소통, 소집단 의사소통 등으로 구분된다. 미시적 의사소통은 개인적 의사소통으로 분류한다.

2) 의사소통의 목적에 의한 분류

의사소통 목적에 따라 정보를 전달하기 위한 정보적 의사소통, 교육을 하기 위한 교육적 의사소통, 즐거움을 주기 위한 오락적 의사소통, 설득을 위한 설득적 의사소통, 치료를 위한 치료적 의사소통 등으로 분류한다.

3) 메시지의 부호(encode)에 따른 분류

메시지를 전달하는 것에 사용되는 기호는 언어적 기호(verbal sign)와 비언어적 기호(nonverbal sign)로 나누어지며, 이에 따라 언어적 의사소통과 비언어적 의사소통으로 분류된다. 언어적 의사소통에는 문자적(written) 및 구어적(oral) 의사소통이 있으며 직접 대화와 전화, 문자 메시지, 전자우편, SNS, 화상 대화 등을 말한다. 비언어적 의사소통에는 신호, 몸짓이나 표정, 접촉, 태도, 가구 및 공간 배치 등을 통한 의사소통이 있다.

4) 피드백과 의사소통 방향에 의한 분류

발신자와 수신자 사이에서 의사소통의 방향이 일방적 또는 쌍방적인지에 따라서 일방적 의사소통과 쌍방적 의사소통으로 나눌 수 있다. 한 집단이나 조직 속에서 정보와 피드백의 방향이 횡적인지, 종적인지, 대각선인지에 따라서 의사소통의 유형을 수평적 의사소통, 수직적 의사소통 및 대각적 의사소통으로 분류할 수 있다.

수평적 의사소통이 같은 직급, 동기, 동료 간에 일어난다면 수직적 의사소통은 상하직급 간에 일어난다. 대각적 의사소통은 조직구조상 부서를 달리하는 직급 간에 일어난다.

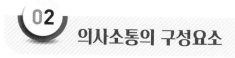

02 의사소통의 구성요소

의사소통의 기본 3가지 구성요소는 발신자(giver/sender, 전달자, 말하는 사람), 메시지(message), 그리고 수신자(receiver, 듣는 사람)이다. 기본 의사소통 과정은 발신자가 메시지를 기호화(encoding)해서 전달(communicating)하면 수신자는 메시지를 수신

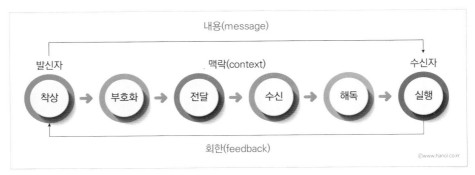

내용(message)

발신자 → 착상 → 부호화 → 전달 → 수신 → 해독 → 실행 ← 수신자

맥락(context)

회환(feedback)

©www.hanol.co.kr

⚙ **그림 4-1_** 의사소통의 구성요소

(receiving)하여 해독(decoding)한 후에 회환(feedback)할 메시지를 기호화하며 다시 발신자에게 보내는 과정이 반복되는 것이다. 이 외에 메시지의 송신과 수신 과정에서의 전후 상황이 반영된 맥락(context)이 중요한 영향 요인이 될 수 있다.

1 발신자(giver)

발신자는 의사소통의 행위자를 말하며 생각·지식·감정·정보·의지 등의 메시지를 수신자에게 전달하는 사람이다. 표현 및 전달의 의도를 갖고 있는 개인 또는 집단을 말하며, 수신자에게 전달하고 싶은 메시지를 결정하고 생각·지식·감정·정보·의지 등을 언어적, 비언어적으로 부호화한다.

2 메시지(message)

발신자가 수신자에게 보내는 정보로서, 발신자의 생각·지식·감정·정보·의지 등의 내용을 표현하는 부호로 전환하여 의사소통을 가능하게 한다. 의사소통은 발신자가 전달하고 싶은 메시지를 부호화하여 수신자에게 보내고, 수신자는 메시지의 의미를 해독하는 과정이므로 메시지는 의사소통에서 핵심적 구성요소이다.

- 의사소통 과정에서 주제가 되는 메시지는 언어적·비언어적 형태를 취하며, 전달하고자 하는 메시지의 주제와 전달자의 수용자에 대한 내재된 욕구가 함께

포함되어 전달된다. 예를 들어, 친구에게 전화를 걸어서 "오늘 저녁 약속 있어?"라고 질문하는 것은, 친구의 저녁 약속이 있는지 여부보다 '함께 저녁을 먹고 싶다'는 의미를 담고 있는 것이다.

- 발신자가 전달하는 메시지는 시각, 청각, 촉각, 후각, 미각 등의 감각기관을 통해 수신자에게 전달된다.

3 전달매체(encoding)

메시지를 부호화한 형태의 전달매체를 통하여 메시지가 수신자에게 전달된다. 전달매체의 언어적 수단으로는 직접 대화, 전화, 편지, SNS, 문자 메시지, 전자우편과 비디오 등이고, 비언어적 수단으로는 표정, 목소리, 몸짓 등이 있다.

예를 들어, 발신자가 친구와 같이 밖에 나가서 식사를 하자는 메시지를 전달하고자 할 때, 언어적 수단을 통해 '○○야! 나랑 같이 밖에 나가서 식사를 하자.'라고 직접 말로 표현할 수도 있고, 문자 메시지 등을 활용할 수도 있다. 또는 비언어적으로 친구와 눈을 마주친 후에 밖으로 나가는 출입문을 향해 눈짓이나 몸짓을 할 수도 있다.

4 수신자(receiver)

발신자의 메시지를 받아들이는 사람, 즉 메시지 전달의 대상으로 그 의미 내용에 대해 반응을 보이는 개인 또는 집단을 말한다. 수신자는 발신자의 메시지뿐 아니라, 의사소통의 속성이나 매체의 특성을 함께 받아들이게 된다. 수신자는 발신자의 생각과 느낌을 알아차리기 위해서 언어적, 비언어적으로 전달받은 것을 해독(decoding), 즉 해석해야 한다. 친구가 "너, 오늘 저녁 약속 있어?"라고 묻는 것에 관하여 수신자도 발신자의 의도대로 '나랑 함께 저녁을 먹고 싶다는 거구나.'로 생각할 수도 있고, 반대로 '내가 같이 밥 먹을 사람도 없어 보이나? 나를 놀리나?'라고 생각할 수도 있다. 그에 따라 수신자의 피드백이 달라진다.

이와 같이 발신자가 사용한 단어, 언어 형태, 얼굴과 신체의 움직임을 해독한 후에 수신자는 자신의 메시지를 언어나 비언어로 부호화하여 다시 발신자에게 전달한다.

수신자는 발신자로부터의 자극을 받은 뒤에 개인의 지각, 이해, 기억 등의 과정을 거치면서 수신자 내부에 존재하는 여러 요인의 영향 또는 지배를 받아 그 결과로 반응을 나타내게 된다.

5 피드백(feedback)

수신자가 받은 메시지의 내용을 이해하고 반응을 보이는 현상으로서 수신자의 행동반응이 발신자에게로 반환되는 것이다. 즉, 수신자와 발신자가 반응을 주고받는 것이며, 피드백의 본질은 수신자가 받은 메시지의 의미를 정확하게 이해했는지 혹은 이해를 못했는지 확인하는 것이다. 피드백은 자연발생적인 것이 아니라 의도된 것이라는 관점에서 발신자의 의도대로 전달되었는가를 확인하는 과정이며, 발신자의 일방적인 의사소통이 아니라 쌍방으로 일어나는 과정이다.

의사소통에서 나타나는 피드백은 주로 언어나 고개를 끄덕이거나, 얼굴을 찡그리거나 미소를 짓는 식의 비언어적 방법으로 이루어진다. 발신자로부터 출입문을 향해 눈짓이나 몸짓을 전달받은 수신자도 '그래, 같이 밖에 나가서 식사하자.'는 의미로 동의하는 눈짓이나 얼굴 표정을 전달할 수도 있다.

상대방으로 하여금 여러 가지 해석이 가능한 애매모호한 피드백을 제공할 경우 효과적인 의사소통에 오히려 방해가 될 수 있다. 발신자는 피드백을 해독한 후 자기의 의도와 비교 평가하여, 차이가 있을 때 메시지를 수정, 보완해서 다시 반응한다. 이러한 피드백 작용이 있기 때문에 의사소통은 하나의 연속적이고 순환적인 과정이 되고, 그 결과로 기대되는 효과를 얻을 때까지 메시지를 보내는 것이 가능하다.

6 맥락(context)

의사소통이 일어나는 전후 상황이 담긴 환경으로서 물리적 환경, 사회적 환경, 심리적 환경이 모두 포함된다. 작게는 의사소통이 일어나는 분위기, 장소, 시간, 수신자와의 관계 등을 말할 수 있고, 크게는 사회적 및 정치적, 세계정세 등 사회 · 정치 · 문화적 배경까지도 포함될 수 있다. 즉, 발신자와 수신자 사이의 관계와 서로에 대한 과거 경험, 문화적 가치나 기준 등이 이에 해당된다. 특히 비언어적 의사소통의 경우 문화적 배경에 따라 전혀 다른 메시지로 해석될 수 있다.

03 의사소통의 장애요인

의사소통은 발신자와 수신자가 쌍방의 상호작용을 하면서 공감과 신뢰를 갖고 의사소통을 해야 하는데, 때때로 개인 내의, 개인 간의, 환경적인 조건들에 의해서 방해받을 수 있다. 의사소통 과정의 구조적 요소에 따라 발생하기 쉬운 의사소통의 장애요인을 살펴보면 다음과 같다.

1 발신자(giver)의 문제

1) 언어적·비언어적 메시지가 일치(congruence)하지 않음

말하는 사람은 언어적, 비언어적으로 같은 메시지를 전달해야 한다. 그렇지 않고 상반된 두 개의 메시지가 전달되면 수신자는 혼란을 일으킬 수 있고 메시지를 오해해서 받아들일 수도 있다. 수신자가 언어와 비언어적 메시지 중 어느 쪽에 반응할지 모른다. 개인의 성장과정에서 경험과 문화적 가치관 등으로 인해 자기표현이 자유롭지 못하여 언어적, 비언어적 메시지의 불일치가 발생할 수도 있다. 다음의 경우에 메시지의 불일치를 나타낼 수 있다.

- 상반된 두 가지의 메시지가 동시에 이중적으로 전달되는 경우
- 수신자에게 의미가 없거나 여러 가지로 추측할 수 있게 만드는 애매모호한 메시지
- 선택적 주의와 해석을 통해 메시지의 왜곡과 의미의 혼란을 가져올 수 있는 경우
- 수신자가 해석하고 반응할 수 있는 수준이나 양을 넘어선 과잉 메시지

- 습관적 행동양식에서 벗어난 메시지를 전달하거나 순서를 왜곡하는 의식적 또는 순서의 부조화
- 발신자의 눈맞춤, 말씨 또는 잘 듣고 있다는 것이 수신자에 전달되지 않거나 이해가 안 되어 상호 교환이 안 되는 경우

2) 융통성(flexibility) 없는 의사소통

의사소통이 너무 엄격하거나 지나치게 허용적인 경우에 문제가 된다. 이때 상호작용이 결여되며, 상대방은 자기에게 무관심하거나 성의가 없다고 생각하게 된다. 또한 지나치게 엄격하게 통제할 경우에 수신자는 자발적으로 말을 할 기회를 얻지 못한다.

3) 강한/약한 카리스마(charisma)

발신자의 강한 카리스마가 상대방이 그의 말을 어떻게 받아들이는가에 대한 결정을 주저하게 할 수도 있다. 반대로 아주 중요한 메시지를 가진 사람의 카리스마가 지나치게 약해서 주목을 끌지 못하고 수신자에게 전해지지 않는 경우도 있다.

2 수신자(receiver)의 문제

1) 발신자의 문제와 동일

언어적 · 비언어적 메시지의 불일치, 융통성 없는 의사소통, 카리스마가 여기에 속한다.

2) 지각의 착오(경청의 문제)

발신자가 보낸 메시지 자체를 제대로 받아들이지 못하는 경우이다. 경청의 문제가 있을 때 수신자는 잘못된 지각으로 비언어적 단서를 놓치고 단지 내용에만 반응하거나, 자신의 신체적, 심리적 불편 때문에 발신자의 메시지를 선택적으로 경청하고 다른 생각에 집착할 수 있다.

예를 들면, 발신자가 언어적, 비언어적으로 보낸 메시지(크게 이름을 부른 것, 손짓을

크게 한 것, SNS 보낸 것 등)를 보거나 듣지 못한 경우이다.

아울러 이후의 메시지 평가에도 문제가 나타날 수 있다.

3) 평가의 착오(개인적인 신념과 가치로 인한 잘못된 해석)

발신자가 보낸 메시지는 받아들였으나, 해독과정에서 문제가 발생한 경우이다. 수신자는 자신의 가치체계와 과거 경험에 따라 상대방의 메시지를 판단하기 때문에 의미를 왜곡해서 평가할 수 있다.

예를 들면, 발신자가 웃으면서 이름을 부른 것을 '나를 비웃는다.'고 받아들이거나, 친구가 '함께 밖으로 나가자'는 의미로 출입문을 향해 눈짓이나 몸짓을 한 것을 보고, '쟤는 혼자 나가려나보네.'로 해석을 하는 경우 등이다.

4) 정서적 차단

화제의 방향에 대한 정서적 차단은 의사소통을 방해할 수 있으며, 이는 어렸을 때 혹은 최근의 혹독한 경험 때문에 자연스러운 감정 반응에 문제가 발생하게 된 경우이다.

3 메시지(message)의 문제

1) 비효율적인 메시지

발신자가 본인이 전달하고자 하는 메시지를 효율적으로 전달하지 못한 경우로 본인의 의도와 다르게 효율적인 부호화(coding)를 하지 못한 경우에 문제가 발생한다. 비효율적인 메시지는 목표를 상실하고 중요한 정보를 간과하게 되며 명료성, 단순성, 방향성을 상실한다. 이것은 의식적 또는 무의식적으로 일어날 수 있으며, 의사소통과 관련된 신체기관의 질환 또는 지식의 결여나 불량한 언어사용으로 일어날 수 있다. 지나친 유머의 사용으로 오히려 부정적인 메시지를 전달하는 결과를 낳을 수도 있다.

2) 불분명한 말투나 화술의 부족

불분명한 말투 혹은 화술의 부족은 말하는 사람의 의견을 왜곡시킨다. 말이 분명해야 의사가 명확하게 전달되므로 부족한 사람은 효과적으로 의사전달을 할 수가 없게 된다. 메시지의 내용은 관심을 전달하고자 했으나, 높은 톤의 명령적인 말투로 인해 관계형성에 부정적인 영향을 끼치거나 부작용을 초래할 수도 있다.

4 피드백(feedback)의 문제

피드백은 의사소통 과정의 마지막 단계이지만 이전의 잘못을 시정해 주고 의사소통의 내용을 분명히 해줄 수 있는 단계이므로 중요하다.

1) 정확하지 않은 정보의 의사소통으로 잘못된 정보를 제공함

피드백 과정의 문제는 메시지에 적용된 문제와 같다. 피드백을 할 때, 발신자에게 메시지에 대해 부정확한 정보를 전달할 수 있다.

2) 피드백 부족

수신자가 메시지의 이해한 내용을 확인하기 위해 피드백을 잘 하지 않을 때 문제가 일어난다. 피드백은 의사소통 과정의 마지막 단계이지만, 이전의 잘못을 시정해 주고 의사소통의 내용을 분명히 해줄 수 있는 단계이므로 중요하다. 특히 방어적 기질이 있는 사람은 들은 말을 계속 왜곡시키고, 불안정한 사람은 질문을 비난으로 오해하여 자기의 답변을 정당화하는 경향이 있다.

예를 들면, 친구가 "너 과제 했니?"라고 질문한 것은 과제에 관하여 의논할 것이 있어서인데 "너, 왜? 내가 과제도 안하고 학교에 왔을까봐?"하며 불쾌하게 피드백을 하는 식이다. 때로는 침묵하고 피드백을 하지 않는 경우도 있다.

5 맥락(context, 전후 상황)의 문제

물리적 거리, 분위기, 건물구조, 가구의 배열, 밀집도, 자리 배치 등의 환경적 요인과 역할, 지위, 직책 등의 신분과 관련된 개인 영역의 요인이 영향을 미칠 수 있다.

1) 의사소통이 일어나는 환경의 문제

너무 덥거나 습기가 찬 방, 사람들이 가득 앉아서 떠들고 있는 강의실, 요란한 색깔로 이루어진 주위환경, 시끄러운 소리(예 자동차 소리, 공사하는 소리, 기계 돌아가는 소리 등)가 들리는 장소 등을 들 수 있다. 전달되어 오는 정보의 과중으로 인하여 발신자가 전달한 언어적, 비언어적 메시지가 수신자에게 닿지 않는 문제가 발생하게 된다.

2) 신체적 조건

개인의 신체적 조건도 의사소통 방해의 요인이 된다. 몸이 아프거나 냉방이 안 되는 교실에서 더운 여름에 장시간 공부를 하면, 학생들의 집중력이 떨어지고 선생님은 설명을 되풀이하게 된다. 물리적 환경이 좋지 못하면 또 하나의 방해요인인 정신적 혼란을 초래하며 어떤 화제에 오래 집중하지 못하게 한다.

3) 사회적·심리적 상황 또는 관계의 문제

시간의 압박 등 사회적·심리적 상황이 있거나 또는 두 사람 간의 과거의 관계가 적대적이거나 불신의 관계일 때도 문제가 생긴다. 생각과 의견이 원활하지 못하고 증오를 유발할 수도 있으며, 상대방의 말을 왜곡해서 들을 수 있다. 발신자는 친절하게 접근을 했지만, 수신자는 과거의 경험에 비추어 '나를 또 공격하는구나.'로 받아들일 수 있다.

4) 사회적 위치의 차이

높은 자리에 있는 사람의 위치로 인해 다른 사람들과 의사소통하기 힘들 수 있다. 그 이유는 그의 권위가 사람들에게 각각 다르게 영향을 미치기 때문이다. 어떤 사람은 높은 사람에게 잘 보이려고 노력할 것이고, 어떤 사람은 방어적인 태도를 취할 수도 있다.

04 의사소통의 모형

1 사티어(Satir)의 의사소통 형태이론

　사티어는 가족체계 내에서 구성원들이 자신과 다른 가족구성원들에 대하여 어떻게 느끼고, 어떻게 반응하는가 등 정서적 수준과 감정적 수준, 그리고 인간의 잠재능력에도 많은 관심을 가졌다.

　사티어는 사람들이 긴장된 상황에서 사용하는 의사소통과 대처방식을 관찰한 결과 언어적 의사소통과 비언어적 의사소통이 일치하지 않는 이중 메시지를 동시에 전달한다는 공통점이 있다는 것을 알고 의사소통을 유형화하였다. 모든 인간은 각자가 다른 생각을 가지고 있지만 서로를 무시하는 것이 아니라 자신만의 생각과 관점을 가질 수 있는 존재라는 인식과 함께 각자가 독특한 존재이기에 자기가 직접 자기의 사를 표현해야 한다고 주장하였다. 인간은 현 상황에 처하게 된 과정을 이해하고 그들이 서로 신뢰할 수 있도록 학습할 수 있다면, 과거의 역기능적 의사소통 방법은 수정될 수 있고 언어적 의사소통과 비언어적 의사소통의 일치를 이루게 된다. 즉, 인간은 생에 대한 역기능적 대처방법을 긍정적으로 변화시켜 높은 자기존중 감정의 상태에서 자신을 돌보고 성장할 수 있다.

　개인의 성장에 영향을 주는 요인으로는 자기가치에 대한 개인의 감정, 인간(가족)관계에서 명확하고 직접적이며 구체적이고 정직한 의사소통, 인간(가족)체계에서 개방적이고 융통성 있는 규칙, 개인 및 가족체계와 주변 사회와의 개방적이고 희망적인 관계 등이 있고, 자기가치와 자기존중 및 의사소통이 가장 중요한 요인이다. 자기존중과 자기가치는 타인이 자기를 바라보는 것과는 달리 자기가 개인에게 가지는 인정, 애착, 사랑, 존중, 신뢰 등이다. 이는 인간의 기본 욕구이며 자신감을 향상시키는 것은 중요한 치료적 과정이다. 자기존중과 의사소통의 관계에서 중요한 3대 요소는 자기, 타인, 상황이다.

　사람들은 일반적으로 스트레스 상황이나 대인관계에서 불편한 상황이 발생할 수 있다고 판단될 때 의도적으로 자신을 보호하려는 역기능적인 의사소통을 하게 된다. 이를 회유형, 비난형, 초이성형, 산만형, 일치형으로 분류하였다.

1) 회유형(placater)

회유형 의사소통을 하는 사람은 자신의 솔직한 감정과는 다르게 의도적으로 다른 사람들의 의견이나 감정 및 당시 상황만을 생각하게 된다. 따라서 융통성이 있고, 붙임성이 있으며 활달한 성격으로 다른 사람에게 호감을 주는 사람으로 보인다. 이는 자신의 감정과 자유까지 희생하면서도 주위 사람들과 상대방에게 비위를 맞추려고 최선을 다하여 의사소통하며 자신에 대해서는 무관심한 유형이다. 자신의 상태는 아랑곳하지 않고, 다른 사람을 편하게 해주고 내면적으로 억지로 참으며 겉으로는 감정을 숨기면서 괜찮은 듯 태연히 행동한다. 화내는 것을 두려워하며 지나치게 겸손하고 남을 의식하는 유형이다.

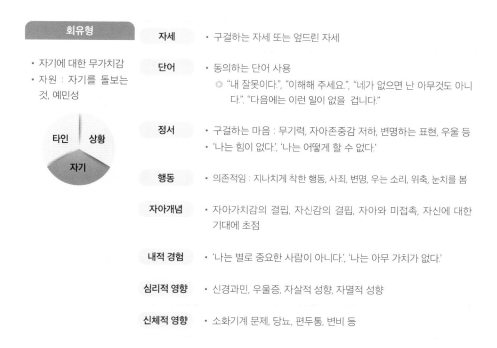

회유형		
· 자기에 대한 무가치감 · 자원 : 자기를 돌보는 것, 예민성	**자세**	· 구걸하는 자세 또는 엎드린 자세
	단어	· 동의하는 단어 사용 　"내 잘못이다.", "이해해 주세요.", "네가 없으면 난 아무것도 아니다.", "다음에는 이런 일이 없을 겁니다."
타인　상황 자기	**정서**	· 구걸하는 마음 : 무기력, 자아존중감 저하, 변명하는 표현, 우울 등 · '나는 힘이 없다.', '나는 어떻게 할 수 없다.'
	행동	· 의존적임 : 지나치게 착한 행동, 사죄, 변명, 우는 소리, 위축, 눈치를 봄
	자아개념	· 자아가치감의 결핍, 자신감의 결핍, 자아와 미접촉, 자신에 대한 기대에 초점
	내적 경험	· '나는 별로 중요한 사람이 아니다.', '나는 아무 가치가 없다.'
	심리적 영향	· 신경과민, 우울증, 자살적 성향, 자멸적 성향
	신체적 영향	· 소화기계 문제, 당뇨, 편두통, 변비 등

2) 비난형(blamer)

비난형 의사소통을 하는 사람은 자신을 보호하기 위해 다른 사람을 비난하거나 질책하며 환경을 탓하는 유형이다. 이들은 타인이 자신을 힘이 있고 강한 사람으로 인식하게 하려고 노력하며 회유형하고는 반대로 명령적이고 지시적이며 자기주장이 강하다. 자신의 잘못을 타인에게 돌리고 참을성이 없으며 독선적이다. 그러나 깊은 내면에는 낮은 자아존중감으로 인해 외로움을 느낄 때가 많고 자신을 중요하게 부각시키기 위해 타인을 부정함으로써 관계의 단절을 가져오게 된다. 어떤 일에 대해 알고 싶은 것보다 자기의 중요성을 나타내는 것에 관심이 있다.

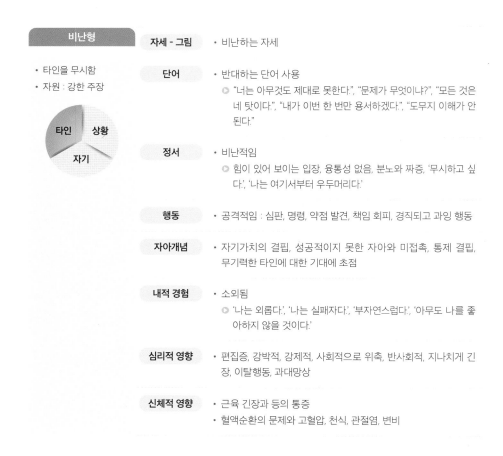

비난형	**자세 - 그림**	• 비난하는 자세
• 타인을 무시함 • 자원 : 강한 주장	**단어**	• 반대하는 단어 사용 ⊙ "너는 아무것도 제대로 못한다.", "문제가 무엇이냐?", "모든 것은 네 탓이다.", "내가 이번 한 번만 용서하겠다.", "도무지 이해가 안 된다."
	정서	• 비난적임 ⊙ 힘이 있어 보이는 입장, 융통성 없음, 분노와 짜증, '무시하고 싶다.', '나는 여기서부터 우두머리다.'
	행동	• 공격적임 : 심판, 명령, 약점 발견, 책임 회피, 경직되고 과잉 행동
	자아개념	• 자기가치의 결핍, 성공적이지 못한 자아와 미접촉, 통제 결핍, 무기력한 타인에 대한 기대에 초점
	내적 경험	• 소외됨 ⊙ '나는 외롭다.', '나는 실패자다.', '부자연스럽다.', '아무도 나를 좋아하지 않을 것이다.'
	심리적 영향	• 편집증, 강박적, 강제적, 사회적으로 위축, 반사회적, 지나치게 긴장, 이탈행동, 과대망상
	신체적 영향	• 근육 긴장과 등의 통증 • 혈액순환의 문제와 고혈압, 천식, 관절염, 변비

3) 초이성형(super-reasonable)

초이성형 의사소통을 하는 사람은 자신이나 타인을 무시하거나 과소평가하고 상황만을 중요시하는 유형이다. 어느 상황에서도 지나치게 이성적이고 객관적이며 정보와 논리를 내세우며 정확하고 이성적이다. 자신의 감정은 숨기고, 조용하면서도 냉정하고 침착하며 얼핏보면 지성인으로 오인되기도 한다. 그러나 내면적으로 쉽게 상처받고 소외감을 느끼는 유형으로 감정이 취약하기 때문에 감정을 드러내지 않기 위해 상황에 초점을 두고 있다. 가능한 아주 자세히 생각하며, 자료에 근거해서 결함이 없도록 말한다. 항상 자신이 옳다는 것을 증명하기 위해 객관적인 자료를 인용하는 특징이 있다.

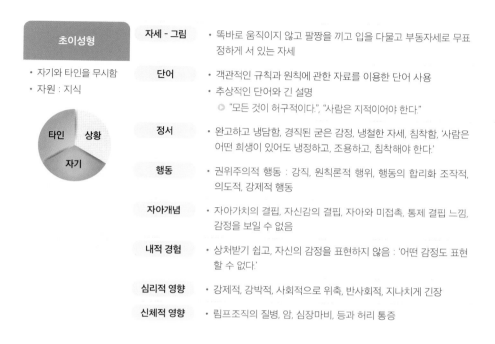

초이성형	자세 - 그림	• 똑바로 움직이지 않고 팔짱을 끼고 입을 다물고 부동자세로 무표정하게 서 있는 자세
	단어	• 객관적인 규칙과 원칙에 관한 자료를 이용한 단어 사용 • 추상적인 단어와 긴 설명 　◎ "모든 것이 허구적이다.", "사람은 지적이어야 한다."
	정서	• 완고하고 냉담함, 경직된 굳은 감정, 냉철한 자세, 침착함, '사람은 어떤 희생이 있어도 냉정하고, 조용하고, 침착해야 한다.'
	행동	• 권위주의적 행동 : 강직, 원칙론적 행위, 행동의 합리화 조작적, 의도적, 강제적 행동
	자아개념	• 자아가치의 결핍, 자신감의 결핍, 자아와 미접촉, 통제 결핍 느낌, 감정을 보일 수 없음
	내적 경험	• 상처받기 쉽고, 자신의 감정을 표현하지 않음 : '어떤 감정도 표현할 수 없다.'
	심리적 영향	• 강제적, 강박적, 사회적으로 위축, 반사회적, 지나치게 긴장
	신체적 영향	• 림프조직의 질병, 암, 심장마비, 등과 허리 통증

초이성형 아래:
• 자기와 타인을 무시함
• 자원 : 지식

4) 산만형(irrelevant)

산만형 의사소통을 하는 사람은 이치에 맞지 않는 이야기를 하고 매우 산만한 행동을 보이는 유형으로 초이성형과 대조적인 유형이다. 이들은 다른 유형에 비해 에너지가 충만하여 매우 익살스럽고 유머스럽게 느껴지며, 계속 활동을 함으로써 사람들의 관심을 분산시키고자 한다. 새로운 아이디어를 제시하거나 제안하지만, 한 가지에 집중하지 못한다. 즉 자기, 타인, 상황을 모두 무시하면서도 바쁘다. 하지만 내면적으로는 무서운 고독감과 자신의 무가치함을 느끼고 있다. 현재 자신이 머물기에 부적절하다고 여기고 극단적인 심리적 불균형 상태에 있기 때문에 어떻게든 균형 상태를 유지하기 위하여 계속 산만하게 움직이게 되는 것이다. 생각하는 것과 말하는 것이 다른 사람들과 일치하지 않기에 상황에 맞지 않는 말을 하거나 비합리적이며 공통의 주제에 초점을 맞추지 못한다.

산만형	자세 - 그림	• 안절부절못하며, 양 무릎 사이에 얼굴을 묻거나 다리를 흔들거나 목적 없는 동작을 하는 자세
• 자기, 타인, 상황 무시 • 자원 : 즐거움, 자발적, 창의적	단어	• 관계없는 단어 사용, 뜻이 통하지 않고 요점이 없음 ◦ "그냥 놔둬", "맞아맞아, 하지만 그게 아니야.", "나도 몰라, 그것 말고 다른 이야기를 하자."
타인 상황 자기	정서	• 혼란스러운 감정 ◦ 계속해서 움직임, 비스듬히 앉음. 부적절함, 정신증적 느낌, '나는 실제로 여기 있는 것이 아니다.'
	행동	• 산만한 행동 ◦ 지나치게 활동적이며 방해적 행동, 부적절한 행동, 과도한 활동과 참견
	자아개념	• 자아가치의 결핍, 자신감의 결핍, 자아와 미접촉, 통제 결핍 느낌, 진짜 감정을 보일 수 없음, 아무도 개의치 않음
	내적경험	• 끼어들어 주목받고자 함, '아무도 상관하지 않는다.', '그곳은 내게 적절한 곳이 아니다.'
	심리적 영향	• 혼란스러운 느낌, 부적절한 느낌, 정신이상적인 느낌
	신체적 영향	• 중추신경계 장애, 위장장애, 편두통, 변비

5) 일치형(congruent)

일치형 의사소통을 하는 사람은 자기, 타인, 상황 모두를 존중하는 가장 바람직한 의사소통을 하는 유형으로 외부에 드러난 내용와 내면의 감정이 일치하는 기능적인 의사소통을 한다.

Satir의 의사소통 유형 중 효과적인 유형이라고 할 수 있다. 일치형 의사소통을 한다는 것은 자기 자신의 진정한 모습을 보여주기 위함이며, 타인과 진정한 만남의 관계를 맺고 상호작용하기 위해 이루어진다. 타인을 비난하지 않고 알아차린 감정을 언어로 정확하고 적절하게 표현한다. 자신과 타인, 상황을 파악하고 높은 가치관을 가지고 있으며 심리적으로 안정된 상태를 나타낸다.

(1) 일치형 의사소통의 특징

첫째, 진실하다.

둘째, 주어진 순간에 있어서 자신의 진실을 나타낸다. 불편한 상황에서는 인내하고 화를 내지 않으며 용기 있게 행동한다.

셋째, 각 부분이 별개가 아니라 하나로 일치된 전체라는 것이다. 신체, 감각, 생각 및 정서 모두 동일하게 자신의 감정과 일치된 형태로 표현된다.

넷째, 상대방에게 개방적이고, 성격이 원만하며, 생동감과 활력이 있다. 따라서 자유로운 움직임이 있는 자세로 전체가 하나로 나타난다.

일치형 의사소통을 위해 중요한 3대 요소인 자기 자신, 타인, 상황을 자각하고, 타인과 대화할 때 충분한 관심을 가지고, 비언어적인 신체적 메시지를 지각하면서 자신을 방어한다. 일치형 의사소통을 하는 사람들은 자신과 타인이 다름을 모두 인정하고 신뢰하고 있다. 따라서 관계를 형성함에 있어 상호작용적인 에너지가 자연스럽게 순환된다.

(2) 일치형 의사소통의 4요소

① 벌어지고 있는 상황에 대해 편견이나 판단 없이 중립적으로 말한다. 마치 신문 기사를 이야기하듯이 사실을 있는 그대로 말한다.
② 자신의 신념, 의견, 이론, 상황에 대한 해석, 즉 이해를 보여준다.
③ 상대방을 비난하지 않으면서 자신의 감정을 간단히 기술한다.
④ 말하기 전에는 아무도 바라는 것을 명확히 할 수 없으므로 기대를 명확하고 분명하게 표현한다.

일치형 의사소통은 자기 자신, 타인, 상황에 대해 자각한 후 타인과 대화를 할 때 충분한 관심을 보이도록 한다. 그리고 자신의 신체 메시지를 자각하고, 자신의 방어와 가족규칙을 자각하도록 돕는 과정을 통해 이루어진다.

표 4-1_ Satir의 의사소통 유형 검사(자가진단법)

구분	문 항	체크
A	나는 상대방이 불편하게 보이면 비위를 맞추려고 한다.	
B	나는 일이 잘못 되었을 때 자주 상대방의 탓으로 돌린다.	
C	나는 무슨 일이든지 조목조목 따지는 편이다.	
D	나는 생각이 자주 바뀌고 동시에 여러 가지 행동을 하는 편이다.	
E	나는 타인의 평가에 구애받지 않고 내 의견을 말한다.	

구분	문 항	체크
A	나는 관계나 일이 잘못되었을 때 자주 내 탓으로 돌린다.	
B	나는 다른 사람들의 의견을 무시하고 내 의견을 주장하는 편이다.	
C	나는 이성적이고 차분하며 냉정하게 생각한다.	
D	나는 다른 사람들로부터 정신이 없다거나 산만하다는 소리를 듣는다.	
E	나는 부정적인 감정도 솔직하게 표현한다.	
A	나는 지나치게 남을 의식해서 나의 생각이나 감정을 표현하는 것을 두려워한다.	
B	나는 내 의견이 받아들여지지 않으면 화가 나서 언성을 높인다.	
C	나는 나의 견해를 분명하게 표현하기 위해 객관적인 자료를 자주 인용한다.	
D	나는 상황에 적절하지 못한 말이나 행동을 자주 하고 딴전을 피우는 편이다.	
E	나는 다른 사람이 나에게 부탁을 할 때 내가 원하지 않으면 거절한다.	
A	나는 사람들의 얼굴표정, 감정, 말투에 신경을 많이 쓴다.	
B	나는 타인의 결점이나 잘못을 잘 찾아내어 비판한다.	
C	나는 실수하지 않으려고 애를 쓰는 편이다.	
D	나는 곤란하거나 난처할 때는 농담이나 유머로 그 상황을 바꾸려 하는 편이다.	
E	나는 나 자신에 대해 편안하게 느낀다.	
A	나는 타인을 배려하고 잘 돌봐주는 편이다.	
B	나는 명령적이고 지시적인 말투를 자주 사용하기 때문에 상대가 공격받았다는 느낌을 받을 때가 있다.	
C	나는 불편한 상황을 그대로 넘기지 못하고 시시비비를 따지는 편이다.	
D	나는 불편한 상황에서는 안절부절못하거나 가만히 있지를 못한다.	
E	나는 모험하는 것을 두려워하지 않는다.	
A	나는 다른 사람들이 나를 싫어할까 두려워서 위축되거나 불안을 느낄 때가 많다.	
B	나는 사소한 일에도 잘 흥분하거나 화를 낸다.	
C	나는 현명하고 침착하지만 냉정하다는 말을 자주 듣는다.	
D	나는 한 주제에 집중하기보다는 화제를 자주 바꾼다.	
E	나는 다양한 경험에 개방적이다.	
A	나는 타인의 요청을 거절하지 못하는 편이다.	

구분	문 항	체크
B	나는 자주 근육이 긴장되고 목이 뻣뻣하며 혈압이 오르는 것을 느끼곤 한다.	
C	나는 나의 감정을 표현하는 것이 힘들고, 혼자인 듯한 느낌이 들 때가 많다.	
D	나는 분위기가 침체되거나 지루해지면 분위기를 바꾸려 한다.	
E	나는 나만의 독특한 개성을 존중한다.	
A	나는 나 자신이 가치가 없는 것 같아 우울하게 느껴질 때가 많다.	
B	나는 타인으로부터 비판적이거나 융통성이 없다는 말을 자주 듣기도 한다.	
C	나는 목소리가 단조롭고 무표정하며 경직된 자세를 취하는 편이다.	
D	나는 불안하면 호흡이 고르지 못하고 머리가 어지러운 경험을 하기도 한다.	
E	나는 누가 나의 의견에 반대해도 감정이 상하지 않는다.	

● 체크된 개수가 가장 많은 알파벳이 자신의 유형이다.

A: 회유형	B: 비난형	C: 초이성형	D: 산만형	E: 일치형

2 에릭 번(Eric Berne)의 교류분석(TA, transactional analysis)

교류분석(TA)은 1957년 미국의 정신과의사인 에릭 번에 의해 창안된 이론이다. 교류분석은 인간의 교류와 행동에 관한 이론체계로 대인관계 개선 및 개인의 성장과 변화를 위해 활용되고 있다.

교류분석 이론은 세 가지 철학적 가정에서 출발하는데 첫 번째 가정은 인간은 누구나 인간으로서의 존엄성과 가치를 가지고 태어난다는 것으로, 인간이 성장하는 과정에서 자기 자신에 대해서나 타인에 대해 부정적 감정을 띠기도 하지만, 원래 긍정적 자세를 가지고 태어난다는 것이다. 두 번째 가정은 인간은 누구나 사고할 능력을 가지고 있다는 것으로, 인간은 누구나 자기 스스로 사고할 수 있는 능력을 가지고 태어나기 때문에 인생에서 어떤 결정을 내리든지 모든 것은 자기 자신의 선택에 의한 자신의 책임이라 할 수 있다는 것이다. 세 번째 가정은 인간은 누구나 자기가 결정한 운명을 스스로 바꿀 수 있다는 것으로 부모 등 중요한 타인들의 기대와 요구에 영향을 받지만 유아기에 결정된 것을 다시 변화시키고 바꿀 수 있다는 것을 의미한다.

교류분석은 위에 제시된 세 가지 철학적 가정을 근거로 인간의 변화가능성과 긍정성에 초점을 두고 있기 때문에 인간의 사고, 감정, 행동을 긍정적으로 변화시키는 데 도움을 줄 수 있다. 상호 교류분석은 인간을 이해하고 성장과 변화를 촉진시키는데, 그 어떤 심리학적 접근방법보다 이론이 인간친화적이라고 할 수 있으며, 심리치료와 상담뿐 아니라 교육, 경영관리 및 의사소통 훈련의 분야에 이르기까지 다양하게 적용되고 있다.

1) 교류분석의 특징

① 교류분석은 무엇보다 뛰어난 성격이론이다. 즉, 세 가지 자아상태 모형을 통해 인간의 성격과 세 가지 자아상태가 어떻게 구성되고 작동하는지를 명백히 보여준다. 특히, 인간이 성장하면서 과거의 부적절한 영향을 깨닫게 하고 변화시킬 수 있는 방법을 제시해준다.

② 교류분석은 효과적인 의사소통 방법에 관한 이론이다. 의사소통은 인간관계의 중요한 결정인자로 성격 또는 부정적인 행동도 의사소통을 통해 변화시킬 수 있다.

③ 교류분석은 아동발달 및 부모교육에 대한 이론을 제공해준다. 교류분석은 진정한 삶을 살 수 있는 길을 제시해주고, 부모의 메시지가 어린 아이의 삶에 어떻게 영향을 주는지를 깨닫게 함으로써 좋은 부모로서 자녀를 성숙하게 양육하는 데 필요한 기준을 제시해준다.

④ 교류분석은 인간의 문제행동의 원인을 설명하고 개선할 수 있는 이론이다. 세 가지 자아상태 간의 경계가 모호하거나 경직되어 있을 때 일어날 수 있는 다양한 성격적 문제와 역기능적 행동들의 특성을 파악할 수 있다.

⑤ 교류분석은 상담과 심리치료 방법으로 활용될 수 있다. 교류분석은 개인 및 집단치료, 가족치료, 부부치료에서도 좋은 도구로 사용되고 있으며, 다양한 심리적 장애를 치료하는 데 활용되고 있다.

2) 자아상태와 기능

자아상태란 특정 순간에 한 개인의 성격의 일부를 드러내는 것으로 교류분석에서는 부모자아상태(parent ego-state), 성인자아상태(adult ego-state), 아동자아상태(child ego-state)의 세 가지 특징적인 형태로 제시하고 있다. 이 세 가지 자아상태는 다시 5

가지 자아상태로 구분되는데 부모자아상태는 양육적인 부모자아(NP)와 비판적인
부모자아(CP)로 구분되고, 성인자아상태는 성인자아(A)로, 아동자아상태는 자유로
운 아동자아(FC)와 순응적인 아동자아(AC)로 구분된다.

(1) 부모자아(P)

부모자아는 주로 부모나 형제 또는 정서적으로 중요한 인물들의 행동이나 태도로
부터 영향을 받아 형성된다. 부모들이 말하고 행동하는 것을 모방하고 학습하면서
그대로 받아들인다. 부모자아상태에 놓여 있다는 것은 실제로 부모가 보여주었던
행동을 그대로 드러낸다는 것을 의미한다. 양육적인 부모자아(NP)와 비판적인 부모
자아(CP)는 긍정적인 측면과 부정적인 측면을 기준으로 나누어진다.

① 양육적인 부모자아(NP)

양육적인 부모자아는 부모가 보여준 행동을 본받아 남을 도와주고 배려하며 온
정, 지지, 격려를 표현할 때 기능을 한다. 양육적인 부모자아로 기능을 하는 사람은
다른 타인에 대해 수용적이며, 보호적, 배려적, 동정적이어서 말투도 온화하고 부드
러우며 자세도 수용적이고 보호적이다. 너무 강하면 헌신적이며, 너무 약하면 방임적
이 될 수 있다.

> ● "너는 할 수 있어.", "잘했어.", "두려워하지 마!" 등

② 비판적인 부모자아(CP)

비판적인 부모자아는 부모의 윤리, 도덕, 가치판단이 그대로 내면화된 것이다. 과
거 부모나 부모와 같은 권위적 인물들이 했던 방법을 모방하여, 남의 행동을 통제하
거나 비판할 때 비판적인 부모자아가 기능을 한다. 비판적인 부모자아로 기능하는
사람은 고집스럽게 자기의견만 주장하고 고집스러운 방식으로 기능하며, 남을 가르
치려 하고 통제하며 비판한다. 적절한 비판적 부모자아는 사회체제나 규범을 제대로
지키는 데 도움이 되지만, 심한 경우 자신의 삶을 살아가는 데 방해가 되기도 한다.
너무 강하면 지배적이고, 너무 약하면 관용적일 수 있다.

> ● "너는 나빠.", "~해서는 안 된다.", "~해야만 한다." 등

(2) 성인자아(A)

성인자아는 객관적으로 현실을 파악하고자 하는 성향을 가지고 있다. 외부세계는 물론 모든 자아상태로부터 정보를 수집하고, 저장하며, 인용한다. 현재의 상황에 효율적으로 적응하기 위해 부모자아와 아동자아에서 오는 정보가 현재의 상황에 적절한지 아닌지를 판단하여 자아상태들 간의 갈등을 중재한다. 성인자아는 가장 원숙하고 바람직한 자아로 감정에 지배되지 않는다. 성인자아는 세 가지 자아 중 가장 늦게 발달하며, 과거의 영향을 받지 않고 지금 - 여기의 상황에 맞는 가장 적절한 사고, 행동 및 감정을 나타낸다. 너무 강하면 현실적이고, 너무 약하면 즉흥적일 수 있다.

> ▶ "누가, 언제, 어디서, 무엇을, 왜, 어떻게", "무엇이 잘못이냐 하면..." 등

(3) 아동자아(C)

아동자아는 인간 내면에서 발생하는 모든 충동, 감정, 부모와의 관계를 통해 만들어진 감정과 경험 그리고 그에 대한 반응양식이 내면화된 것으로 어린 시절의 흔적을 저장해 놓은 것이다. 어릴 때 자주 했던 생각, 자주 느꼈던 감정 또는 자주 했던 행동을 나타낼 때 아동자아상태에 놓여 있다고 할 수 있다. 아동자아는 성격의 한 부분으로 지나치게 억압되거나 파괴적일 때는 삶을 즐기지 못하는 경우가 많고, 긍정적이고 행복한 감정을 가지고 있을 때는 어려운 상황에서 건설적으로 대처해 나갈 수 있는 능력을 가지게 된다.

아동자아는 부모나 중요한 사람의 반응과 관계없이 자유롭게 자신을 나타내고자 하는 자유로운 아동자아(FC)와 부모나 권위자로부터 관심을 얻고자 하는 순응적인 아동자아(AC)로 구분된다.

① 자유로운 아동자아(FC)

자유로운 아동자아는 자연적으로 형성되는 부분으로 부모의 영향을 받기 이전에 발생한다. 이 자아의 기능은 본능적, 자아중심적, 적극적이고, 호기심이나 창의력이 뛰어나 사회환경에 구애받지 않고 쾌감을 추구하고 불쾌감이나 고통을 피하려고 한다. 긍정적인 감탄사를 자주 사용하고, 잘 웃거나, 잘 우는 사람은 자유로운 아동자아가 강하게 작용하고 있는 사람이다. 자신의 목표를 성취하면 만족하고, 실패하면 분노하는 행동을 나타낸다. 너무 강하면 개방적이고, 너무 약하면 폐쇄적일 수 있다.

> ▶ "이 울보야~", "~다 해먹어라" 등

2 순응적인 아동자아(AC)

순응적인 아동자아는 참된 감정이나 욕구를 우선하기보다는 주변 사람들을 우선시하고 그들의 기대 수준에 맞추려고 지나치게 노력하는 자아이다. 주위 사람들로부터 인정받기 위해 주위 사람들의 기대와 요구에 순응하게 된다. 즉, 부모 또는 주위 사람들의 기대에 순응하기 위해 나타냈던 행동을 재연할 때 순응적인 아동자아상태에 놓여 있다고 할 수 있다. 또한 주체성이 없고, 본래의 자신을 드러내지 못하기 때문에 욕구불만, 열등감, 현실회피, 의존적, 자기비하의 경향을 가지게 된다. 부모의 비난을 방어할 방법으로 감정을 다루기 위해 보통 수행이나 행동 지연의 방법을 이용한다. 너무 강하면 의존적이고, 너무 약하면 독단적일 수 있다.

> "화제를 바꾸자.", "두고 보자" 등

3) 교류분석의 종류

어떤 사람의 자아상태와 타인의 자아상태가 서로 자극과 반응을 주고받을 때 교류가 이루어진다. 인간관계는 의사소통에 의해 형성되고 성장하기도 하지만 악화되기도 한다. 교류분석은 개인과 개인이 교류할 때 주로 어떤 자아가 기능하며, 어떤 문제를 일으키는지 체계적으로 분석하여 인간관계의 문제점을 해결하도록 도와주는 과정으로, 상호보완적 교류, 교차적 교류, 이면적 교류의 세 가지 유형으로 구분된다.

(1) 상호 보완적 교류(complementary transaction)

보완적 교류라고도 하며, 발신된 메시지나 자극이 적합한 자아상태로부터 기대했던 응답이나 반응을 받는 교류방법이다. 이 교류는 자신의 부모자아상태, 아동자아상태, 성인자아상태와 상대방의 부모자아상태, 아동자아상태, 성인자아상태가 서로의 욕구를 충족시키기 위해 자극과 반응 사이에 항상 평행관계를 유지하게 된다. 상호보완적 교류에서는 두 사람 사이에 심리적 갈등이 없고 인정이나 어루만짐이 서로에게 보완적이기 때문에 원만한 의사소통이 이루어진다. 두 사람의 사회적 자극에 대한 요구가 서로 바라는 방향으로 채워지기 때문에 문제가 없는 상호 교류 형태이다. 상호 보완적 교류가 나타나는 예는 〈그림 4-2〉와 같다.

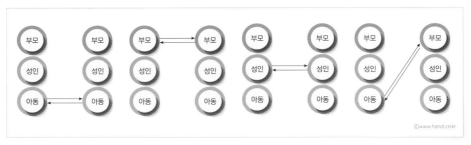

🔷 그림 4-2_ 상호 보완적 교류의 예

(2) 교차적 교류(crossed transaction)

두 사람이 서로 의사소통할 경우 자극과 반응이 평행을 이루지 못하고 서로 다른 자아상태로 교류가 이루어질 때 나타난다. 즉, 상대방이 원하는 욕구가 무시되거나 잘못 이해되어 나타나는 반응으로 대화의 단절, 무시, 침묵, 화제전환, 싸움 등이 일어나는 경우가 많고 인간관계에서 여러 가지 문제를 일으키는 역기능적 의사소통을 하게 된다. 예를 들면, 성인자아로 합리적인 문제해결을 원하는 사람이 부모자아상태인 상대방에게 호소하여 다 알아서 해주기를 바랄 경우 역기능적인 의사소통이 이루어질 수 있다. 그러나 이 경우 상대방이 유도하는 자아상태로 반응하면 다시 상호 보완적 교류가 이루어질 수 있다. 교차적 교류가 나타나는 예는 다음 〈그림 4-3〉과 같다.

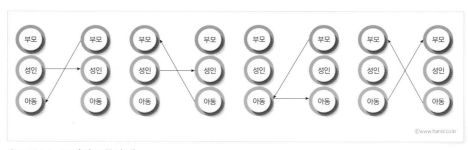

🔷 그림 4-3_ 교차적 교류의 예

(3) 이면적 교류(ulterior transaction)

두 종류 이상의 자아상태가 동시에 작용하는 2차원적인 교류방법으로 하나는 밖으로 드러나는 사회적 메시지, 다른 하나는 속에 숨어 있는 심리적 수준의 비밀메시지로 이중전달되는 경우이다. 즉, 한 가지 자극을 가지고 두 가지 사실을 동시에 의미하는 복잡한 교류방법이다. 속임수가 내재해 있고, 여러 가지 혼란이나 정신적 질환의 원인이 될 수 있다. 예를 들어 사회적 수준의 메시지는 언어적 의사소통으로 전달되지만, 심리적 수준의 비밀메시지는 비언어적 메시지를 통해 전달되는데 대인관계에서의 갈등이 주로 심리적 수준의 비밀메시지로 전달된다. 이면적 교류가 나타나는 예는 다음 〈그림 4-4〉와 같다.

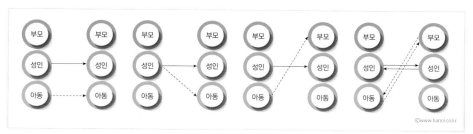

©www.hanol.co.kr

🏵 그림 4-4_ 이면적 교류의 예

4) 교류의 개선

사람과 사람 사이에 교류가 이루어진다는 것은 각각의 특정 자아상태에서 자극과 반응이 나오는데, 자아상태 간의 경계가 분명하고 개방적일 때는 상황에 적절한 자극이나 반응을 나타낼 수 있다. 교류분석은 성격의 구조뿐만 아니라 사람들의 심리적 기능, 의사소통의 체계나 구성을 분석하는 방법을 제공함과 동시에 자아상태를 보다 바람직한 방향으로 변화시켜 인격을 건강하게 형성하고 발달시키는 데 효과적이다.

📍 자아상태에 따른 적절한 자극과 반응

CP   상대방의 행동을 비판 또는 통제할 필요가 있을 때

NP   따뜻한 온정이나 위로가 필요할 때

A   사실에 입각한 의견이나 판단이 필요할 때

FC   자기 자신을 있는 그대로 개방해야 할 때

AC   사회의 규범이나 상대방의 입장을 고려해야 할 때

하버마스는 의사소통적 합리성과 절차적 합리성에 의한 민주주의의 확립을 추구하는 비판적 사회이론을 전개하기 위한 규범적 기초로 의사소통 행위이론을 마련하였다. 하버마스의 의사소통 행위이론은 의사소통능력이 말하는 사람의 언어적 문장의 형성을 위한 규칙의 단순한 습득뿐 아니라 사회 속에서 의사소통을 하는 능력과 상관이 있음을 밝히고 있다. 의사소통행위는 사람들 간의 언어에 대한 이해 정도와 관련된 행위이다. 어떤 목표의 달성, 도덕적 설득, 반가워하는 마음의 표현 등을 수행하기 위해서는 반드시 언어적 상호 이해가 필요하기 때문에 의사소통행위는 인간의 삶에서 이루어지는 다양한 행위들의 기초라고 할 수 있다.

1) 화행

의사소통행위란 말하는 사람과 듣는 사람의 상호 이해에 기반한 동의에 기초하여 이루어지는 의사소통행위를 말하며, 말하는 사람과 듣는 사람이 하고 있는 언어적 행위가 어떠한 조건에서 수용될 수 있는지 서로 이해한다는 것을 의미한다. 하버마스는 막스 베버의 사회학 방법론에 의사소통적 행위를 추가하여 언어가 합리적 행위와 관련되어 있고, 모든 행위는 합리적 타당성 주장과 토의를 통해 이루어지는 것이 중요하다고 강조하였다. 또한 오스틴(Austin)과 썰(Searl)의 화행이론(언어적 행위)을 도입하여 의사소통적 화행과 조작적 화행에 대한 개념을 추가하여 주체들 간 행위와 화행에 있어 의사소통적 합리성이 전제되어야 한다고 주장하였다.

🔍 하버마스의 화행이론

화행(언어적 행위)	정 의
명령적 화행	• 말하는 사람이 듣는 사람으로 하여금 원하는 바를 산출하도록 움직이게 하는 것
서술적 화행	• 객관세계 안에서 사실을 재현하고자 하는 것
규제적 화행	• 공동의 사회세계 안에서 정당한 것으로 인정되는 상호관계를 산출하고자 하는 것
표출적 화행	• 주관세계와 관계하여 주관적 체험을 청중 앞에 노출하고자 하는 것
의사소통적 화행	• 의사소통 과정에 대한 성찰적 관계로 정의하는 것 • 타당성 주장에 대한 논증적 대응과 관계된 것
조작적 화행	• 논리학이나 수학 등에서 추론, 계산, 분류 등 구성적 규칙 적용을 나타내는 것

2) 행위

하버마스의 의사소통 행위이론은 인간의 행위를 인도하는 지식을 구성하는 성취지향적 행위, 이해지향적 행위로 구분하였다. 성취지향적 행위는 행위자가 효용의 극대화를 기준으로 취하는 행위로 도구적 행위와 전략적 행위로 구분된다. 도구적 행위는 개인적인 차원에서 행위의 기준이 기술적 행위규칙의 준수와 목표달성의 효과적 개입이 있을 때 이루어지며, 전략적 행위는 사회적인 관점에서 행위자가 다른 사람의 행위를 고려해 자신의 행위가 얼마나 효과적으로 목표달성에 기여하는지를 기준으로 행동할 때 이루어진다.

이해지향적 행위는 행위자들 사이의 이해를 통해 서로 조정되는 행위를 말하며, 다른 행위자들과의 상호작용을 전제로 한 사회적인 행위이다. 따라서 이해지향적 행위는 다른 사람과의 교류를 통해서 일어나는 행위라는 측면에서 의사소통행위라고도 한다.

하버마스의 행위 유형

구분	성취지향적 행위	이해지향적 행위
비사회적	도구적 행위	-
사회적	전략적 행위	의사소통적 행위

3) 행위의 타당성

하버마스의 의사소통행위는 의도된 행위를 관철하려는 전략적 행위와는 구별된다. 이성적이거나 합리적이라고 할 때는 타당성 주장들의 제기와 수용의 행위와 관련되어 있다. 자신이 타당성 주장을 제기하면서 상대가 이성적이라고 전제할 때 자신도 이성적일 수 있다. 대부분의 사람들은 갈등과 의견 불일치 상황에서 물리적인 싸움이나 전략적 행위들을 통해 해결하고자 하지만, 의사소통의 불일치와 갈등을 어떻게 해결하건 간에 보편적 타당성 주장들은 인간의 언어구조 그 자체 안에 내재해 있다. 타당성 주장은 부드럽고 완고한, 좀처럼 해결되지 않지만 결코 침묵하지 않는 이성의 힘이 작동하고 있다. '가능한 의사소통의 일반적 구조' 안에는 '언제나 이미'와 같은 타당성 주장들이 전제되어야 한다는 것을 의미한다. 모든 의사소통행위자는 이해가능성, 진리, 정당성, 정직의 4가지 타당성 요구를 제기한다. 4가지 타당성 요구는 모든 대화 상대자가 이성적으로 행위하기를 요구하기 때문에 합리적이라고 할 수 있다. 의사소통행위에서는 참여한 행위자의 행위계획이 자기 중심적인 성과계산을 목표로 세우지 않고, 상호 이해의 행위를 목표로 한다. 의사소통행위는 행위의 종류, 타당성 요구, 세계와 관련된 차원에서 볼 때 다른 행위보다 포괄적이고 장점을 가지고 있다. 그러나 의사소통행위가 의사소통과 동일시되지 않고, 언어행위를 통하여 표현되지만 언어행위와 일치하지 않는 상호작용의 한 유형이라는 점에 유의해야 한다.

하버마스의 의사소통적 행위와 다른 행위 개념

행위의 종류	타당성 요구	세계관련
목적론적 행위	진리	객관적 세계
규범적 행위	정당성	사회적 세계
연극론적 행위	정직	주관적 세계
의사소통적 행위	상호 이해	위의 세 세계와의 반성적 관계

4) 생활세계

하버마스는 사회질서의 원 토대 역할을 하는 생활세계라는 개념을 도입하였다. 생활세계는 의사소통적 행위의 보충개념으로 의사소통행위가 이루어지는 바탕이자 배경으로서 그 존재의미를 갖는다. 현실세계에서 사람들의 의사소통적 행위는 언제나 일정한 문화적 맥락, 지평과 배경을 바탕으로 이루어진다. 생활세계는 이러한 일상적 삶을 실천함에 있어 당연하게 받아들여지고 문화적 맥락, 지평과 배경을 의미한다. 생활세계는 인간의 모든 의사소통의 과정에서 처음부터 전제되어왔고, 합리성은 바로 이 생활세계와 관련 있다. 의사소통행위자들은 생활세계를 벗어나지 않고 생활세계의 지평 내에서 지식에 기초하여 생활세계에서 항상 움직이고 있다. 이 지식은 대부분 무의식적인 것으로 행위상황은 참여자들에게 순간순간 그들의 생활세계의 중심을 형성하기 때문에 생활세계는 말하는 사람과 듣는 사람이 만나는 초월적인 장소가 된다. 말하는 사람과 듣는 사람의 발언과 타당성 주장이 세계(객관세계, 사회세계, 주관세계)와 부합하고, 이런 타당성 주장에 대해서 비판하고, 의견 불일치가 있을 경우 동의를 이끌어내기 위한 토의가 가능한 공간이 바로 생활세계이다. 생활세계는 전형적 친숙성을 통해 의사소통행위자들이 공유하고 당연히 전제하는 공통의 바탕

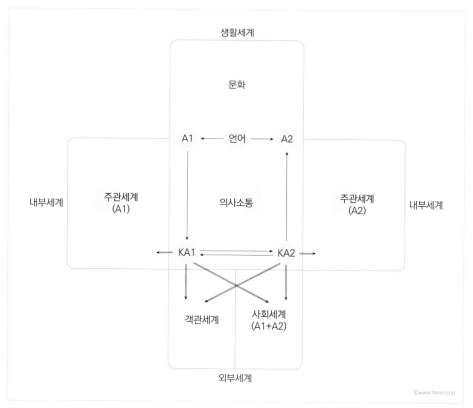
을 이루고 있다.

생활세계가 모든 사람에게 타당성과 신뢰성의 원천으로서 모든 일상적 실천의 바탕이 될 수 있는 것은 언어적 상호 이해의 상호 주관성에 맞추어지는 사회적 아프리오리(경험하기 이전에 인간이 본질적으로 지니고 있어, 대상을 인식하는 근거가 되는 것) 때문이며, 이런 점에서 하나의 언어적 의사소통을 위한 선험적 장소이다. 언어와 문화는 생활세계를 구성하는 요소로 의사소통행위와 관련하여 생활세계의 개념을 문화적 관점에서만 이해하는 것은 바람직하지 않다. 의사소통행위는 상호 이해와 해석의 과정으로 이해해야 할 뿐 아니라 사회적 통합과 사회화 과정을 의미하는 것으로 이해되어야 한다. 생활세계의 구성요소는 문화, 사회, 인격이다. 생활세계는 이 중 어느 한 가지가 아닌 세 가지 요소의 복합적 연관체로, 각각의 의사소통을 근간으로 나름대로의 재생산구조(문화적 재생산, 사회적 통합, 사회화)를 갖추고 있다. 생활세계는 의사소

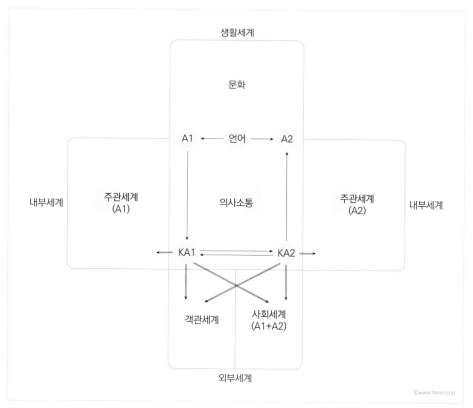

🌸 **그림 4-5_** 하버마스의 세계와 의사소통행위

- 생활세계는 체험하는 주체에게 확실하게 제공되기 때문에 전혀 문제시되지 않으나 아마도 와해될 수는 있다.

- 생활세계의 확실함은 언어적 상호 이해의 상호 주관성 안에 세워진 사회적 선험에 의존한다.

- 상황은 바뀌나 생활세계의 한계는 넘어설 수 없고 원리적으로 다함이 없는 관계를 형성한다.

통행위를 통해 재생산구조에 맞추어 합리적으로 구조변화를 한다. 행위자의 직접적 의도가 아닌 간접적 의도의 측면에서 역동적이고 복합적으로 이해할 경우에만 생활세계의 문화주의적 축소를 피할 수 있다. 언어적 의사소통행위를 중심으로 생활세계를 해석할 경우만 주관주의적 한계를 벗어날 수 있다.

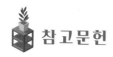

참고문헌

- 구영은 · 김지연 · 홍문표 · 김영길(2017). 한국어 대화문 화행 자동분류를 위한 언어학적 기반연구. 제29회 한글 및 한국어 정보처리 학술대회 논문집. 17-22

- 박미정 · 오두남(2017). 대학생의 의사소통기술이 대인관계 만족도 및 주관적 행복감에 미치는 영향. 한국콘텐츠학회논문지. 17(11). 423-434

- 박수진 · 노지영 · 김경란 · 김민 · 신해진 · 오숙희 · 정인주 공저(2015). 상담이론과 실제. 은학사. 114-117

- 박인철(2006). 생활세계와 의사소통: 후설과 하버마스의 비교를 중심으로. 철학과 현상학연구. Vol. 31. 1-33

- 박종대(2001). 하버마스의 의사소통적 행위이론에 관한 연구. 사회와 철학 Vol. 1. 169-225

- 신명선 · 김효정 · 장현진(2021). 교사의 의사소통능력 관련 요소에 대한 중요도와 수행도. 언어치료연구. 30(1). 115-123

- 안효자 · 이영내 · 김명자 · 김현미 · 송민선 · 조금이 · 유성자 · 권유희 · 김미진 · 김정윤 · 김효정 · 손영주(2018). 인간관계와 의사소통(3판). 수문사. 114-129

- 이경리 · 김정선 · 임현희 · 황종원 공저(2019). 상담의 기본원리. 수문사. 184-189

- 이경순 · 이미경 · 김경희(2012). A to Z 인간관계와 의사소통. 서울: 현문사. 103-106

- 장춘익(2008). 의사소통행위이론. 나남출판

- 전우경 · 문가영 · 박지연 · 박정은 · 한용수(2018). 교류분석 관점에서 그림책 「무지개 물고기」 분석. 교류분석상담연구. 27-46

- 정문자(2003). 사티어 경험적 가족치료. 서울: 학지사. 77

- 정민영 · 배정이(2019). 간호대학생의 의사소통 관련 교육요구도. 한국간호과학회지. 28(1). 91-101

- 조향숙 · 정경인 · 김명희(2020). 의사소통. 서울: 수문사. 4-45

- 최숙희 · 안은선 · 임현희 · 최명희(2019). 인간관계와 의사소통. 경기: 청운출판사. 131-138

- 한국간호연구학회(2019). 건강한 인간관계를 위한 의사소통 기술. 서울: 퍼시픽북스. 89-108

- Berlo David K.(1960). The process of communication. New York: Holt. Rinehart and Winston. 30

- Trenholm S. Jensen A.(2013). Interpersonal Communication. NY: Wadsworth Publishing Company. 402

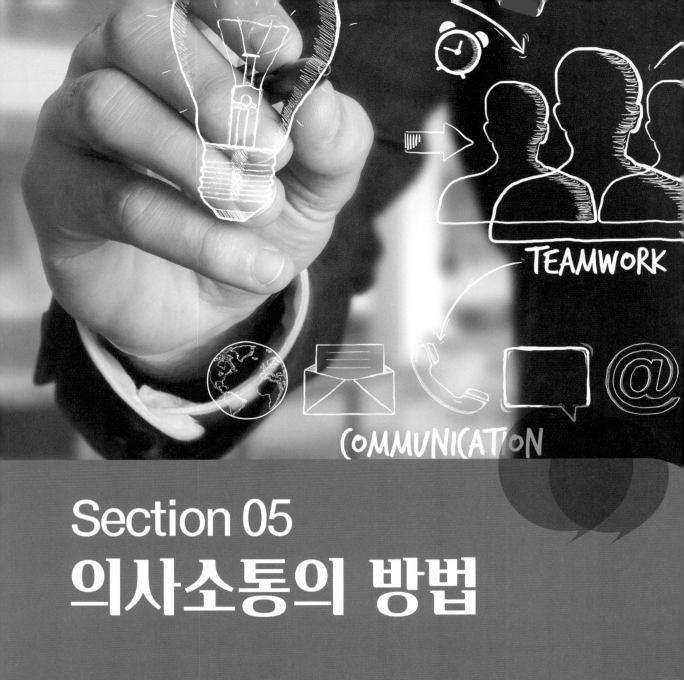

Section 05
의사소통의 방법

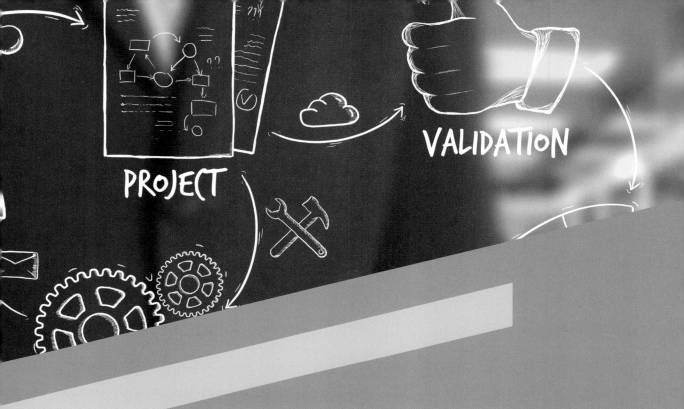

- 언어적 의사소통의 특징을 확인한다.
- 비언어적 의사소통의 특징과 유형을 확인한다.
- 효율적 의사소통의 개념을 확인하고 설명한다.
- 비효율적 의사소통의 개념을 확인하고 설명한다.
- 대면면접 상황에서 의사소통을 적용한다.
- AI면접 상황에서 의사소통을 적용한다.

언어적 의사소통과 비언어적 의사소통

1 언어적 의사소통

1) 언어적 의사소통의 특징

언어적 의사소통은 말이나 글과 같은 단어를 통해 사고와 정서를 공유한다. 우리는 의사소통을 통해 지식과 정보를 습득하고 일상생활에서 직면하는 문제를 해결하며, 대인관계를 형성, 유지, 발전시키고 정서를 교감한다. 언어적 의사소통은 가장 흔한 의사소통 수단이지만 감정이나 미묘한 언어의 느낌을 전달하는 데 있어서는 효과가 낮은 방법이며, 인간의 의사소통 방법 중 아주 작은 부분을 담당한다.

언어는 고도의 사회적 상징이다. 상징적 언어의 사용은 인간 상호작용에서 수많은 복잡성의 원인이 된다. 언어는 표면적 의미와 함축적 의미를 모두 가지고 있기 때문에 같은 단어라도 서로 다른 사회나 문화권에서 의미가 다르게 적용될 수 있다. 두 사람이 동일한 문화적 배경을 가졌다 할지라도 한 단어에 대한 정신적 이미지가 똑같지 않을 수 있다. 비록 이들이 같은 것을 이야기하고 있다 할지라도 두 사람은 분명히 다른 두 가지에 관하여 이야기할 수 있다. 언어 또는 말의 내포가 두 사람 사이에서 서로 다를 때 의미는 변한다. 따라서 말하는 사람의 성격과 문맥은 언어의 특정의미에 영향을 미친다.

언어적 의사소통을 할 때 사람들은 사용되는 말이 같으면 뜻도 같을 것이라고 생각한다. 그러나 언어는 상징일 뿐이므로 두 사람에게 어떤 말이 정확하게 동일한 의미를 가지는 경우는 거의 드물다. 언어로 '우울한(depressed)', '상처 입은(hurt)'과 같이 추상적인 의미를 전달할 때 잘못 이해하거나 잘못된 해석이 있을 수 있고 다양한 감정 상태나 개인의 생각은 언어로 쉽게 표현하기 어렵다. 그러므로 언어적 의사소통의 한계와 문제점을 인식하고 자신이 이해한 것을 점검하며 비언어적 수준의 정보를 통합하여 이러한 문제점을 해결하고자 노력해야 한다.

2) 말하기에서 언어적 요소

다양한 교류방식이 생겨났음에도 불구하고 대부분의 사람들에게 대화는 가장 일반적인 언어사용의 현장이다. 우리는 각양각색의 사람들과 어울려 살면서 대화를 주고받으며 다양한 욕구를 충족하고 살아간다.

말이 어떻게 조합되고 대화에서 전달되는가는 중요한 문제이다. 말의 의미는 말 자체가 아닌 그것을 사용하는 사람 안에 존재한다. 사람은 사고방식이나 성격, 사회적 위치 및 환경에 따라 모두 다르게 말할 수 있다. 그러므로 언어적 표현은 분명하고 완전하며 구체적이고 쉽게 이해되어야 한다. 또한 말은 상황의 의미를 과장하거나 축소하여서도 안 된다. 모호하거나 애매한 중의적 표현은 신뢰할 수 없으나, 간결하고 조리 있게 말하는 메시지는 신뢰할 수 있다.

말의 선택에서 그 분야의 전문가나 알 수 있는 전문용어나 지나치게 어려운 용어를 사용하는 등 이해할 수 없는 단어를 사용한다면 의사소통이 원활하지 못할 것이다. 예를 들어, 학생들을 대상으로 특정 질병을 예방하기 위한 방법을 교육할 때 보건교사가 학생들이 알아듣지 못하는 전문 의학용어를 사용해 교육을 실시한다면 교육 후 학생들의 반응이나 결과는 매우 실망스러울 수 있다. 그러나 전문가끼리의 의사소통에서는 전문용어 사용이 권위와 신뢰도를 높일 수 있다. 또한 연령대에 따라 같은 단어의 표현이라도 다르게 이해하는 경우도 있고, 특정 직업군 사람에게 자주 사용되는 용어가 다른 집단에게는 다른 의미로 사용될 수 있기 때문에 연령대나 사회활동에 따라 어휘의 선택을 달리할 필요가 있다.

언어를 사용한다는 것은 생각을 전달하기 위해 단어를 선택하는 것 이상이다. 각 언어는 다른 언어와는 구별되는 독특한 속성을 가지고 있다. 의사소통하는 사람이 특정 문화권에서 사용하는 언어적 방식을 다른 문화권에서 사용할 때 문제가 생길 가능성이 크다.

문화인류학자 홀(Hall)은 언어를 사용하는 데 뚜렷하게 다른 두 문화적 방식을 확인했다. 저맥락문화(low-context cultures)에서는 일반적으로 생각과 느낌을 직접적이고 간결하게 표현하는 것을 바람직하게 여긴다. 반면 고맥락문화(high-context cultures)에서는 사회적 조화를 유지하는 언어를 가치 있게 생각해서 간접적이고 복잡한 언어사용을 선호한다. 북미 문화는 저맥락문화 쪽에, 대부분의 아시아와 중동 문화는 고맥락문화 쪽에 위치한다.

고맥락문화에 속하는 우리말의 문화적 전통은 논리적 메시지의 전달보다 자기수양과 대인관계 및 사회질서의 유지를 더욱 강조하였다. 우리말에는 사람이나 사물을 높여서 이르는 높임말(존댓말)이 있다. 높임의 표현에는 다양한 방식이 존재하는데 그중 말하는 이가 듣는 이를 높이거나 낮추어 표현하는 상대 높임법이 있다. 상대 높임법에 따른 종결 어미는 공식적이거나 객관적일 때 사용하는 '하오체(예사 높임)', '합쇼체(아주 높임)'와 비공식적이고 주관적일 때 사용하는 '해요체(두루 높임)'가 사용된다. 또한 높임 보조사 '요'를 종결어미 뒤에 붙여 청자에게 존대의 뜻을 나타내는 보조사를 사용하기도 한다.

언어는 정보를 전달하는 역할도 하지만 사람과 사람의 관계를 형성하고 발전시키는 중요한 매개이다. 사람과 사람의 대화는 혼자가 아니라 함께 만들어가야 하는 측면에서 '협력'이 중요하며 상대와의 인간관계를 고려해야 하는 측면에서 '예의'가 중요하다. 이 두 가지의 현실적인 적용에서 개인이나 문화에 따른 차이가 있음에도 불구하고 대상자의 언어적 표현과 언어양식에 세심한 주의를 기울이고 그 내용을 반영하려는 노력이 필요할 것이다.

2 비언어적 의사소통

1) 비언어적 의사소통의 특징

매일 우리는 가족, 친구, 동료, 심지어 낯선 사람과도 의사소통을 하는데 우리가 의사소통하는 내용 중 일부만이 언어적으로 소통한다. 타인과의 상호작용을 통해 전달하는 대부분의 내용은 말언어가 아닌 신체언어를 사용하여 이루어진다. 예를 들어, 누군가를 만났을 때 미소 짓는 것은 친근함, 수용 그리고 개방감을 전달한다. 이를 '비언어적 의사소통'이라 하며 눈 맞춤, 얼굴 표정, 음성, 몸의 움직임과 자세, 눈맞춤, 접촉, 공간, 침묵, 예의, 그 외 언어를 사용하지 않고도 의사소통을 할 수 있는 신체언어를 의미한다. 이러한 비언어적 요소는 감정과 태도를 전달하는 데 중요한 요소이며 언어와 비언어적 요소가 일치하지 않을 경우에 사람들은 비언어적 요소를 믿는다. 의사소통에서 비언어적 의사소통의 상대적 중요성을 강조한 메러비안(Albert Mehrabian)의 '7-38-55 법칙'이 대표적이다. 예를 들어, 어떤 사람이 "나는 아무런 문제가 없습니다."라고 말하면서도 목소리가 떨리고 눈 접촉을 피하면서 강직된 자세를 보이면 듣는 사람은 언어적 의사소통(말의 문자적 의미 7%)이 아니라 비언어적(청각적 의미 38% + 시각적 의미 55%)인 의사소통을 신뢰하게 된다는 것이다. 사람은 누구나 의식적이든 무의식적이든 비언어적 의사소통을 사용하며, 비언어적 의사소통은 말의 의미와 감정과 태도를 전달하는 데 매우 중요하다.

2) 비언어적 의사소통의 유형

(1) 얼굴 표정(facial expression)

비언어적 의사소통의 가장 일반적인 형태 중 하나는 얼굴 표정으로 개인의 감정이나 심리 상태를 그대로 드러내므로 상대방을 파악하는 첫 번째 정보가 된다. 표정은 마음속에 품은 감정이나 정서와 같은 심리 상태가 겉으로 드러나는 것으로 특히 사람의 얼굴은 표현력이 뛰어나 말 한마디 하지 않고도 수많은 감정을 전달할 수 있다. 눈썹, 눈, 입, 안면 근육을 사용하여 의사소통하면 감정과 정보를 전달할 때 매우 효과적이다. 그러므로 얼굴 표정은 비언어적 의사소통의 다른 형태와 달리 보편성을 갖는다. 즉, 행복, 슬픔, 분노, 놀람, 두려움, 혐오감에 대한 표정은 다른 문화권에서도 동일하다. 대표적으로 미소는 기쁨이나 즐거움으로 해석될 수 있고, 얼굴 피부가 붉어지거나 커다란 눈모양은 놀람이나 당혹스러움을, 꽉 다문 입술은 적개심이나 집중을, 붉어진 눈시울과 떨리는 입술은 슬픔이나 분노의 표현으로 해석된다.

무표정은 상대방에게 부정적이고 방어적인 느낌을 줄 수 있으며, 그리고 눈썹을 올리고 눈을 크게 뜬 채로 말하면 놀랐다는 의미를 분명하게 전달할 수 있다.

(2) 몸의 움직임과 자세(body movement and posture)

의사소통 방법은 매우 다양하지만 일반적으로 다른 사람에게 정보를 전달하기 위해 의도적이거나 혹은 의도하지 않게 몸의 움직임을 사용한다. 앉아 있거나 고개를 들고 있는 방식에 의해서도 메시지를 분명하게 전달하거나 강조할 수 있다. 대화 중에 손, 머리, 발 등 적절한 몸동작은 상대방에 대한 호감의 정도나 태도를 나타낼 수도 있다. 상대방 쪽으로 몸을 기울이고 고개를 끄덕이는 것은 상대방을 존중하며 대화에 집중하고 있음을 보여준다.

대화 중 고개를 끄덕이거나 혹은 상대방 쪽으로 몸을 기울이는 자세는 상대방에 대한 존중과 호감의 정도를 나타낼 수 있다. 그러나 팔짱을 끼거나 손가락으로 가리키는 것은 의도에 관계없이 상대방에게 적대적이거나 부정적으로 해석될 수 있다. 다리를 떨거나 주변의 물건을 계속 만지작거리는 것은 긴장의 의미일 수도 있지만 대화의 집중을 떨어뜨리기도 한다.

사람들은 자신의 생각을 손을 사용하여 흔들거나 손가락으로 가리키는 등 신체언어를 통해 표현할 수 있다. 하지만 이러한 신체언어는 그것을 어떻게 해석하느냐에 따라 각각 그 의미가 다르게 전달될 수 있으며, 특히 문화와 규범에 따라서 다르게 해석될 수 있다.

예를 들어, 손가락으로 만든 'OK' 표시는 우리나라와 미국에서는 '좋다'라는 긍정적인 메시지를 전달하지만, 독일에서는 '미치광이', 프랑스에서는 '형편없다', 러시아와 터키, 브라질, 중동, 아프리카에서는 외설적인 메시지를 전달한다. 우리나라 사람들이 사진을 찍을 때 흔히 사용하는 'V'자 손동작은 우리나라와 미국에서는 '승리 또는 긍정적 의미'를 전달하지만, 그리스와 터키에서는 경멸감을 전달하고, 영국과 호주에서는 모욕감을 전달한다.

우리나라에서는 '최고'라는 의미를 전달하기 위해 엄지손가락을 세우는 손동작을 한다. 그러나 호주에서는 매우 무례한 거절의 의미이고, 태국에서는 매우 심한 욕을 의미하며, 그리스에서는 '입을 다물라'는 위협적인 의미이다. 우리나라에서 손바닥을 펴서 세워 보이는 것은 '진정 또는 멈춤'의 메시지를 전달하지만, 그리스와 아프리카에서는 모욕적인 메시지를 전달한다.

또한 우리나라에서 손바닥을 펴서 흔들면 '손 인사'로 인식되지만, 그리스에서는 '당신이 하는 일이 잘되지 않기를 바란다'라는 부정적인 의미로 인식된다. 따라서 잘못된 해석을 피하기 위해 손, 발 등 몸의 움직임을 사용하는 방법에는 주의를 기울여야 한다.

(3) 음성(voice)

음성은 발음기관을 통해 내는 구체적이고 물리적인 소리이다. 사람들은 대화할 때 소리를 듣는 것 외에도 목소리를 읽는다. 즉, 의사소통에서 음성은 단지 말하는 소리가 아니라 말하는 방식을 의미하는데 억양, 성량, 속도, 어조, 목소리 등은 말의 의미를 전달하고 대화의 흐름을 조절하며 메시지의 강도를 전달하는 데 효과적이다.

여기에서 억양은 말할 때 음성의 높낮이에 나타나는 변화이며 성량은 내용을 강조하거나 감정을 표현하는 목소리의 크기를 의미한다. 속도는 말할 때의 속도로서 발음의 길이, 쉼, 감탄사 사용 등에 영향을 받는다. 말하는 속도의 차이는 메시지를 수신하고 이해하는 데 영향을 미친다. 말하는 속도가 느릴 경우 사람들을 지루하게 하고 주의를 분산시킬 수 있다. 속도가 빠를 경우 따라가기 어렵거나 중요한 내용이 전달되지 않을 수 있다.

어조는 말할 때의 분위기를 뜻하며 목소리는 개인마다 지니고 있는 소리의 특성을 의미한다. 이러한 음성은 현재 상황을 파악하는 데 도움을 준다. 성량이 높아지고 속도가 빨라진다면 긴박하거나 위급한 상황임을 의미할 수 있고, 반대로 중간 정도의 성량과 속도일 경우 안정적인 상황을 의미하기도 한다. 대화 시 억양, 성량, 어조에 변화가 없으면 상대방이 지루해 할 수 있고, 너무 크거나 작은 소리도 대화에 집중하는 것을 방해할 수 있다.

(4) 눈 맞춤(eye contact)

눈은 소통의 중요한 수단이며 일상생활에서 많은 메시지를 눈을 통해 주고받는다. 단지 눈의 생김새를 의미하는 것이 아니라 눈을 통해 전달되는 느낌에 의해서 메시지가 전달된다. 시각적인 감각은 대부분의 사람들에게 지배적인 영향을 미치기 때문에 상대방을 바라보는 시선, 즉 눈 맞춤은 비언어적 의사소통의 중요한 유형이다.

눈 맞춤은 대화의 흐름을 유지하고 상대방의 관심과 반응을 측정하는 데에도 중요하다. 눈 맞춤으로 상대방에 대한 관심, 애정, 적대감을 포함한 많은 것들을 소통할 수 있으며 사회적 상호작용 시 자동적으로 사용하는 의사소통 행동이다.

상대방과 대화할 때 눈 맞춤을 하지 않는 것은 대화에 흥미가 없거나 지루하다는 표현일 수 있다. 이렇게 되었을 때 말하는 사람은 상대방이 자신에게 주의를 기울이지 않기 때문에 무시를 받는다는 인상을 받게 된다. 그러므로 대화할 때 휴대폰이나 다른 곳을 보는 것은 상대방에게 무관심과 무례함을 전달할 수 있다. 자신감 있는 눈 맞춤은 상대방에게 신뢰감을 주지만 뚫어지게 쳐다보는 것은 또한 공격적이거나 불쾌감을 줄 수 있다.

그러나 자폐스펙트럼장애와 같은 일부 정신과 질환이 있을 경우에는 의사소통의 장애로 눈을 마주치고 유지하는 데 어려움이 있으므로 불쾌해하거나 눈 맞춤을 강요해서는 안 된다.

(5) 접촉(touch)

접촉은 주로 친밀감을 표현하고자 할 때 사용하는 비언어적 의사소통 방법으로 접촉을 통해 인사, 감사, 위로 등의 메시지를 전달할 수 있다. 이러한 형태의 의사소통은 신중하게 사용해야 하며 상대방의 동의가 필요하다. 상대방과 신뢰관계가 형성된 후에 사용해야 접촉을 통해 전달하고자 하는 메시지가 정확히 전달될 수 있다. 신뢰관계 형성 전의 성급한 접촉은 자신의 의도와는 다른 메시지가 전달될 수 있으므로 주의해야 한다. 또한 분노와 같이 부정적인 감정을 전달하는 데 사용해서는 안 된다.

보통 의사소통에서의 접촉은 자신과 상대방의 신체 일부를 만지는 것을 의미하지만 의복이나 안경, 볼펜 등의 물건을 만지는 행동도 접촉의 범주에 포함된다. 일반적으로 긍정적이거나 개인적인 관점에서 접촉을 사용할 수 있다. 처음 만나는 사람과의 포옹, 팔을 잡는 것은 상대방이 부적절한 것으로 지각한다면 오해를 불러일으킬수 있다. 그러나 상대방을 칭찬할 때 가볍게 등을 두드리면 칭찬의 의미가 더 깊이 전달된다. 좋은 의미이든 나쁜 의미이든 접촉은 전달되는 메시지를 강화시키는 기능이 있으므로 신중하게 사용해야 한다.

(6) 공간(space)

공간이란 물리적으로나 심리적으로 널리 퍼져 있는 범위를 말한다. 심리적으로 퍼져 있는 범위를 정서적 거리라고 하는데, '가까운 사이' 혹은 '먼 사이'와 같은 정서적 거리로 상대방과의 친밀함 정도를 표현한다. 정서적 거리는 물리적 거리와 밀접한 관련이 있다. 공간을 사용하여 친밀함과 애정, 불편함의 신호를 포함하여 다양한 비언어적 메시지를 전달할 수 있다. 문화 및 관계의 친밀성에 따라 그 필요성은 다르지만 일반적으로 공간은 사람들이 의사소통하고 행동하는 방식에 영향을 미친다.

에드워드 홀(Edward T. Hall)은 친밀함에 따른 사람 간의 공간을 자신의 근접학 이론(proxemics)을 통해 4단계로 나누어 설명했다.

- 1단계 밀접한 거리(intimate distance): 상대방과 거리가 46cm이며, 가족이나 연인, 친구처럼 친밀한 유대관계에서 대화가 이루어진다.
- 2단계 개인적 거리(personal distance): 상대방과 거리가 46~122cm이며, 격식과 비격식의 경계지점으로서 일상적인 대화에서 가장 무난하게 사용할 수 있는 거리이다.

- 3단계 사회적 거리(social distance): 상대방과 거리가 122~366cm이며, 대화 내용 및 행동보다 정중한 격식이나 예의가 요구되며 사무적인 대화가 많이 이루어진다.
- 4단계 공적인 거리(public distance): 상대방과 거리가 366~762cm이며, 강사가 연설이나 강의할 때 청중 모두를 한눈에 파악할 수 있고 청중의 입장에서도 편안히 강의를 들을 수 있는 거리이다.

(7) 침묵(silence)

침묵은 일반적으로 어떤 종류의 소음도 없다는 것을 의미한다. 그러나 침묵은 소리가 없는 것이 아니라 의미의 존재이다. 자신과 상대방에게 말과 생각을 정리할 시간을 제공하고 비언어적 신호를 관찰할 기회를 제공한다. 긍정적인 침묵은 주의 깊게 경청하여 대화나 토론을 발전시키고, 위로와 격려의 의미를 전달하기도 한다. 침묵은 의사소통을 강화하고 기존 관계를 증진하고 유지하는 데 유용한 도구가 될 수 있다.

침묵할 동안은 상대방과 시선을 유지하면서 관심을 표현해야 한다. 그렇지 않으면 지루함이나 무관심으로 오해할 수 있고 몹시 화가 났거나 좌절했음을 나타내기도 한다. 이러한 부정적인 침묵은 대화에 필요한 충분한 정보를 제공하지 못하게 하여 의사소통을 차단하고 상대방의 생각을 표현하지 못하게 하는 장벽을 만든다.

예를 들면, 상대방이 울고 있을 때, 가만히 옆에 앉아 있어 주는 것은 백 마디 말보다 더 큰 위로가 될 수 있다. 상대방에게 말하기 전 잠시 멈추어 생각을 정리하고 단어를 선택하고, 말할 준비시간을 가지는 것은 오히려 사람들의 기대치를 높이게 하는 효과가 있다.

(8) 예의(etiquette)

예의란 상대방에 대한 존중의 뜻을 비언어적으로 보여주는 것이다. 예의의 기본 원칙에는 상대방에게 불편을 끼치거나 불쾌하게 여기지 않도록 하는 사려 깊고 신중한 행동이 포함된다. 한숨, 투덜거림, 피식거림, 신음 등과 같이 말이 아닌 모든 종류의 소리를 아류 언어(subvocals)라고 하며, 상대방을 무시하거나 존중하지 않는 것으로 오해할 수 있으므로 주의해야 한다. 또한 상대방이 말하는 도중 끼어들거나 함부로 중단시키지 않아야 한다.

옷차림과 용모는 예의의 표현방식 중 하나이다. 겉모습만으로 모든 것을 판단하고 정의 내릴 수 없지만 전문적인 환경에서는 단정하고 격식을 갖춘 옷차림과 청결한 용모로 메시지가 전달되기도 한다. 타인과의 만남, 경조사, 면접 등 때와 장소, 상황에 맞는 적절한 옷차림과 용모는 상대방에 대한 존중과 대화를 할 준비가 되었음을 의미한다. 의복의 가격은 중요하지 않으며 헌 옷이라도 깨끗하고 정갈하게 입는다. 개성 있는 옷차림은 신선함을 줄 수 있지만 지나친 파격과 노출은 예의에 어긋난다.

실내에서나 처음 사람을 소개받을 때에는 선글라스는 벗도록 하고, 인사할 때나 식사 중에는 모자를 벗도록 한다. 자신의 체형에 맞는 의복을 선택하도록 하고 다른 문화권을 방문할 때에는 그 나라의 방식을 어느 정도 고려해서 입는 것이 좋다. 용모에도 세심한 관심을 갖고 관리하도록 한다. 단정하고 깨끗한 머리모양, 깨끗한 피부와 치아상태, 길지 않고 깨끗한 손발톱상태 등 청결하고 깔끔한 용모를 갖추도록 한다.

약속 시간을 지키는 것은 상대방의 시간을 존중하는 것으로 정해진 시간을 지키는 것을 원칙으로 하되, 늦을 경우에는 미리 양해를 구해야 하며 도착 후에는 정중히 사과를 해야 한다. 전화를 걸 때는 상대방에게 먼저 간단한 인사를 건넨 후 자신의 소속을 밝힌다. 상대방과 약속된 시간이 아니라면 오전일 경우 9시 이후에 하고, 오후 시간일 경우에는 18시 이전에 통화하도록 한다. 불가피한 경우에는 반드시 양해를 구하도록 한다.

02 효율적 의사소통과 비효율적 의사소통

1 효율적 의사소통 유형

효율적 의사소통은 효과적으로 자신의 감정과 생각, 욕구를 표현함으로써 상대방과 원활한 대화를 하는 것이다. 효율적 의사소통 기술은 쉽게 습득할 수 있는 것이 아니라 많은 훈련과 경험을 통한 노력에 의해서 이루어질 수 있다. 상담자는 대상자와의 상호작용을 위해 많은 효율적 의사소통 방법을 사용할 수 있다.

1) 경청(listening)

경청은 대상자의 욕구와 관심사를 파악하고 대상자를 이해하는 데 있어 가장 기본적이며 필수적인 요소이다. 다른 모든 효율적 의사소통 기술은 경청을 기반으로 이루어지게 된다. 경청은 상대방에게 관심을 집중시키고 상대방의 말을 통해 그의 감정을 듣는 것이다. 대상자가 호소하는 문제를 제대로 듣고 그의 감정을 수용하는 것으로, 대상자를 존중하는 마음으로 진지하게 들어줌으로써 자신을 소중하다고 느끼게 되어 마음을 여는 대화의 기술이다.

실제로 경청하는 것은 어려운 일이다. 경청에는 소극적 경청과 적극적 경청이 있다. 소극적 경청은 대상자의 말에 고개를 끄덕이거나 "예", "음", "아~"와 같은 반응을 보이는 것이다. 적극적 경청은 단순히 듣는 것 이상의 기법으로 대상자에게 공감하면서 주의를 기울이는 능동적인 과정이다. 즉, 대상자가 말하는 내용을 파악함은 물론 몸짓, 표정, 음성에서 나타나는 섬세한 변화를 알아차리고 말속에 포함된 의미와 감정을 느끼고 알아듣는 것을 말한다. 적극적 경청은 대상자의 문제해결능력을 강화시키는 데 유용하다. 적극적 경청은 다음과 같은 행동을 포함한다.

- 대상자의 비언어적 행동을 관찰한다.
- 대상자의 언어적 메시지를 이해하고 반영해준다.
- 대상자가 말하는 내용이 일치하지 않거나, 조금 더 설명이 필요한 부분이 있는지 확인한다.
- 대상자가 인식하지 못하는 부분에 대해 객관적인 피드백을 제공한다.

2) 수용(accepting)

수용은 대상자의 의견에 어떠한 판단도 하지 않고 있는 그대로 받아들이는 것으로 이해를 전달하는 데 도움이 될 수 있는 좋은 방법이다. 대상자의 이야기를 들으면서 고개를 끄덕이거나 눈을 마주치고 "아, 그렇군요", "알겠습니다"라고 반응하며 말하는 바를 알아들었다는 표시를 언어적으로나 비언어적으로 표현하는 것이다. 수용은 단순한 동의나 칭찬과는 다르며 대상자가 자유롭게 이야기할 수 있게 해주고 자신감을 높이며 긴장감을 해소시킨다.

- "네."
- "그렇군요"
- "네. 알겠습니다."
- "네. 이해할 수 있습니다."

3) 침묵(silence)

침묵은 언어적 소통을 잠시 멈추고, 침묵을 통해 대상자에게 생각을 집중하고 통찰할 수 있는 시간을 준다. 또한 상호작용의 속도를 늦추고 대상자가 대화를 시작하도록 용기를 주며, 상담자의 지지, 이해, 수용을 전달한다. 상담자나 친구는 침묵을 유지하더라도 비언어적으로 대상자와 시선을 마주치고 흥미 전달을 지속함으로써 관심을 전달하는 것이 매우 중요하며, 가능한 대상자가 먼저 침묵을 깰 수 있도록 하는 것이 바람직하다.

4) 개방적 질문(open-ended question)

개방적 질문은 대상자에게 이야기할 수 있는 기회를 주는 것으로 광범위하고 일반적인 질문을 주는 것이다. 이를 통해 대상자의 문제와 생각을 알 수 있게 된다. 개방적 질문은 대상자의 사고, 의견, 감정을 이끌어내며 대상자를 방어적으로 만들지 않는다. 대상자가 많이 이야기하도록 도와주고 반응할 수 있는 충분한 시간도 충분히 제공하여야 한다. 개방적 질문은 대상자의 다양한 반응을 얻을 수 있으며 특히 라포 형성에도 유용하다.

그러나 초기 사정/초기 면담이나 결과를 확인할 때에는 폐쇄적 질문이 매우 유용하다. 따라서 대상자의 상황에 따라 개방적 질문과 폐쇄적 질문을 사용할 수 있어야 한다.

- ▶ "오늘 기분은 어떻습니까?"
- ▶ "오늘은 어떤 이야기를 해볼까요?"
- ▶ "지난 한 주간 어떻게 지내셨나요?"
- ▶ "어떻게 오셨지요?"

5) 관찰하기(making observations)

대상자의 외모, 태도 또는 행동에 주의를 기울이고 관찰한 것을 표현하는 것이다. 평가가 들어가지 않은 관찰은 행동에 대한 서로의 이해를 증진하고 대상자가 자신의 행동을 인식하게 한다. 대상자에게 문제가 될 수 있는 영역에 주의를 환기하는 데 도움이 될 수 있다.

- ▶ "아버지에 대해 말씀하실 때마다 손을 꼭 쥐시네요."
- ▶ "입술을 깨물고 계시는군요."
- ▶ "오늘은 많이 불안해 보이시네요."

6) 지각한 것을 표현하도록 격려

대상자가 생각하고 느끼는 것을 설명해 보도록 요청하는 것이다. 이것은 대상자의 지각에 대한 상담자의 이해를 증진시킨다.

- "지금 무슨 일이 일어나고 있는 거예요?"
- "당신이 듣고 있는 내용을 말해 주세요."
- "언제 화가 나는지 말씀해 주세요."

7) 사건을 시간 순서대로 배열하기(placing the event in time or sequence)

사건이나 대상자의 생각을 시간 순서대로 배열하거나 사건의 관계를 분명히 하는 것이다. 이것은 대상자와 상담자가 사건을 전체적으로 이해하는 데 도움을 줄 수 있고, 인과관계에 주목하게 한다.

- "이 일이 언제 발생했나요?"
- "기분이 우울해진 게 자동차 사고 전인지 아니면 후인지요?"
- "그 서류를 제출하기 전에 무슨 일이 있었나요?"

8) 재진술(restatement)

재진술은 대상자가 표현하는 주요한 생각을 다시 반복해서 말하는 것이다. 이것을 통해 상담자는 대상자가 표현한 메시지나 감추어진 메시지를 반영해 준다.

재진술은 대상자가 진술한 내용에서 핵심단어들을 반복한다는 점에서 다른 말로 표현하기와 차이가 있다. 재진술은 대화를 의미 있게 이끌어 나갈 수 있는 중요한 의사소통 방법이다. 재진술은 상담자가 대상자의 말을 잘 듣고 있음을 보여주며, 중요한 주제에 주의 집중하고 더 자세히 탐색할 수 있게 한다. 그러나 이 기술을 너무 자주 사용하면 상담자가 무관심하거나 부주의하다고 여길 수 있다.

재진술은 사용하기가 용이해서 단순히 로봇처럼 기계적으로 반복하는 것으로 오해할 수 있으므로 주의해서 사용해야 한다. 지나친 재진술을 피하기 위해 상담자는 재진술과 직접적인 질문을 결합하면 된다.

- 대상자 "나의 삶은 공허해요. 의미가 없습니다."
- 상담자 "지금 자신의 삶이 의미가 없다고 말씀하셨습니다."(재진술)
  "당신의 삶에서 무엇이 공허한가요?" 혹은 "어떤 의미를 잃어버리셨나요?"(직접적 질문)

9) 반영(refection)

　반영은 대상자가 표현한 주된 감정의 내용을 포착하거나 추론하여 전달하는 것으로 대상자에게 보이는 공감의 표현이다. 대상자의 정서적 측면을 정확히 요약하여 자신의 사고와 감정을 더 잘 이해하고 다룰 수 있도록 돕는 방법이다. 반영은 대상자의 말에서 표현된 태도, 주요 느낌, 내용을 상담자가 다른 말로 다시 표현해 주는 것이다. 이를 위해 전체 상황, 앞서 한 말, 비언어적 단서 등을 모두 고려해야 한다. 또한 감정 파악을 위해서는 말의 내용뿐 아니라 말하는 방식에도 주의를 기울여야 한다.

　반영은 질문이나 진술 형식으로 할 수 있고, 대상자의 언어적·비언어적 행동의 의미를 대상자에게 간단히 설명해줄 수도 있다. 반영적 기법을 적용할 때 상담자는 대상자의 경험으로부터 자신의 감정을 분리시켜야 한다. 반영은 행동, 생각, 느낌의 세 가지 기법이 있다.

🔍 행동 반영(reflecting behavior)

　행동 반영은 상담자가 객관적으로 관찰한 행동을 서술하고 반영하는 것이다. 예를 들어, 대상자의 표정, 얼굴 붉힘, 자세의 변화, 시선, 말의 속도, 숨을 깊이 내쉬는 것 등을 관찰하는 것이다. 경험을 반영할 때는 관찰한 행동을 먼저 서술하고 반영하도록 한다.

- ▶ 대상자 　"이제 퇴원하게 되어 기쁘네요."
  (대상자는 기쁘다고 말하고 있으나 얼굴이 창백하고 호흡이 증가되는 것을 관찰하였다)
- ▶ 간호사 　"지금 얼굴이 창백하고 어딘가 불편해 보입니다."

🔍 생각 반영(reflecting thought)

　생각 반영은 대상자가 진술한 생각을 간결하고 분명하게 다시 말해주는 것으로 적절한 단어를 찾아서 그들이 말하고자 하는 내용을 분명하게 말해주는 기법이다. 이 기술은 자신이 말한 것을 듣고 생각해 볼 수 있는 기회를 준다. 생각 반영과 행동 반영을 합쳐서 내용 반영이라고 한다.

- ▶ 대상자 　"그 사람의 말 때문에 정말 화가 났어요."
- ▶ 상담자 　"정말 화가 났군요."

느낌 반영(reflecting feeling)

느낌 반영은 상담자가 대상자의 느낌을 자신의 견해를 섞지 않고 다시 표현해 주는 것이다. 대화의 내용보다 대상자의 느낌에 초점을 두어 그들의 막연하고 모호한 감정을 보다 분명하게 알게 해준다.

- 대상자 "수술을 앞두고 불안해서 잠을 잘 수가 없어요."
- 상담자 "수술에 대해 겁이 나고 걱정이 되시는군요."

10) 초점 맞추기(focusing)

초점 맞추기는 순서, 안내지침, 우선순위를 정해주는 의사소통 기술로써 여러 가지 문제가 있을 때 가장 먼저 어떤 문제를 해결해야 하는가에 대한 문제의 상대적 중요성을 정하여 처리하는 순서를 정하는 것이다. 이야기의 주제에 대해서 대상자가 산만하게 이야기할 때 한 가지 주제에만 집중하도록 도와준다.

- "지금까지 선생님께서 말씀하신 내용을 들어보니, 여러 가지 어려운 상황을 다양하게 겪고 계신 것 같습니다. 그중 자녀와의 갈등이 좀 더 심각해 보입니다. 그러니 오늘은 자녀와의 어려움에 대해 먼저 이야기해 볼까요?
- "당신이 고민하고 있는 모든 것들 중에서 가장 힘든 것은 무엇인가요?"

11) 명료화하기(clarification)

명료화하기는 대상자의 이야기 가운데 모호하거나 명확하지 않은 부분을 구체적으로 이야기해달라고 요청하거나, 상담자가 그들의 말을 잘 듣지 못했거나 이해하지 못한 부분을 다시 설명해달라고 요청하는 것이다. "제가 잘 이해하지 못했는데 다시 한번 말씀해 주시겠어요?", "당신이 말씀하신 것의 초점이 무엇일까요?"와 같은 반응이다.

정서나 감정적인 것은 말로 표현될 때 명백하거나 분명하지 않을 수 있다. 이럴 경우 명료화하기를 사용하여 대상자를 어렵게 하는 느낌들과 표현하지 않은 느낌들을 드러내도록 돕는다. 이때 대상자는 가정이나 추측이 있다 해도 면담자에게 따뜻하게 받아들여지고 있다는 느낌을 받을 수 있다.

- 대상자 (다른 곳을 쳐다보며) "사람들은 정말 너무해요."
- 상담자 "사람들이 너무하다는 말이 무슨 의미인지 궁금합니다."

12) 탐색하기(exploring)

탐색하기는 대상자가 특정 주제에 대한 자세한 내용과 정보를 제공하도록 유도하는 것이다. 특정한 생각, 경험, 관계를 조금 더 자세히 살펴보는 것으로 대상자가 아니라고 부정하면서 자세한 설명을 하지 않을 때 상담자는 대상자의 뜻을 존중하고 캐묻지 않는다.

- ⊙ 대상자 "고등학교 이후로 계속 우울증에 시달려서 괴로웠어요."
- ⊙ 상담자 "참 오랫동안 당신을 괴롭혀 온 것으로 보이는데, 그것에 대해 조금 더 자세히 말씀해 주세요."

13) 바꾸어 말하기(paraphrasing)

바꾸어 말하기는 대상자가 말한 내용을 같은 뜻을 가진 다른 말을 사용하여 반복하여 확인하는 기술이다. 대상자가 표현한 내용을 다시 반복해서 말해줌으로써 대화하려고 하는 사람 간에 명확하게 이해했는지 알 수 있으며, 대상자의 말을 잘 경청하고 이해하려는 노력이 전달된다. 재진술의 원리와 같으나 다소 긴 문장의 경우 그대로 반복하기 어려우므로 '바꾸어 말하기'를 하는 것이 도움이 된다. "바꾸어 말하면...", "다시 말하면, 당신은 지금 ...라고 말하고 있군요."라고 할 때 사용한다.

- ⊙ 대상자 "한 학기가 다 지나가는데도 수업에 집중할 수 없어요. 시험 기간이 코 앞인데 공부도 잘되지 않아요. 이렇게 계속 성적이 떨어지면 어쩌지 하고 걱정이 많아요. 요즘에는 잠을 잘 못 자요."
- ⊙ 상담자 "다시 말하면, 당신은 학과 공부가 어렵고 성적이 떨어져서 불면증이 있다고 말하고 있군요."

14) 정보제공(giving information)

정보제공은 대상자에게 필요한 경우 전문가로서 알고 있는 지식 및 정보를 알려주는 것이다. 정보제공은 대상자와 신뢰를 형성한다. 병원 규칙, 약물 복용, 식이, 검사 등의 지시사항이 포함된다. 대상자가 자신의 문제해결을 요청할 때 섣불리 충고하거나 해석하지 않고 대상자에게 필요한 정보를 제공해 주고 적절하게 문제를 해결할 수 있게 도와주는 것이다.

- ⊙ "면회 시간은 … 입니다."
- ⊙ "이 약은 불안을 줄여주는 약입니다."
- ⊙ "내일 검사가 있어서 오늘 저녁부터 금식을 해야 합니다."

15) 자기노출(self-disclosure)

상담자가 의도적으로 자신을 타인에게 노출함으로써 대상자와 비슷한 감정이나 경험 등을 공유하고 있음을 알리는 것이다. 자기노출은 대상자의 질문에 대한 반응으로 일어나거나 상담자가 자신의 경험을 대상자와 함께 하는 것이 유익하다고 믿을 때 일어난다. 상담자가 자신에 관한 내용을 드러냄으로써 대상자를 이해하고 싶고 관심 있다는 마음이 표현된다. 대상자는 자기노출을 통해 긴장과 불안이 해소되고 더 객관적인 관점에서 상황을 검토하고 문제해결 시 도움을 받을 수 있다.

> ⊳ 대상자 "저희 둘째가 사춘기가 되면서 이런저런 사고가 끊이지 않아서 힘들어요. 친구 문제에 성적도 걱정이예요…"
> ⊳ 상담자 "우리 아들도 사춘기 때 나를 힘들게 했었지요."

16) 공감(empathy)

공감은 다른 사람의 감정이나 느낌을 일시적 또는 부분적으로 나누어 경험하는 것을 말한다. 대상자의 언어적, 비언어적 이야기를 적극적으로 경청하고, 대상자의 말속에 담겨 있는 숨은 감정이나 느낌의 의미를 상담자 자신이 직접 경험하지 않고도 대상자가 느끼는 것과 똑같이 느끼는 것이다. 대상자의 태도, 몸짓, 표정, 음성에서 나타나는 변화를 알아차리고 이해한 감정을 느끼는 그대로 대상자에게 표현해 주어야 한다. 공감은 감정의 의미를 교류하는 능력으로 효율적 인간관계에서 가장 중요한 수단이다. 또한 신뢰감을 증진시키고 마음의 문을 열어 대화를 계속하게 한다.

(해고를 당한 남편과 난치병을 치료 중인 어린 아들을 둔 대상자가 눈물을 흘리며)

> ⊳ 대상자 "아이가 낫지 않을 거라면 다 같이 죽어버렸으면 좋겠어요."
> ⊳ 상담자 "그런 생각이 들 정도로 힘이 드시는군요. 그렇죠?"

17) 직면하기(confrontation)

직면은 대상자의 말과 행동, 말과 말 사이의 불일치 또는 모순점을 대상자에게 피드백하는 방법이다. 직면이 적절하게 사용되면 대상자는 상반된 감정을 발견할 수도 있고 현실의 상황을 이해하는 데 도움이 될 수도 있다. 그러나 부적절하게 사용하면 직면의 치료적 효과가 떨어지고 대상자와의 관계가 안 좋아질 않아질 수 있다. 직면의 적용은 무엇보다 시기와 방법이 중요하므로 대상자와의 관계 수준, 대상자의 스트레스 수준 등을 고려하여 적절한 시기에 활용하도록 한다.

18) 현실감 제공하기(giving sense of reality)

현실감 제공하기는 망상이나 환각을 가진 대상자에게 사용할 수 있다. 상담자는
대상자의 자각 또는 사실들을 침착하고 차분하게 표현하되, 대상자와 논쟁을 벌이거
나 비판하지 않고 그들의 경험을 하찮게 여겨서는 안 된다. 이때 현실적인 상황을 제
시하면서도 대상자의 감정에 초점을 맞추어 주는 것이 유용하다.

⊙ 대상자 "요즘 힘들어요. 자꾸 나를 죽이겠다는 소리가 들려요."
⊙ 상담자 "저에게는 문 밖의 바람 소리 외에는 아무 소리도 들리지 않아요(현실감 제공). 사실은 아닐
지라도 자꾸 그런 소리가 들리면 매우 힘드시겠네요."

19) 요약하기(summarizing)

요약하기는 대상자가 이야기하는 많은 정보 가운데 상담자가 파악한 내용의 핵심
을 대상자에게 피드백하는 것이다. 이는 매 상담 회기 앞 부분에 지난 회기 때 다룬
내용을 요약하거나 이야기의 내용이 너무 많이 나왔을 때, 두서없는 이야기를 정리
하고자 할 때, 그리고 회기를 종료할 때 이제껏 다룬 내용을 정리할 때 사용한다.

⊙ "우리는 이제까지 금연에 대한 여러 가지 방법에 대해 이야기했습니다."
⊙ "당신이 말하기를 …"

20) 유머(humor)

유머는 치료적 관계에서 건설적인 대응행동으로 자기의 느낌을 다르게 표현할 수
있다. 유머는 부담스럽거나 어려운 상황을 일시적으로 완화시켜 의사소통의 벽을 깨
는 치료적 기법이다. 대상자의 스트레스, 두려움, 불안이나 긴장감과 공격성을 감소
시키고 억제되었던 주제를 의식하게 함으로써 통찰력을 증진시키는 효과가 있지만
때로는 오해의 소지도 있어서 유머를 사용할 때에는 관계의 본질과 특성, 주제에 대
한 대상자의 수용성, 유머의 적절성 등을 고려하여 사용해야 한다.

효율적 의사소통의 실제

• **상황** 70세의 여성노인은 2년 전 남편과 사별한 후, 혼자 살고 있으며 슬하에 3남매를 두었다. 올 초에 작은 규모의 아파트로 이사하였다. 사별한 남편과 예전 이웃들을 그리워하며 경제적인 면에 대한 걱정이 많고 기분이 자주 처져서 딸이 어머니를 데리고 상담소를 찾았다.

면담자	대상자	효율적 의사소통
❶ 안녕하세요? 뭘 도와드릴까요?	그게... 딸이 와 보자고 해서 (살짝 웃으며) 뭐 다들 그렇죠.	
❷ 네. 그러셨어요. 그런데 너무 힘이 없어 보이시네요. 무슨 걱정이 있나요?		개방적 질문, 관찰한 바를 말하기
❸ 네. 그래도 이렇게 오셨으니 어떤 걱정이 있는지 이야기해 주세요.	걱정이야 많죠.. 아파서 걱정... 이곳저곳 돈 들어가는 것도 걱정이고..	개방적 질문, 대화를 이끌어나가도록 허용
❹ 돈 때문에 걱정되시나요?	요즘 다 힘들잖아요. 애들도 힘들어요. 나도 2년 전 남편하고 사별하고 올 초에 좀 작은 집으로 옮겼어요.	초점 맞추기
❺ 요즈음 모두 경제가 힘들다고 하죠. 2년 전에 남편과 사별하셨군요. 그리고 최근에 이사도 하셨고요.	네..예전 집은 크기도 하고 자꾸 남편 생각이 나서 내가 옮기자고 했어요. 애들한테 짐은 안 되고 싶고, 내가 지금 돈을 벌 수도 없고...	재진술하기
❻ 어르신께서는 남편분이 떠나가시고 자녀분들에게 짐이 될까 걱정을 하고 계시네요.(노인이 말을 멈추고 있을 때 생각할 수 있는 시간을 제공한다.)	남편이 있을 때는 이렇게 걱정이 되지는 않았어요(말을 멈추고 잠시 생각에 잠긴다). 세상은 자꾸 어렵다고 하지, 제가 해줄 것도 없는데... 잘 지내는 이웃들이 있었지만 그래서 남편 생각도 자꾸 나고 해서 제가 집을 옮기자고 했어요.	내용 반영 침묵
❼ 그러셨군요. 마음이 많이 힘드셨겠어요. 이런 마음을 자녀분들과 이야기해 보셨나요?	다들 자기 살기 바쁘잖아요... 애들이 물어보면 저는 그냥 다 괜찮다고 해요.	공감
❽ 아무것도 말하지 않고 눈을 마주치며 관심을 전달한다.)	그냥 나이 들면 다 그런 거라고 하더라고요. 걱정도 많아지고 외로워지고...	침묵
❾ 그동안 그런 마음을 참고 있어서 힘드셨지요?	(고개를 끄덕인다)	공감
❿ 말하고 나니 지금은 어떠세요?	좀 부끄럽기도 하고 개운하기도 하네요... 딸 아이 말을 듣길 잘한 것도 같고요(웃음).	개방적 질문

❷ 비효율적 의사소통 유형

비효율적 의사소통은 대상자와의 의사소통을 방해하는 요인이다. 비효율적 의사소통은 대상자와 상호작용을 중단 또는 차단하고 차단된 의사소통 반응은 계속해서 상호작용을 더 어렵게 만든다. 따라서 비효율적 의사소통을 파악하고 이러한 유형의 언급을 피하기 위해 연습이 필요하다. 효율적 의사소통과는 반대로 지시적 질문(directive question), 판단적 질문(judgemental question), 폐쇄적 질문(closed-ended question)을 할 때 비효율적 의사소통이 된다.

1) 충고하기(advice)

충고하기는 대상자에게 어떻게 하라고 말하는 것이다. 이것은 대상자가 취해야 할 행동에 대하여 해결책을 제안하는 것으로 정보제공과 달리 대상자 스스로 문제를 해결하는 것을 억제하고 의존성이나 저항을 초래한다.

상담자는 대상자에 대해 많이 알고 있다고 생각하거나, 대상자가 스스로 결정할 수 없다고 판단하여 충고를 제공한다. 충고를 할 때 상담자는 대상자보다 높은 위치에 있음을 암시하게 됨으로써 대상자는 자신의 능력이나 가치를 낮게 평가받는 것으로 생각할 수 있다. 따라서 대상자 스스로 해결책을 제시할 수 있도록 유도해야 한다.

- ▶ 대상자 1 "저는 요새 때때로 우울해지고, 괴로워요."
- ▶ 상담자 1 "친구를 만나서 산책을 하거나 영화를 보러가도록 하세요."
- ▶ 대상자 2 "남편의 집착이 점점 더 심해졌어요."
- ▶ 상담자 2 "만약 내가 당신이었다면 이혼했을 거예요."

2) 일시적으로 안심시키기(false reassurance)

실제로 있는 문제를 제쳐두고 대상자에게 불안하거나 불편감을 느낄 다른 이유가 없다고 말하는 것이다. 대상자의 문제를 가볍게 여기거나 무시하는 태도가 될 수 있다. 이러한 반응은 결과적으로 대상자가 자신의 감정을 탐색하거나 자신의 느낌을 표현하지 못하게 하며, 상담자가 자신의 문제나 느낌을 진지하게 이해해 주지 않는다고 느낄 수 있다. 동반되는 사실 없이 애매하게 안심시키는 말은 대상자에게 무의미하다.

(대상자는 학기 마지막 기말시험을 앞두고 있다.)

- ▶ 대상자 "이번 시험은 저에게 너무나 중요한 시험이예요. 시험을 망칠까 너무 걱정이 됩니다."
- ▶ 상담자 "걱정 마세요. 모두 잘 될 거예요."

3) 칭찬과 비난(giving approval & disapproval)

칭찬과 비난은 판단적 특성을 가진 대화의 한 형태이다. 칭찬과 비난은 상담자와 대상자의 관계가 수평적 관계가 아니라 상담자가 상대적으로 우월한 지위에 있음을 암시하게 된다. 이런 태도는 상담자가 대상자의 생각과 행동을 판단하여 인정이나 비난을 함으로써 상담자가 대상자의 생각과 느낌, 행동을 증가시키거나 감소시키려는 의도를 가지게 된다. 따라서 대상자는 상담자를 의식하거나 기쁘게 하려는 데 집중하게 되어 자유로운 감정표현이 어려워지고 자기결정능력 등이 위축된다. 상담자는 대상자 자신의 생각대로 결론을 내리도록 도와주어야 한다.

- ◎ "그거 좋습니다."
- ◎ "잘하셨어요."
- ◎ "자꾸 그런 식으로 행동하니까 사람들이 싫어하지요."
- ◎ "그건 좋지 않게 보입니다. 어떻게 그렇게 할 수가 있지요?

4) 상투적인 반응(stereotyped response)

대상자의 질문에 의미 없는 상투적인 표현이나 판에 박힌 듯한 진부한 대답으로 성의 없게 반응하는 것이다. 이것은 대상자의 상황에 관심이 없다는 메시지를 전하며 대상자의 개별성을 무시하고 모든 대상자를 똑같이 취급하는 결과를 초래한다.

- ◎ "용기를 잃지 마세요."
- ◎ 사람은 누구나 다 소중합니다.

5) '왜'라는 질문 사용(using "why" question)

'왜'라는 의문사는 설명을 요구하고 잘못한 것을 지적받는 느낌을 준다. 이런 질문은 위축감을 주고 비난을 암시한다. 권위를 가진 사람들이 "왜?"라는 질문을 하면 비판적으로 받아들여질 수 있으며 이것은 대상자를 불안하게 하고 방어적으로 만든다. 왜라는 질문보다 무슨 일이 일어나고 있는지를 물어보는 것이 훨씬 유용하다.

- ◎ 대상자 "죽고 싶어요. 나는 살 의미가 없어요."
- ◎ 상담자 "왜 그렇게 생각하세요?"

6) 탐지하기(inquire), 캐묻기

대상자에게 계속적으로 질문하면서 꼬치꼬치 캐묻는 것이다. 대상자는 침범당하는 느낌을 가지게 되고 방어적인 반응을 보이거나 화를 낼 수도 있다. 대상자는 그들의 선택이나 쟁점에 대해서 말하지 않을 권리가 있다.

- ⊙ "나에게 이 문제에 대해 말하세요. 당신은 내가 알아내야 한다는 것을 알고 있습니다."
- ⊙ "저에게 당신이 거기에 간 이유를 모두 말씀해 보세요."
- ⊙ "거기서 무슨 행동을 했습니까?"

7) 거절하기(reject)

대상자의 느낌이나 관련 주제에 대해 거부하는 것으로 대상자와 이야기를 나누고 싶지 않음을 의미한다. 대상자는 대화가 거절당했다는 느낌뿐 아니라 자기 자신이 거절당한 느낌을 갖게 된다. 거절은 자신의 약점이 노출되는 것을 막기 위해, 혹은 증가되는 불안을 막기 위해 사용한다.

- ⊙ "더는 그 문제에 대해 이야기하지 마세요."
- ⊙ "그 문제는 듣고 싶지 않습니다."
- ⊙ "지금 바빠서 안 됩니다."

8) 동의하기(agreement)

대상자의 어떤 관점에 대해 상담자가 동의를 표하는 것이다. 이런 반응은 상담자가 대상자의 생각과 행동을 평가하게 된다. 대상자는 상담자를 기쁘게 하려는 데 집중하게 되어 대상자 자신의 생각과 행동을 자유롭게 표현하지 못하고 자신의 생각이나 결정을 변화시킬 수 있는 기회를 놓치게 된다.

- ⊙ "저도 그렇게 생각합니다. 그렇게 하는게 옳습니다."
- ⊙ "당신의 결정에 동의합니다."

9) 도전하기(challenge)

대상자의 비현실적인 생각이나 지각에 대한 답변과 증명을 요구하는 것이다. 대상자는 도전받는 느낌을 받을 수 있고 더욱 방어적으로 만든다.

- ⊙ "공부를 열심히 했다면 성적이 왜 나쁠까요?"
- ⊙ "문제가 없다면 왜 그런 일이 생겼을까요?"

10) 시험하기(trial)

대상자의 지각 정도를 알기 위해 상담자가 마치 시험하듯이 대상자를 대하는 것이다. 대상자는 시험당하는 느낌을 가질 수 있고 기분이 나쁠 수 있다. 이러한 것은 대상자의 자존감을 저하시킨다.

- ▶ "제가 누구죠?"
- ▶ "당신은 이 병의 원인이 어떤 것인지 아십니까?"
- ▶ "아직도 그런 생각을 가지고 있습니까?"

11) 주제 바꾸기(changing topics)

상담자가 대상자와 말하는 도중 다른 주제의 이야기를 꺼내어 말머리를 돌리는 것이다. 대상자의 대화 주제에 집중하지 않고 상담자 자신의 주제에 초점을 맞추는 것으로 대상자는 무가치감, 고립, 절망 등을 느낄 수 있다. 이것은 보통 상담자가 불편함을 느끼기 때문에 발생한다.

- ▶ 대상자　"나는 죽고 싶어요."
- ▶ 상담자　"우리 다른 이야기를 한번 해볼까요? 지난번에 이야기했던 계획표를 가져왔나요?"

12) 방어하기(defense)

대상자의 부정적인 생각이나 느낌을 표현하지 못하도록 막는 것이다. 이것은 자신을 방어함과 동시에 대상자의 견해를 거절하는 것이다. 상담자가 방어적이면 대상자는 자신의 생각, 감정, 행동을 자유롭게 표현할 수 없다.

- ▶ 대상자　"이 지역은 교통편이 좋지 않네요."
- ▶ 상담자　"이 가격에 이런 방을 구하기 어렵습니다."

13) 부정하기(denial)

대상자가 갖고 있는 문제의 존재에 대해서 받아들이려 하지 않고 인정하기를 거부하는 것이다. 상담자는 숨겨진 의미나 감정을 찾으려는 노력 없이 음성의 고저 혹은 얼굴의 표정으로 대상자의 문제를 부인함으로써 대상자와의 대화를 차단하게 만들고 대상자의 어려움을 도와줄 수 없게 한다.

- ▶ 대상자　"죽겠어요."
- ▶ 상담자　"어리석게 굴지 마세요."

- ◉ 대상자 "아무도 내게 사실을 말하지 않는 것 같아요. 내가 보잘 것 없어서 그래요."
- ◉ 상담자 "그럴 리 없어요. 누구나 다 쓸모가 있어요."

14) 문자적인 반응(giving literal response)

대상자가 이야기하는 내용에 담긴 뜻을 생각하지 않고 한 말 그대로 반응하는 것이다. 대상자는 자신의 느낌을 직접 표현하기보다 상징을 사용하거나 간접적으로 숨겨진 의미가 있는 말로 이야기할 수 있다. 따라서 문자적인 반응을 보이면 대상자는 상담자가 자신의 감정을 이해하지 못하고 있다고 생각할 수 있다.

- ◉ 대상자 "제 친구 ○○가 전화도 안 받고 연락도 없어요."
- ◉ 상담자 "그럼 앞으로 당신도 ○○ 전화를 받지 마세요."

15) 표현된 감정을 경시하기

대상자가 표현하는 감정을 가볍게 넘기거나 보편화하여 반응하는 것이다. 이런 반응은 대상자의 감정이나 경험이 잘못된 것이거나 과소평가되어 대상자의 감정표현을 차단시키고 자신을 무의미한 존재로 느끼게 할 수 있다.

- ◉ "그렇게 속상해 할 필요가 없어요."
- ◉ "남들도 다 겪는 일인데, 너무 예민하게 반응하시네요."

16) 명령하기(지시하기)

대상자에게 특별한 지시를 내리고 따르도록 하는 것이다. 상대방에게 공포감이나 저항을 유발시킬 수 있으며 반항적인 행동이나 말대꾸를 증가시킨다. 대상자를 수동적이고 의존적이 되도록 만드는 결과를 가져오게 된다.

- ◉ "반드시 오늘까지 이 문제를 해결해 놓으세요."
- ◉ "아홉 시까지 무조건 집에 들어와야 한다."
- ◉ "이 지시에 따르도록 하세요."

17) 경고하기, 위협하기

대상자에게 공포심과 복종심을 유발시킨다. 수직적 대인관계에서 자주 나타날 수 있으며 원망, 분노, 반항을 유발시킬 수 있다.

- ◉ "다시는 이런 기회를 당신에게 주지 않을 테니 알아서 하세요!"
- ◉ "이번에 성적을 올리지 않으면 어떻게 되는지 알고 있죠?"
- ◉ "제 말을 듣는 게 좋을 겁니다. 그렇지 않으면 다시 볼 생각하지 마세요"

18) 논쟁하기

대상자의 판단에 논리적인 반박을 하며 대화를 하는 것이다. 대화에서 적절한 내용 파악이나 공감이 부족한 상태에서 대상자를 이해시키려는 목적하에 상담자의 논리와 근거를 들어 말하는 것이다. 대상자에게 방어적인 자세와 반론을 유발시키고 열등감, 무력감을 느끼게 만들어 상담자의 이야기를 듣지 않게 만든다.

　▶ "그래. 그렇지만, 당신의 말대로 된다고 어떻게 확신할 수 있습니까?"
　▶ "나는 당신이 틀린 이유를 들 수 있어요. 당신만의 입장에서 생각하고 있는 그 부분이 바로 틀렸어요."

19) 판단하기

상담자의 입장에서 옳고 그름의 가치를 판단하는 반응을 보이는 것이다. 이러한 반응은 상담자가 대상자보다 우위에 있음을 나타내고 대상자로 하여금 상담자에게 의존하게 한다.

　▶ "그건 잘못된 행동입니다. 나쁜 짓이예요."
　▶ "네 이야기는 들어 줄 가치가 없어."
　▶ "아직도 그런 생각을 가지고 있습니까?"

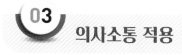

03 의사소통 적용

현대사회를 살아가는 우리는 입사를 위한 면접이나 또는 여러 문제해결을 위한 상담이나 인터뷰 등 다양한 유형의 면접이나 면담을 경험하게 된다.

사전적 정의에 의하면 면접(面接)이란 얼굴을 보며 교차한다는 의미인데, 보통의 경우 입학이나 입사 등의 시험 절차에서 평가하는 사람이 응시하는 사람과 대면하여 그의 인품이나 언행 등을 알아보는 일, 혹은 그런 시험 절차를 말한다. 면접의 요인으로는 지원자의 특성, 면접자의 특성, 상황적 특성의 세 가지로 나눌 수 있다(Arvey & Campion, 1982). 이 세 가지 요인들은 서로 영향을 미칠 뿐만 아니라 상호작용을 통하여 의사결정에 관계하게 된다. 상황적 특성이나 면접자의 특성은 지원자가 임의로 바꿀 수 없지만, 지원자의 특성은 지원자 자신의 노력으로 일부 변화가 가능한 것이다.

이러한 면접의 중요성에 비추어 볼 때, 면접을 하나의 화법으로 다루는 것이 바람직하다. 2007년 개정 7차국어과 교육과정에서는 담화 유형을 '대화, 면접, 토의, 토론, 협상, 발표, 연설'의 일곱 가지로 제시하고 있다. 이는 최근 기업이 사원을 채용함에 있어서 필기시험이나 적성검사는 생략해도 면접시험을 생략하는 기업은 거의 없을 정도로 면접에 대한 인식이 높아지고 있기 때문일 것이다.

의사소통도 7차 국어과 교육과정에서 언어적 표현, 반언어적 표현, 비언어적 표현 이렇게 세 가지로 구분하고 있다. 언어적 표현은 언어(말)를 사용하여 어휘, 문장 등의 형태로 표현하는 것이고, 비언어적 표현은 언어 외의 표현으로 언어적 표현과는 독립적으로 의미작용을 할 수 있는 얼굴표정, 시선, 몸짓, 손짓, 자세, 눈맞춤, 옷차림 등을 말한다. 반언어적 표현은 언어에 수반되는 음성적 요소로 목소리의 억양, 말의 빠르기, 강약, 높낮이, 어조 등을 말한다. 언어적 표현, 반언어적 표현, 비언어적 표현은 항시 연관되어 사용되고 해석되기 때문에 이들의 관계를 구분하는 것은 어찌 보면 편의상 장치일 따름이다.

현대를 살아가는 우리들에게 의사소통 영역은 더욱더 다양해지고 있다. 그중에서도 면접의 중요성에 대한 인식은 높아지고 있으며 필기시험의 보조적 역할에서 점차 실질적이고 독자적인 형태를 띠고 있다. 우수 인재를 선발하기 위하여 면접유형이 다양하게 개발되고 있다. 면접은 크게 구조화 면접과 비구조화 면접이 활용되고 있다. 비구조화 면접은 면접관이 자유롭게 직무능력을 질문하고 평가하는 면접 방식이고, 구조화 면접은 사전에 평가하고자 하는 직무능력은 정해진 질문과 평가 기준에 따라 면접하는 방식이다.

이와 같이 면접관의 의도를 제대로 이해하고 상황에 맞게 대응할 수 있는 면접전략을 제시하고자 한다.

1 대면면접 상황에서의 의사소통

현대인들이 거쳐야 할 취업에는 면접이라는 과정이 있다. 면접(job interview)은 평가의 목적으로 지적 능력, 사고력 및 표현력, 인성 및 가치관과 개인생활 등을 파악하는 공식적 질의·응답의 말하기 양식이다. 면접 시 질문을 하는 면접관과 지원자는 서로의 메시지에 반응할 수 있어야 한다. 지원자는 면접관이 하는 질문의 의도를 파악해 낼 수 있어야 의사소통이 가능하다. 면접은 짧은 시간 동안 면접관에게 자신을 가장 잘 알릴 수 있는 기회가 되며, 이것은 초두효과(primacy effect)의 영향으로 첫인상과 태도에 의해 크게 좌우된다.

최근에는 직무 관련 역량을 평가함에 있어서 블라인드 채용이 많아졌다. 블라인드 채용이란 채용과정에서 편견이 개입되는 출신지, 학력 등 불합리한 차별을 야기할 수 있는 항목을 요구하지 않고, 직무능력을 평가하여 인재를 채용하는 방식을 의미한다. 또한 면접위원에게 지원자의 출신지역, 가족관계, 학력 등 인적사항에 관한 정보를 제공하지 않는다.

직무능력이란 특정 직무를 수행하는 데 필요한 요건으로, 지식, 기술, 태도, 경험이나 경력, 자격 등으로 구성된다. 그리고 해당 요소가 해당 직무를 수행하는 데 필요한지의 여부를 확인하는 것을 스펙이라 한다. 직무와 관련된 스펙은 간호사 직무 채용에서 간호사 면허증, 해외영업 직무 채용에서는 어학성적을 말한다.

1) 면접의 기본

(1) 인사

① 면접관과 눈맞춤을 하면서 미소를 띤다. 이때 눈을 마주치기가 불편하다면 면접관의 코나 입 사이를 바라보면 된다.

'눈맞춤'과 '미소'는 비언어적 표현으로 눈을 바라보면서 밝은 표정을 짓는다. 이때 미소는 치아를 보이지 않게 하고 편안하고 자연스러운 웃음을 지으면 된다. 입모양만 웃는 모습을 연출한다면 가식적으로 보일 수 있으므로 얼굴 전체의 근육을 이용하여 밝은 표정을 짓는다. 미소는 서로의 기분을 좋게 하고 상대방에게 긍정적인 인상을 줄 수 있다. 눈맞춤을 피하는 것은 자신감이 없다는 것을 나타낼 수 있다.

② "안녕하십니까", 수험번호 ○번 ○○○입니다."라고 말을 하고 정중례 인사를 한다. 정중례 인사는 허리를 굽히고 약 2초 동안 멈춘 다음 천천히 허리를 들면 된다.

"안녕하세요, ○○○입니다."는 언어적 표현이고, 말의 빠르기나 높낮이는 반언어적 표현이다. 면접에서 반언어적 표현은 중요하다. 너무 크게 말하는 것이나 또는 너무 작은 목소리는 면접관을 불편하게 할 수 있으며, 자신감이 없어 보일 수 있다. 인사나 자기소개 시 또는 질문에 대답할 경우 목소리에 너무 힘을 넣어 말하거나 말의 속도가 너무 느리거나 빠르지는 않은지 연습할 필요가 있다.

'정중례 인사'는 비언어적 표현으로 인사 중 가장 정중한 인사법이다. 그런데 인사를 하자마자 고개를 든다면 참을성이 없거나 인사예절을 모른다고 생각할 수 있다.

③ 인사가 끝났으면 다시 마주 보고 미소 짓는다.

④ 면접관이 앉으라고 하기 전까지는 서 있는다. 앉으라고 하면 "감사합니다."라고 밝은 표정으로 말한 뒤 단정하게 앉는다.

'안녕하세요'와 '안녕하십니까' 차이점

1. '안녕하세요'는 '해요체'가 쓰인 문장으로 해요체는 상대편을 보통으로 높이는 뜻을 나타내는 종결형으로 '하십시오체'를 쓸 자리에 두루 쓰는 비격식체임
2. '안녕하십니까'는 '하십시오체'가 쓰인 문장으로 하십시오체는 상대편을 아주 높이는 종결형으로 형식이나 격식을 갖춰야 하는 상황에서는 '하십시오체'를 쓰는 것이 적절함

출처: 국립국어원

(2) 자기소개

면접 시 가장 먼저 질문받는 부분이 자기소개이다. 자기소개 전에는 외모만으로 면접관에게 첫인상을 주게 된다. 첫인상은 그 사람의 생김새나 표정, 말투 등 외양에 의해서 주로 결정되는 경향이 있는데 이것을 초두효과라 한다. 초두효과에 대한 설명은 8장에 자세히 설명되어 있다.

명료하면서 진실되고 자연스러운 자기소개는 면접관에게 더 좋은 인상을 주지만, 만약 첫인상을 좋지 않았다 해도 자기소개를 통해 자신을 긍정적으로 알릴 수 있는 좋은 기회가 될 수 있다.

① 면접관을 바라보며 자신 있게 자기소개를 한다

이때 '자신 있게'는 비언어적 표현으로 자신 있는 시선과 표정을 사용하는 경우를 말한다. 반언어적 표현인 목소리와 어조는 상대방에게 호감을 주는 데 영향을 미친다. 말을 더듬거나 말끝 흐리기 또는 '음~', '아~' 이런 추임새 넣기 등은 자신감이 없어 보이거나 준비성이 부족해 보인다.

② 자기소개 시 주의할 점

- 너무 과장해서 자신을 소개하는 것이다. '과장해서'는 언어적 표현으로 잘 보이려고 과장해서 포장하거나 쓸데없이 많은 미사어구를 사용하는 경우를 말한다. 예를 들면, 증명할 수 없는 '열정적인' 또는 '책임감 있는', '성실함' 등의 단어를 사용했을 때이다. 단, 경험을 수치화한것은 가능하다.
- 시간은 지키는 것이 좋다.

(3) 질의응답

- 준비한 예상질문이 나왔다 하더라도 급하게 대답하지 않고 2~3초 생각하는 모습을 보이면서 간단명료하게 답변한다. '급하게' 또는 '생각하는 모습'은 비언어적 표현으로 생각하는 얼굴표정과 몸짓에서 신중함을 느낄 수 있게 한다.
- 만약 부족한 부분이 있다면 솔직하게 표현한다. '솔직하게'는 언어적 표현으로 진실성을 내포하고 있다.
- 질문을 잘못 알아들었을 경우에는 당황하지 말고 정중하게 다시 묻는다. '당황하지 말고'는 비언어적 표현으로 응급상황에서도 침착성을 보이는 모습으로 보일 수 있다.

(4) 퇴실

- 면접이 끝나면 "감사합니다."라고 정중하게 인사한다. 만약 앉아서 면접을 보았다면 자리에서 일어난 다음 "감사합니다."라고 인사를 하면 된다.
- 문을 열기 전 문 앞에서 다시 가벼운 목례를 한다. '가벼운 목례'는 비언어적 표현으로 면접이 끝날 때까지 예의 바른 모습으로 면접관에게 각인시킬 수 있다. 면접 초기의 정보보다 마지막 예의 바른 인사가 더 잘 기억되고 인상효과에 큰 영향을 미칠 수 있는데 이것을 최신효과라 한다. 최신효과에 대한 설명은 8장에 자세히 설명되어 있다.

2) 면접 시 주의할 점

- 면접관이 긴장을 풀어주기 위해 농담할 경우가 있는데 같이 농담하지 않는다.

- '농담'은 언어적 표현이나 사전적 정의를 보면 '실없이 놀리거나 장난으로 하는 말'이기 때문에 반언어적 표현에도 해당된다. 진지한 자리에서의 농담은 가벼워 보이는 이미지를 줄 수 있다.
- 천장이나 바닥을 보지 않는다. '본다'는 것은 시선에 해당되는 비언어적 표현으로 자신감이 결여된 모습으로 보이기 쉽다.
- 바람직한 화법을 구사한다. '바람직한 화법'은 언어적 표현으로 부정적인 면보다는 긍정적인 면을 표현하도록 한다. 상대방의 의견에 다른 의견을 말할 경우 먼저 동의를 표하는 것이 좋다.
- 질문에 대해서는 두괄식으로 답변한다. '두괄식 답변'은 언어적 표현으로 이것은 말하고자 하는 핵심 내용을 먼저 말하고, 부연 설명을 나중에 말하는 것으로 면접관이 답변의 요점을 빨리 알아차릴 수 있다. 말하고자 하는 핵심을 간단하고 논리적으로 설명하고 요점 없이 너무 장황하게 말하는 것은 삼간다. 또한, 말끝을 흐리거나 "~것 같습니다 ."와 같은 확신 없는 말투를 사용하는 것은 전문성이 부족해 보일 수 있다.

질문예시

1. 지원동기

· 우리 회사에 지원한 이유는 무엇인가?

  ▶ 지원 분야와 직무에서 필요한 역량과 경험을 단계적으로 준비했다는 것을 강조하면 된다.

· 이 직무를 하고 싶은가?

  ▶ 자신의 전공분야와 다른 경우 지원동기는 더욱 중요하다.

· 경쟁사가 아닌 우리 회사를 선택한 이유는 무엇인가?

  ▶ 조기 퇴사율이 높은 분야라면, 장기 근속할 수 있는 인재라는 것을 보여주는 것이 중요하다.

2. 직무역량

· 직무관련 경험에서 가장 어려웠던 점은 무엇인가?

  ▶ 직무에 대한 이해와 그에 따라 필요한 역량이 무엇인지 정리한다.

· 최근의 성공 경험과 그 결과가 어떠했는가?

  ▶ 직무에 따라 적합한 특성 중 자신과 부합하는 부분이 있으면 근거사례를 제시한다.

· 이 업무를 잘하기 위한 요건은 무엇이고 당신은 그 요건을 갖추고 있는가?

  ▶ 자신이 직무에 관심을 가졌던 사건, 전공수업이나 직무와 관련된 아르바이트 등에서 찾으면 된다.

3. 조직적응력

· 직장 생활에서 가장 중요한 덕목은 무엇이라고 생각하는가?

  ▶ 지원하는 기업의 인재상에 대해 파악한다.

· 조직의 목표와 개인의 목표가 충돌하는 상황에서 어떤 결정을 할 것 같은가?

  ▶ 자신의 경험(교내외 활동, 아르바이트 등)에서 어려움을 극복했던 사례를 중심으로 준비한다.

4. 발전가능성

· 10년 후 당신은 어떤 모습으로 있을 것 같나요?

  ▶ 지원 분야의 경력 단계에 따른 업무의 변화를 이해해야 한다.

· 목표를 세우고 달성했던 경험을 말해주세요.

  ▶ 과거의 성공 경험을 활용하여 발전적인 모습으로 성장할 수 있음을 어필(appeal)한다.

· 직무 전문성을 어떻게 높일 것인지 계획을 말해 주세요.

  ▶ 지원 분야에서 전문가로서의 목표와 단계적인 계획을 세워서 준비한다.

출처: 고용노동부 한국고용정보원

2 AI 면접 상황에서의 의사소통

4차 산업혁명의 핵심으로 떠오르고 있는 인공지능(AI, artificial intelligence)은 인간이 가지고 있는 지적인 능력을 기계에 구현하는 것을 의미한다. 인공지능의 발달은 다양한 분야에 도입되어 조직에서는 인재의 선발에도 영향을 미치고 있고, 바로 AI 면접이 이루어지고 있다.

인공지능이란 지각과 인식, 이해, 기억, 판단, 학습, 사고 등과 같이 인간이 가지고 있는 지적인 능력을 기계에 구현하는 것으로, 1956년 존 매카시(John McCarthy)에 의해 최초로 제안되었다. 현재 우리나라에서도 무인자동차, 챗봇과 같이 AI를 활용한 기술개발이 산업 전반에 걸쳐 활발하게 이루어지고 있다.

이런 다양한 기술은 코로나19(COVID19)로 인해 취업 시장에도 새로운 변화가 찾아왔다. 우수한 인재를 선발하기 위하여 직무능력 중심으로 채용하면서도 면접의 중요성을 인식하고 있기 때문에 코로나 시대에서도 대면면접을 유지하고 있다. 그러나 대면을 최소화하기 위해 대면과 비대면 면접 방식을 병행하는 곳들이 많이 늘어나면서 AI 면접(AI 역량검사)에 대한 관심이 높아지고 있다. AI 면접은 수집한 데이터를 바탕으로 지원자의 성향과 직무적합도를 분석한다. 우리나라에도 2020년에는 4월 말 기준 320개의 기업이 AI 역량검사를 도입하였고, 도입하는 기업은 지속적으로 늘어날 것으로 전망하고 있다.

AI 면접은 지원자의 목소리 톤이나 크기, 눈동자 움직임 등을 모두 기록하고 분석하기 때문에 언어적 의사소통과 비언어적 의사소통의 중요성이 더욱 더 강조되고 있다.

1) AI 면접이란

AI 면접은 인공지능(AI)을 활용해 지원자의 역량을 평가하는 기술로 'AI 역량검사'라는 표현을 사용하기도 한다. AI 역량검사는 뇌신경과학 기반으로 긍정성, 적극성, 전략성, 성실성의 성과역량을 측정한다.

측정방법으로는 뇌신경과학, 인지심리학 분야에서 인지기능과 심리적 특성을 측정하는 패러다임을 게임화하여 활용하였다. 기존 면접은 서로 대면으로 질의응답을 통해 지원자의 역량, 표정, 태도 등을 평가하는 반면, AI 역량검사는 다특질-다방법(MTM, multi-trait multi-method)의 관점에서 게임 형식과 자기보고식 등의 측정방법을 함께 이용해 지원자의 특질에 대한 설명력을 높이고 사고와 행동 특성을 과학적으로 분석해 지원자의 성향과 역량이 기업 문화와 직무에 적합한지 파악한다.

2) 면접영상 평가요소

(1) 표정분석(visual)

표정분석은 표정 변화, 감정 표현, 안구 움직임, 얼굴 움직임을 분석한다. 이는 지원자의 면접에 임하는 자세나 답변에 대한 안정성 등과 연관되어 있기 때문에 안정적인 시선처리가 무엇보다 중요하다. '표정'은 비언어적 표현으로 AI 면접 시 시선을 카메라에 응시하고 시선을 분산시키지 말아야 한다. 보통 답변을 생각하기 위해 시선을 움직이는 경우가 많은데, 이때 시선 처리가 불안정해질 수 있으므로 유의한다.

(2) 음성분석(voice 또는 Vocal)

음성분석에는 음색, 목소리의 높낮이, 크기 변화, 속도, 발음을 분석한다. '음성'은 반언어적 표현으로 지원자가 답변 시 자신감이나 진정성, 안정성에 대한 평가와 직접적으로 연결되기 때문에 정확한 음성 전달이 중요하다. 음성의 높낮이는 목소리 톤을 의미하며 일정한 것이 좋다. 음성의 높낮이 변동 폭이 클 경우 지나친 긴장 상태로 인식되거나 답변의 진정성을 의심받을 수도 있다. 반면, 목소리의 강약은 변화가 있는 것이 좋다. 또한 음성 스펙트럼을 실시간 분석하여 지원자의 답변 시간 변화에 따른 변화량을 분석한다.

(3) 언어분석(verbal)

언어분석은 음성 인식 기술을 통해 단어의 의미를 파악한다. '언어'는 언어적 표현으로 어휘 사용 횟수, 즉 긍정 및 부정 단어를 파악하여 지원자의 응답능력을 분석한다.

(4) 안면 분석(vital)

안면분석은 맥박과 혈류량 같은 생리적 데이터를 측정한다. '안면'은 비언어적 표현으로 지원자의 정서나 감정 변화를 확인하여 답변의 신뢰도를 평가하는 데 사용한다.

3) AI 면접 단계

(1) 검사환경 세팅

- 편한 시간, 편한 장소에서 웹캠이 구비된 노트북을 준비한다.
- AI 면접 시작 전 키보드, 마우스, 웹캠, 마이크 등의 상태를 점검한다. 키보드는 스페이스 바, 방향 키, 숫자 키에 이상이 없는지 확인하고, 마우스는 노트북 터치패드 사용은 지양하고 마우스 감도를 적절히 조정한다.
- 웹캠은 너무 높거나 낮지 않고 얼굴 전체가 화면에 들어오도록 조정하고, 명확한 음성 전달을 위해 마이크 음성 크기가 적당한지 점검한다.

(2) 안면 등록

- 부정행위 방지와 원활한 검사 진행을 위해 안면 등록과 음성 인식을 진행하므로 안면 등록 시 자연스럽고 밝은 표정으로 등록한다. 잘못 나온 경우 재촬영이 가능하다.
- AI 면접 시스템은 크롬에 최적화되어 있으므로 크롬을 이용하면 된다.

(3) 기본 질문

- 초반 기본 질문은 공통 문항으로 자기소개, 지원동기, 장단점을 준비한다.
- AI 면접은 핵심 키워드 위주로 내용을 분석하므로 직무역량을 나타낼 수 있는 키워드를 넣어 답변을 준비하는 것이 좋다.
- 이때 시선은 카메라를 바라보며 목소리는 톤과 속도를 일정하게 유지하고 밝은 표정으로 대답한다.
- 질문별 답변 준비 시간은 30초이고, 답변 시간은 90초가 주어진다. 20초 이내에 [다시 시작하기]를 클릭하여 다시 답변할 수 있으나 질문마다 한 번만 사용 가능하다.
- 답변 시 카메라에 시선을 고정하고 밝은 표정으로 말한다.

(4) 성향 체크

- 지원자의 성향을 체크하는 객관식 문제가 나온다.
- '매우 그렇다~ 전혀 그렇지 않다' 6점 척도로 한 페이지마다 60초의 제한 시간이 있다.

- 제시되는 문장에 동의하면 솔직하고 빠르게 선택한다.
- 정답은 없으나 응답에 대한 신뢰성을 확인하는 문항이 포함되어 있으므로 의도적으로 답변을 선택하는 경우 '응답 왜곡'으로 처리되어 신뢰불가로 나올 수 있다. 다른 단계의 결과와 함께 종합적으로 분석되므로 최대한 진솔하고 일관성 있게 답변하는 것이 중요하다.
- 문항 예시의 예
  - ◉ 안타까운 이야기를 들어도 마음이 동하지 않는 편이다.
  - ◉ 나는 마음이 맞지 않는 사람을 만나도 내색하지 않는 편이다.
  - ◉ 해야 할 일은 마감 전에 미리미리 해 두는 편이다.

(5) 상황 대처 질문

- 이 단계에서는 특정 상황이 제시된다.
- 실제로 대화하는 것을 가정하는 것이므로 제시된 상황에 어울리는 표정과 어투를 사용해야 하며 실제로 이야기하듯 답변한다.
- 질문별 답변 준비 시간은 30초이고, 답변 시간은 60초가 주어진다. 이때 질문에 충실히 답변하되, 제한 시간은 모두 채우지 않아도 된다.
- 상황에 맞게 대화하듯 말하되, 기본적인 목소리 톤이나 속도는 유지하도록 한다.
- 문항 예시의 예
  - ◉ 가장 친한 친구가 중고거래 사이트에서 사기를 쳤다고 자랑한다. 나는 어떻게 말할 것인가?
  - ◉ 공연 관람을 위해 1시간 넘게 기다리고 있는데, 내 앞으로 누군가 새치기를 했다. 어떻게 말하겠는가?
  - ◉ 사수가 일을 줘서 처리하고 있는데, 팀장님이 일을 주며 먼저 처리하라고 한다. 뭐라고 말할 것인가?

(6) 역량 분석 게임

- 역량 분석 게임은 게임 과정 속 지원자의 무의식적 행동과 반응을 통해 의사결정 패턴, 정보 활용 패턴, 집중력 변화 패턴 등을 분석하여 직무역량을 확인한다.
- 게임의 점수 자체가 중요한 것이 아니라 게임을 수행하는 과정 자체가 평가되는 것이므로 문제가 어려워지더라도 게임이 끝날 때까지 집중력을 유지하고 중간에 포기하지 않는 것이 중요하다.
- 제시되는 게임은 직군마다 다르게 설정된다(감정 맞추기, 풍선불기, 색 · 단어 일치

판단, 도형 위치 기억하기, 공 무게 맞추기, 카드 뒤집기 등).

- 게임마다 소요시간은 각각 다르며, 게임의 순서를 정할 수 있다.
- 안내사항을 충분히 숙지하여 방법을 제대로 이해한 상태로 게임을 실행한다.

성과역량검사의 전략게임 과제

- **공 탑 쌓기(계획능력)**
  이동 가능 횟수 내에서 공을 이동시켜 제시된 상태와 동일하게 만드는 과제

- **공 무게 맞히기(추론능력)**
  제시되는 공의 무게를 저울로 비교하여 무거운 순서대로 정렬하는 과제

- **감정 맞히기(정서파악)**
  제시된 사진 속 인물을 보고 인물이 느끼는 감정을 맞추는 과제

- **글자-숫자 분류하기(동시처리)**
  주어진 글자-숫자 조합이 제시된 기준에 맞는지 판단하는 과제

- **색-단어 일치 판단(인지제어)**
  왼쪽 단어의 의미가 오른쪽 단어의 색상과 일치하는지 판단하는 과제(의미에 응답하려는 자동화 반응을 억제하고 색상에 대해 응답하는 과제

- **도형 위치 기억하기(정보처리)**
  제시된 도형/위치가 N번째 전의 도형/위치와 동일한지 판단하는 과제

- **카드 뒤집기(위험관리)**
  보상/손실 확률 정보를 활용하여 카드를 선택 또는 종료하고, 주어진 전체 라운드에서 최대 이익을 얻는 과제

- **날씨 맞히기(학습능력)**
  기상정보에 있는 카드를 단서로 내일 날씨를 예측하는 과제(패턴을 파악하여 예측하고, 피드백을 확인하며 패턴을 학습해 가는 과제)

출처: 마이다스인 AI 역량검사 백서

(7) 심층질문

- 이 단계에서 앞 단계의 결과를 바탕으로 개인 맞춤별 심층질문이 제시된다.
- 단답형 질문 후 구술형의 후속 질문이 주어지는 방식으로 진행되므로 앞 단계에서 솔직하게 반응해야 자신에게 적합한 질문을 받을 수 있다.
- 이전 단계의 결과를 바탕으로 개인별 맞춤 질문으로 구성되어 있다.

- 단답형 질문은 5초 이내에 대답하고, 구술형 질문은 답변 준비 시간은 30초, 답변 시간은 60초가 주어진다.
- 예상치 못한 질문이 나오더라도 일정한 목소리 톤과 속도를 유지하도록 한다.
- 심층질문 예시
  - ○○○님은 일의 능률보다는 일할 때의 순서나 체계가 더 중요하다고 생각하시나요?(단답형 질문)
  - 함께 일할 팀을 하나만 선택할 수 있다면, 업무 체계가 명확한 팀과 업무 능률을 중요하게 여기는 팀 중에 어떤 팀을 선택하시겠어요?(구술형 질문)

4) AI 면접 시 유의사항

- AI 면접은 녹화가 되므로 깔끔한 복장과 단정한 외모로 준비한다.
- 목소리가 녹음되어야 하므로 시끄럽지 않은 환경을 준비한다.
- 앞머리가 있을 경우 얼굴 인식에 어려울 수 있으므로 앞머리를 넘기는 것이 좋고, 모니터보다는 카메라를 응시한다.
- AI 면접에서 감정표현이 드러나는 것이 더욱 유리하므로 미소를 유지한다.
- 게임 도중 잘 안 될 경우 무의식적으로 비속어를 사용하거나 표정관리가 안 될 수 있으므로 조심한다.

Chapter 05
학습활동

의사소통의 방법 (1)

☑ 토론　　☐ 퀴즈　　☐ 과제　　☐ 검사　　☐ 설문조사　　☐ 팀 프로젝트　　☐ 활동

주 제　비언어적 의사소통 분석

학습성과　비언어적 의사소통을 적용하고 분석할 수 있다.

토론내용　자신과 상대방의 비언어적 의사소통 유형을 파악하고 분석하여 느낀 점을 발표한다.

진행과정　1. 4인 1조를 만든다.
　　　　　2. 먼저 2명이 언어적 의사소통과 비언어적 의사소통의 중요성에 대해 토론한다.
　　　　　3. 나머지 2명은 토론하는 2명이 사용하는 비언어적 의사소통 유형을 찾고 분석한다.
　　　　　4. 자신의 비언어적 의사소통 분석 결과를 받아보고 느낀 점을 발표한다.

⏰ 분석대상자 이름 :

얼굴표정	잘한 점	
	개선할 점	
몸의 움직임과 자세	잘한 점	
	개선할 점	
음성	잘한 점	
	개선할 점	
눈 맞춤	잘한 점	
	개선할 점	
접촉	잘한 점	
	개선할 점	
공간	잘한 점	
	개선할 점	
침묵	잘한 점	
	개선할 점	
예의	잘한 점	
	개선할 점	

의사소통의 방법 (2)

☑ 토론　■ 퀴즈　■ 과제　■ 검사　■ 설문조사　■ 팀 프로젝트　■ 활동

주 제　적극적 경청

학습성과　적극적인 경청을 할 수 있다.

진행과정　1. 적극적 경청은 대상자의 말을 들으며 완전한 집중을 위해 상대방과 눈 마주침, 적당한 공간적 거리, 몸을 이완시키고 친밀함을 표현, 정상적으로 말하는 속도와 톤 등과 같은 자세를 유지하기 위해 노력해야 함을 확인한다.

2. 자유롭게 이야기의 주제(대학생활에서 겪는 어려움, 스트레스 해소법)를 정한다.

3. 소집단 : 3명이 한 집단을 구성한다. 1명이 다른 1명을 대상으로 간략하게 정해진 주제에 대한 면담을 수행한다. 나머지 1명은 면담과정의 적극적 경청을 관찰하고 기록한다.

4. 모든 사람이 면담자의 역할을 할 수 있도록 역할을 바꾼다.

5. 주제에 대한 면담은 각자 5분간 수행한 뒤 서로 관찰한 사항을 공유한다.

토론내용　팀 활동을 마친 후 면담을 진행하면서 느낀 점을 공유하고 적극적 경청을 활용하는 방법에 대해 토론한다.

🕐 나의 생각:

🕐 팀의 생각:

Chapter 05
학습활동

의사소통의 방법 (3)

☐ 토론　　☐ 퀴즈　　☐ 과제　　☐ 검사　　☐ 설문조사　　☐ 팀 프로젝트　　☑ 활동

주 제 효율적 의사소통 기법 적용하기

학습성과 비효율적 의사소통을 효율적 의사소통기법으로 적용할 수 있다.

사 례 후배는 대학교 1학년에 재학 중이다. 기대하던 대학에 입학했지만, 대학생활 적응에 어려움을 느끼고 있다. 1학기 중간고사를 치른 후에도 좀처럼 공부에 집중하기 어렵고 답답한 마음이 들어 동아리에서 만난 같은 과 3학년 선배와 이야기를 하게 되었다.

선배　안녕? 잘 지냈어?

후배　안녕하세요. 선배님. 그게...잘 모르겠어요.

선배[*1]　① 그러고 보니 얼굴이 좀 어두워 보이네. 무슨 걱정이 있어?(○, ✕)
　　　　② 왜? 뭔데?(○, ✕)

후배　아니 그게... 선배님. 조금 있으면 기말고사인데 선배님은 시험 준비 잘하고 계세요?

선배　3학년이 되니 아무래도 전공과목이 많아져서 준비하는 데 시간이 많이 걸리더라고. 게다가 이것저것 일이 자꾸 생기니 계획한 대로 잘 되지가 않아. 그래도 열심히 해야지.

후배　저는 대학에 오면 엄청 좋을 줄 알았거든요. 친구도 많이 사귀고, 재미있는 일이 많을 거라고 생각했어요. 그런데 마음은 잘하고 싶은데 잘 되지 않아요. 중간고사를 봤는데... 다른 친구들보다 성적도 떨어지고 저만 헤매고 있는 기분이예요.

선배[*2]　① 힘들었겠다. 그런 기분이 들 수 있어. 나도 1학년 초반에 너와 비슷한 기분을 느낀 적이 있어. 주변 친구들은 어때? 중간고사 때 어떻게 공부했었는지 이야기해 볼까?(○, ✕)
　　　　② 그런 기분이 들 수 있어. 그래도 다들 잘 적응하더라. 시간이 지나가다 보면 곧 좋아질거야. 그런데 뭐가 어려웠어?(○, ✕)

후배　1학년이라 교양과목이 많아서 그렇게 어렵진 않았는데... 막상 시험지를 받아보니 제가 공부한 거랑 다른 부분에서 출제가 많이 되어서 당황했어요.

선배[*3]　① 많이 당황했겠다.(○, ✕)
　　　　② 수업시간에 잘 듣지 않는 거 아냐?(○, ✕)

후배　저는 잘 듣고 있다고 생각하는데....

선배[*4]　① 그렇구나, 그럼 어떤 방법으로 공부하는 게 도움이 될지 생각해봤어?(○, ✕)
　　　　② 잘 듣고 있는데 성적이 나쁠 리 있어? 그러지 말고 잘 듣고 정리하는 습관을 들여봐. 그러면 공부가 더 잘되고 성적도 오를거야.(○, ✕)

[*1] 왜 라는 질문사용 → 관찰한 바를 말하기, 개방적 질문　　　[*2] 일시적 안심 → 공감, 자기노출
[*3] 비난 → 공감　　　[*4] 도전, 충고 → 수용, 개방적 질문

Chapter 05
학습활동

의사소통의 방법 (4)

☑ 토론　　■ 퀴즈　　■ 과제　　■ 검사　　■ 설문조사　　■ 팀 프로젝트　　■ 활동

주 제　효율적인 의사소통 기법 적용하기

학습성과　비효율적인 의사소통에 따라 의사소통의 효과가 달라지는 현상을 파악하고, 효율적인 의사소통으로 수정할 수 있다.

진행과정　1. 사례 1~2를 효율적인 의사소통으로 수정한다.

🕐 **사례 1)**

- 대상자: (주먹을 꼭 쥐고 화난 목소리로) 저는 더 이상 입원할 이유가 없어요., 지금 당장 퇴원시켜주세요!
- 간호사: (무표정한 표정으로 모니터를 보면서) ○○○님, 지금은 저녁 7시라 퇴원할 수 없어요.
- 대상자: (손가락질을 하며 어금니를 깨물고) 무조건 안 된다고만 하지 말고 물어나 봐요!
- 간호사: (한숨 쉬며 굳은 표정으로) 내일 의사선생님 오시면 여쭤보겠습니다.
- 대상자: (격앙된 목소리로 소리 지르며) 지금 뭐라는 거야. 의사 당장 나오라고 해!!

내 용

효율적인 의사소통으로 수정하기
대상자　(찌푸린 얼굴표정과 화난 목소리로) 저는 더 이상 입원할 이유가 없어요., 지금 당장 퇴원시켜주세요.
간호사
대상자
간호사
대상자

진행과정 🕐 사례 2)

- 학생 : (굳은 표정과 낮은 목소리로 손가락을 쳐다보고 만지면서) 학교에 가기 싫어요.
- 선생님: (팔짱을 끼고 의자에 기대면서) 선생님을 보면서 말해야지. 그리고 그런 생각하면 안 돼, 너 대학 안 갈거니? 지금은 다른 생각하지 말고 공부만 열심히 해야 할 때인 것 같은데?
- 학생: (눈시울이 붉어지며) 친구들이..저만 따돌리는 것 같아요..(고개를 떨군다)
- 선생님: (어깨를 토닥이며) 음.. 친해지면 괜찮아질꺼야. 극복하고 이겨내야 해. 대학교에 가서 좋은 친구들을 다시 사귀면 되니까 걱정하지 말고, 지금은 성적에 집중하자.
- 학생: (잠시 말이 없다가 풀죽은 목소리로) ......네.

2. 비효율적인 의사소통을 효율적인 의사소통으로 수정하면서 느낀 점을 발표한다.

내 용

효율적인 의사소통으로 수정하기

학 생   (굳은 표정과 낮은 목소리로) 학교 가기 싫어요.

선생님

학 생

선생님

학 생

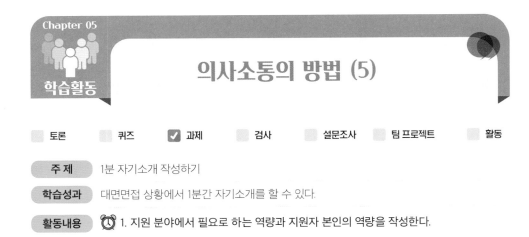

의사소통의 방법 (5)

Chapter 05
학습활동

☐ 토론　☐ 퀴즈　☑ 과제　☐ 검사　☐ 설문조사　☐ 팀 프로젝트　☐ 활동

주 제　1분 자기소개 작성하기

학습성과　대면면접 상황에서 1분간 자기소개를 할 수 있다.

활동내용　⏰ 1. 지원 분야에서 필요로 하는 역량과 지원자 본인의 역량을 작성한다.

⏰ 2. 자신이 내세운 핵심 역량의 근거를 제시한다.

⏰ 3. 마무리(한 문장 정도로 정리하고 자신의 강점을 직무에 어떻게 활용할 수 있는지
또는 입사 후 의지나 포부를 표현해도 무방함)

⏰ 4. 친구들의 1분 자기소개를 듣고 자신의 잘된 점과 보강하여야 할 부분을 적어 본다.

참고문헌

- 곽지희(2019). 인공지능 면접 도입, 준비해야 할 것들. 한국국방연구원. 1-9.

- 김경희·강리리·김지영(2019). 팀활동 기반의 인간관계와 의사소통. 서울: 현문사. 167-173.

- 김성재·금란·안영미·우주현·원미라·위휘·유영미 외(2016). 정신건강간호학. 서울: 정담미디어. 164-165.

- 김수진·강광순·김명옥·고미자·권영란·김보영·김은희 외(2016). 정신건강간호학. 서울: 현문사. 118, 128-129, 183-193.

- 김순향(2017). 인성과 진로 및 취업설계. 서울: 한올. 170-181.

- 김윤옥(2014). 듣기·말하기 교육에서 비언어적 의사소통 교육 내용 고찰-초등학교를 중심으로. 한국화법학회 화법연구. Vol. 26. 233-25.

- 김희숙·강문희·김미자·김영숙·김판희·김효정·박경란 외(2019). 정신건강간호학. 서울: 학지사메디컬. 207, 221-229.

- 김희숙·강문희·김판희·박경란·박정미·신은정·유광자 외(2021). 인간관계와 의사소통의 이론과 실제. 서울: 학지사메디컬. 84-87, 157-170.

- 박재현(2013). 국어교육을 위한 의사소통이론. 서울: 사회평론. 99.

- 서지민·강문희·권영란·나현주·박완주·성경미·이경숙 외 공역(2016). 인간관계와 전문적 의사소통 (7판). 파주: 수문사. 112.

- 손애리·박아현·이혜규·최명일(2021). 보건의사소통. 서울: 한미의학. 53, 59.

- 운평어문연구소(2007). 뉴에이스 국어사전. 서울: 금성출판사.

- 이경리(2019). 인간관계와 의사소통의 기본원리. 파주: 수문사. 104-119, 340-361.

- 이경희·이경희·김은자·주세진·김영숙·김상남(2017). 정신건강간호학. 서울: 정문각. 141-160.

- 이광자·이숙·김경희·민소영·최윤정·유소연·전효경(2014). 인간관계와 의사소통의실제. 서울: 신광출판사. 134-152, 165-181.

- 이미형·김희경·이윤주·이은진(2020). 인간관계와 의사소통. 서울: 현문사. 91-97, 110-120.

- 이미형·양수·김경희·정명실·강리리·박광희·이종은 외(2019). 정신건강간호학. 서울: 현문사. 137-143.

- 이언영·이인성(2010). 취업 면접 이미지메이킹에 나타난 면접 의상 디자인의 특징 분석. 한국의류산업학회지. Vol. 12 No. 3.

- 이주진(2019). 진로와 취업전략. 서울: 한올. 228-248.

- 이주진(2021). NCS 반영 진로와 취업전략. 서울: 한올. 246-267.

- 이혜용·박성·백승주·석소현·임인석·정연옥·진정·이정우(2015). 효과적인 면접을 위한 면접관의 의사소통 합격률과 전략. 한국화법학회화법연구. Vol. 28. 105-134.

- 전성숙·변은경·김미역·김미정·김은주·안은선·하수정 외(2020). 정신건강간호학. 파주: 수문사. 28-34.

- 전성숙·변은경·김미영(2020). 인간의 이해와 의사소통. 파주: 수문사. 90-104, 134-157.

- 전자정보연구센터(2016). 인공지능 기술과 관련한 설문조사 결과. 전자공학회지. Vol. 43 No. 6. 62-65.

- 한국의류산업학회지(2010). 일반 사무직 예비 취업 여성 의상을 중심으로. Vol. 12 No. 3. 265-271.

- 한금선·양승희·손정남·박정원·김근면·차선경·임희수 외(2018). 의사소통과 인간관계론. 서울: 고문사. 133-143.

- 한승주(2012). 의사소통기술. 서울: 청목출판사. 45.

- 한현숙·전은주(2008). 면접 화법의 교수-학습 내용에 대한 비판적 고찰. 한국국어교육학회. 새국어교육. Vol. 79. 419-446.

- 행정안전부(2017). 지방공공기관 블라인드 채용 가이드북.

- 마이다스인 AI 역량검사 백서.

- 고용노동부 한국고용정보원. 워크넷. https://www.work.go.kr.

- 서울경제(2020.01.23). 요즘 대세 'AI 면접' 실제로 해보니… 이렇게만 하면 합격한다.

- 한국경제(2021.05.31). AI 면접, 답변 내용보다 중요한 이것!.

- 한국대학신문. 409개 대학을 연결하는 '힘'. https://news.unn.net.

- Arnold E. C. & Boggs A. U.(2015). Interpersonal Relationships: Professional Communication. Skills for Nurses. St. Louis. M. O.: Elsevier/Saunders. 99-112.

- Banziger T. & Patel S. & Scherer K. R.(2014). The role of perceived voice and speech characteristics. in vocal emotion communication. Jounal of Nonverbal Behavior. Vol. 38. 31-52.

- Fatik Baran Mandal(2014). Nonverbal Communication in Humans. Journal of Human Behavior in the Social Environment. Vol. 24 No. 4. 417-421. DOI:10.1080/10911359.2013.831288.

- Greene J. O. & Burleson B. R.(2003). Handbook of Communication and Social Interaction Skills. NY: Routledge. 179-209.

- Hall E. T.(1981). The Silent Language. NY: Doubleday. 187-210.

- Hall J. A. & Coats E. J. & Smith Le Beau L.(2005). Nonverbal behavior and the vertical dimension. of social relations: A meta-analysis. Psychological Bulletin. Vol. 131 No. 6.

898-924.

- Human Behavior in the Social Environment. Vol. 24 No. 4. 417-421.
- Knapp M. L. & Hall J.A. & Horgan T. G.(2006). Nonverbal communication in human interaction. Belmont. CA: Thompson. 271-287.
- Mehrabian A.(2007). Nonverbal Communication. New Brunswick. NJ: Aldine Transaction. 1-146.
- Ronald B. Adler & Russell F. Proctor. 정태연 역(2021). Looking Out Looking In. 15th Ed. Cengage Learning Korea Ltd. 256.

이미지와 매너

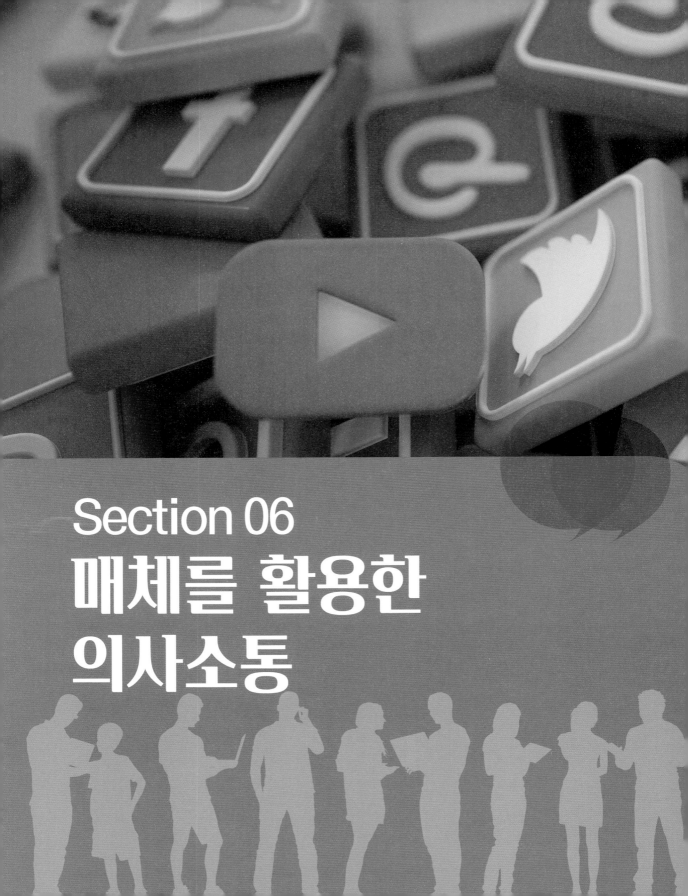

Section 06
매체를 활용한
의사소통

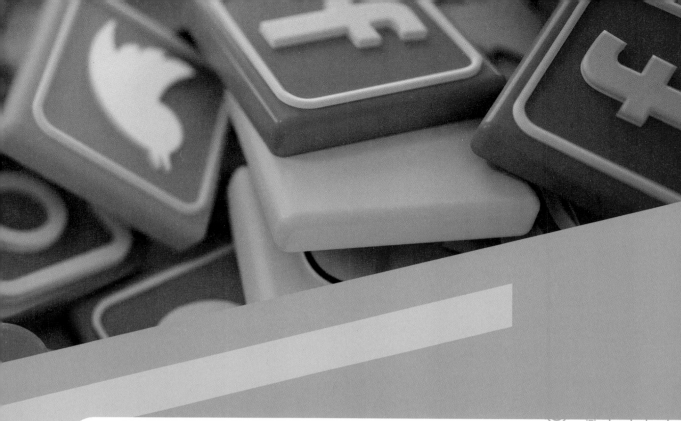

 학습목표

- 전화예절을 확인한다.
- 상황에 맞는 전화응대를 연습한다.
- SNS 특성과 분류를 확인한다.
- SNS의 긍정적 영향과 부정적 영향을 확인한다.
- 네티즌 윤리강령을 확인한다.
- 미디어 리터러시와 디지털 리터러시를 확인한다.
- 의사표현능력 함양을 위한 프레젠테이션을 작성한다.
- 프레젠테이션을 연습한다.

코로나19(COVID19)로 인해 교육현장은 오프라인 수업에서 온라인 수업으로 진행하면서 교수자의 리터러시 역량을 요구하게 되었다. 직장에 다니는 사람들도 재택근무가 늘어났으며, 회의나 의사소통은 전화나 SNS라는 매체를 이용하는 상황으로 변화하게 되었다.

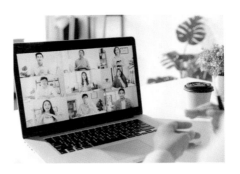

매체란 의사소통을 하는 도구로 메시지를 전달하는 것이다. 전파, 인터넷 등도 말과 글자, 기호를 전달한다는 점에서 매체이다. 매체의 종류에는 책, 신문, 편지, 텔레비전, 영화, 라디오, 인터넷, SNS, 스마트폰 등이 있다. 매체들은 인간의 삶을 풍요롭게 하고 즐겁게 하는 데 유익하며 긍정적인 기능을 가지고 있지만, 반대로 인간 생활을 해롭게 하는 역기능도 가지고 있다.

* 디커민은 누구인가 디지털 커뮤니케이션(Digital communication) + 민족(民族)의 합성어로 디지털 커뮤니케이션을 사용하는 민족을 의미한다.

그러나 분명한 것은 현재 우리는 디지털시대를 살아가고 있다는 것이다. 편리하든 불편하든 이제 우리는 디커민*의 삶을 살 수 밖에 없다.

01 전화응대

스마트폰의 보급화로 때와 장소를 불문하고 일상에서 가장 많이 접하고 있는 매체 중 하나가 전화로 소통하는 것이다. 전화소통은 다양한 직종, 연령을 불문하고 현대인의 일상에서 떼려야 뗄 수 없는 역할을 하고 있다. 그러나 상대방의 얼굴을 직접 보지 않고 대화하기 때문에 자칫 소홀하게 응대하거나 전화예절의 중요성에 대해서 크게 의식하지 못할 수 있다. 전화응대를 적절하게 수행하면 상호 소통의 장으로 연결되지만, 그렇지 못하면 서로를 오해하고 갈등하는 대립적 상황에 직면하기도 한다.

전화는 그 사람의 또 다른 얼굴이므로 바르고 효율적인 의사소통을 하기 위해서 전화예절을 알고 상황이나 장소에 따라 예절에 맞게 사용해야 한다.

1 전화응대의 중요성

스마트폰 시대의 전화는 직접 대면하지는 않지만, 다양한 방법으로 소통할 수 있다. 화상 통화, 그룹 통화, 통화 중 녹음 등 다양한 기능과 이모지, 레터링 등 잘 활용하면 전화로 상대방을 이해시키고, 소통할 수 있는 아주 유용한 도구이다. 바로 응대할 수 없을 경우의 부재중 메시지를 확인할 수 있으며, 통화 중 활용할 수 있는 메모나 메시지 기능을 통해 업무 및 일상을 유연하게 대처할 수 있다. 또한 긴박한 순간에는 신속하게 의사소통할 수 있는 유용한 수단이다.

그러나 전화는 수화기를 통해서만 소통하기 때문에 잘못하면 상대방에게 오해를 일으키기 쉽기 때문에 전화예절 교육은 반드시 필요하다.

2 단계별 전화 응대

1) 전화를 걸 때

- 상대방의 전화번호와 소속, 직책, 이름을 파악한 다음 전화를 건다.
- 상대방 쪽에서 수화기를 들면 내가 먼저 신분을 밝힌다.
  - ▷ "안녕하십니까?(명랑하게) ○○기관 ○○부 ○○○입니다."
- 상대방을 확인한다.
  - ▷ "○○기관의 ○○부입니까?", "직함과 이름을 말씀해 주시겠습니까?"
- 통화할 할 사람을 부탁한다.
  - ▷ "○○ 님과 통화하기를 원합니다." 또는 "○○부의 ○○ 씨를 부탁합니다."
- 용건은 간결하고 명확하게 한다.
- 끝인사를 한다.
  - ▷ "감사합니다. 안녕히 계십시오.", "잘 부탁드립니다."
- 전화를 건 쪽에서 먼저 통화를 종료하거나 상대방이 연장자 또는 지위가 높은 경우 상대방이 먼저 끊은 것을 확인한 후 수화기를 내려놓는다.

2) 전화를 받을 때

- 벨이 세 번 이상 울리기 전에 받는다.
  - ▷ 이때 메모지와 필기구를 준비한다.
- 세 번 이상 울린 후 받았을 경우
  - ▷ "오래 기다리게 해서 죄송합니다."
- 상대방이 묻기 전에 친절한 목소리로
  - ▷ "안녕하십니까? ○○기관 ○○○입니다."
- 상대방이 이름을 밝히지 않을 경우에는
  - ▷ "실례합니다만, 누구신지 여쭈어 보아도 되겠습니까?"
- 부재중인 직장 옆 자리의 전화를 받은 경우
  - ▷ "○○부 담당 ○○○입니다. ○○님은 지금 부재중이라 대신 전화를 받았습니다. 용건이 있으시면 메모를 남겨드리겠습니다."
- 용건을 묻는다. 육하원칙(5W1H)으로 질문하고 요점을 메모한다.
- 통화를 종료한다.
  - ※ 주의사항 : "기다려요," "안돼요." "모르겠습니다." 등 일방적, 명령적, 부정적인 표현보다는 긍정적, 의뢰형 표현을 사용한다.

3) 찾는 사람이 부재중일 때

- 부재중인 이유와 예정을 알려준다.
- 용건을 확인한다.
  - ▷ 상대방이 전화해 줄 것을 원하면 "오시면 전화를 드리라고 할까요?"
  - ▷ 상황에 따라 "○○○께서 오시면 전화를 드리도록 말씀드리겠습니다."
- 대신 용건을 물어 볼 경우 전달 내용을 메모한다.
- 상대방 이름, 주요 내용(6하 원칙에 의해), 시간, 연락처, 접수한 사람의 이름 등을 메모한다.
- 끝맺음 인사를 한다.
  - ▷ "잘 알겠습니다. 저는 ○○○입니다." 또는 "○○○께서 돌아오시면 전화를 드리도록 말씀드리겠습니다."
- 사후 조치사항
  - ▷ 메모는 직접 본인에게 전해주고 설명한다. 직접 전해 줄 수 없을 경우 책상 위에 두고 접수한 사람 이름을 메모해 놓는다.

4) 전화를 바꿔줄 때

- 상대를 기다리게 하지 말고 찾는 사람을 신속하게 확인한다.
- 가까이 있을 경우는 송화구를 손으로 막고, 상대방에게 들리지 않도록 한다.
- 타 부서로 연결해 줄 경우 전화번호도 함께 안내한다.
  - ▶ "잠시만 기다려 주십시오. 해당 부서로 연결해 드리겠습니다. 혹시 끊어지면 ○○○-○○○○번으로 전화해 주시면 감사하겠습니다."
- 찾는 사람이 통화 중이라 대기시간이 길어질 경우
  - ▶ "죄송합니다만, ○○○이 통화가 길어지는데 연락처 주시면 곧 전화를 드리도록 하겠습니다."라고 한다.

5) 상황별 전화응대

- 오래 기다린 후 연결할 경우
  - ▶ "오래 기다리셨지요? 연결해 드리겠습니다."
- 잘못 걸려온 전화인 경우
  - ▶ "여기는 ○○○팀이고 전화번호는 ○○○-○○○○번입니다. 전화가 잘못 연결된 것 같은데 다시 확인해 보시겠습니까?"
- 잘 들리지 않는 경우
  - ▶ "죄송합니다만, 전화 상태가 좋지 않아 잘 들리지 않습니다. 다시 한번 말씀해 주시겠습니까?"

3 장소에 따른 전화예절

- 지하철, 버스 등 대중교통을 이용할 때는 알림음을 작게 하고 전화는 옆사람에게 들리지 않도록 통화한다.
- 병원에서는 의료기기에 전파 장애를 일으킬 수 있으므로 전원을 끄거나 사용을 자제해야 한다.
- 영화관에서는 전화기를 무음 상태로 해 놓거나 전원을 끈다.

4 전화 사용 예절

- 이른 새벽이나 너무 늦은시간에는 전화하지 않는다.
- 어쩔 수 없이 이른 새벽이나 늦은 저녁에 전화를 해야 하는 경우에는 통화 가능 여부를 먼저 확인한다.
  - ▶ "늦은 시간에 죄송합니다만, 급한 일이 있어 전화드렸습니다. 혹시 통화가 가능하신가요?"
- 용건만 간단히 짧게 통화한다.
- 통화가 끝나면 상대방이 전화를 끊은 것을 확인한 후 수화기를 내려 놓는다.
- 배터리가 부족할 경우에는 현재의 상태를 설명하고 양해를 구한다.
  - ▶ "지금 배터리가 부족하여 전화가 끊어질 수 있으니 양해 부탁드립니다. 전화가 끊어지면 다시 연락 드리겠습니다."
- 전화를 끊을 때 '안녕히 계십시요.', '고맙습니다.', '이만 끊겠습니다.', 하고 인사를 하고 끊는다.

> 📎 전화를 끊을 때 '들어가세요.'라는 말은 명령형이고 일부 지역에서만 쓰는 말이므로 피하는 것이 좋다.
>
> 출처: 국립국어원

✅ 전화예절 자가 체크리스트

체크사항	예	아니오
1. 전화응대 시에 항상 전화응대 메모가 준비되었는가?		
2. 전화벨이 울리면 2번 이내에 전화를 받는다.		
3. 밝고 친절하게 자신을 소개했는가?		
4. 발신자의 문의사항을 정확히 파악하고 있는가?		
5. 답변은 친절하고 성의 있게 하고 있는가?		
6. 근무 중 불필요한 사적인 전화는 자제하고 있는가?		
7. 전화통화는 너무 길어지지 않게 조절하고 있는가?		
8. 전화내용의 전달은 정확하였는가?		

※ 자체 체크리스트에 '아니오'가 '2개 이상'인 경우 전화응대 숙지하기 바람

- 신속: 전화벨이 3회 이상 울리지 않도록 하며, 늦게 받았을 경우 죄송하다는 사과를 먼저 한다.
- 정확: 상대방의 용건을 정확하게 파악, 중요한 일은 메모한다.
- 친절: 밝고 활기찬 목소리로 친절하고 예의 바르게 응대한다.
- 전화 메모지

일시	○○○○년 ○○월 ○○일 오전/오후 ○○시 ○○분
받은 사람	○○○
From	○○○○님
To	○○○○과장님
용건	- -
통화결과	• 전화 왔었다고 전해주십시오. • (5)시경 다시 전화드릴 것입니다. • 전화 해달라고 하셨습니다. (번호 010-○○-○○○○)

전화 걸 때	전화받을 때
첫인사 (상대방 번호, 소속, 지위 정리 후) 안녕하십니까. ○○건설 ○○○ 사원입니다.	**첫인사** 준비단계(오른손에 메모 준비, 2번 이내에) 고맙습니다. ○○건설 ○○○ 입니다.
상대방 확인 ○○○ 님입니까?	
목적안내 (목적설명)오늘 면담 일정 확인차 전화드렸는데, 통화 가능하십니까?	**적극적 경청** 전화받는데 집중, 적극적 경청 메모, 재확인 통해 요청사항 정확히 파악
내용전달 상대방이 알아듣기 쉽게 정리하여 내용전달	**문제해결** 문의에 대해 능동적 설명 및 해결방안 제시
확인 및 종결 네, 그럼 10시에 뵙겠습니다. 감사합니다. 즐거운 하루 보내세요.	**확인 및 종결** 감사합니다. 즐거운 하루 보내세요.

🔺 그림 6-1_ 전화 매너

©www.hanol.co.kr

SNS(social network service) 소통

스마트폰 이용의 증가로 언제 어디서든지 누구나 쉽게 소셜미디어를 이용하게 되면서부터 트위터나 페이스 북이용자 수가 급증하고 있는 추세이다. 소셜미디어 이용이 증가하면서 우리의 일상생활도 많은 변화를 겪고 있다. 소셜미디어를 통해 생활에 필요한 유용한 정보나 뉴스를 접하고, 지인들과 일상생활을 공유하기도 한다. 또한 소셜미디어를 통해 새로운 친구를 만나고, 평소 만나기 어려운 다양한 계층의 사람들과 대화를 나누기도 한다. 이처럼 소셜미디어는 개인의 의견, 감정, 정보, 지식을 교환하고 공유하는 사회적 네트워크가 되고 있다.

2021년 DMC미디어의 '2021 소셜미디어 시장 및 현황 분석' 보고서에 따르면 우리나라의 SNS 이용률은 89.3%로, 세계 평균(53.6%)의 약 1.7배를 기록했다.

연령별로 차이는 있지만, 주로 이용하는 SNS 종류는 유튜브가 3천766만명으로 가장 많았다. 다음으로 네이버 밴드(1천965만명), 인스타그램, 페이스북, 카카오스토리,

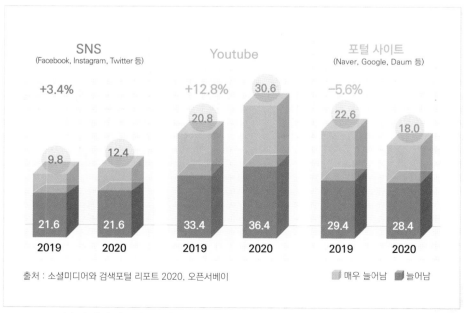

출처 : 소셜미디어와 검색포털 리포트 2020, 오픈서베이

◍ 그림 6-2_ 1년 전 대비 정보탐색 이용 사이트 변화

트위터, 틱톡 등 순이었다. 연령별로 가장 많이 사용하는 SNS는 10대와 20대, 30대 모두 인스타그램이었고, 40대, 50대는 밴드였다.

코비드19 확산 이후 비대면 환경으로 인하여 SNS를 통한 소통은 더욱 확대될 것으로 전망되고 있다.

1 SNS 정의

소셜미디어는 가이드와이어 그룹(guidewire group)의 창업자인 크리스 쉬플리(Chris Shipley)가 2004년 한 콘퍼런스에서 처음 사용한 용어로, 쌍방향 커뮤니케이션을 통하여 텍스트, 이미지, 오디오, 비디오 등 다양한 멀티미디어의 구성요소와 사회적 상호작용을 통합하는 온라인 툴과 플랫폼을 지칭한다. SNS는 소셜미디어, 소셜네트워크사이트, 소셜네트워킹 등 다양한 용어와 혼용되어 사용되고 있다. SNS와 소셜미디어를 개념적으로 구분한다면 SNS가 사람과 사람 간 연결관계에 초점을 둔 인맥관리 서비스를 지칭하는 것이라면 소셜미디어는 콘텐츠를 전달하는 미디어의 기능이 부각된 서비스를 통칭한다.

한국인터넷진흥원(2009)은 SNS를 인터넷상에서 친구, 동료 등 지인과의 인간관계를 강화하거나 새로운 인맥을 형성함으로 폭넓은 인적 네트워크를 형성할 수 있게 해주는 서비스로 미니홈피, 블로그, 마이크로블로그, 프로필 기반 서비스 등을 포함하고 있다고 정의하고 있다.

2 SNS 특징

SNS는 특정 신분이나 계층에 상관없이 누구나 참여할 수 있는 매체인 동시에 사용자 간의 자유스러운 의사소통과 정보 공유, 인맥 확대를 통해 사회적 관계를 생성하고 강화해주는 온라인 플랫폼이다. 즉, 비슷한 관심을 공유하고 소통하면서 관계망을 구축해주는 특성을 갖고 있다. 개인은 평상시에는 사회적인 이슈나 사건들에 무관심한 것처럼 보이나, 공감을 갖는 이슈를 발견하면 SNS를 이용해 적극적으로 참여한다.

SNS의 특징을 참여, 공개, 대화, 커뮤니티, 연결로 설명할 수 있으며 [표 6-1]과 같다.

◆ 표 6-1_ 소셜미디어의 특징

구 분	내 용
참여(participation)	소셜미디어는 관심 있는 모든 사람들의 기여와 피드백을 촉진함
공개(openness)	대부분의 소셜미디어는 피드백과 참여가 공개되어 있으며, 정보 공유를 촉진함으로써 콘텐츠 접근과 사용에 대한 장벽을 해체함
대화(conversation)	전통적인 미디어의 경우 콘텐츠가 일방적으로 청중에게 전달되는 반면, 소셜미디어는 쌍방향성을 띠고 있음
커뮤니티(community)	소셜미디어는 커뮤니티를 빠르게 구성할 수 있고 공통의 관심사에 대해 이야기할 수 있는 공간을 마련함
연결(connectedness)	대부분의 소셜미디어는 다양한 미디어의 조합이나 링크를 통한 연결에서 출발함

출처: 한국청소년정책연구원(2012)

이들 SNS는 공통적으로 인터넷을 매개로 하며, 특정 목적을 위해 타인과 정보를 공유하거나 사회적 관계 형성을 돕고, 쌍방향 소통 서비스라는 특성을 포함하고 있다.

3 SNS의 분류

한국방송통신전파진흥원(2012)은 서비스 기능에 따라 SNS를 8가지로 유형화하여 [표 6-2]와 같이 구분하였다.

◆ 표 6-2_ SNS의 기능별 유형화

SNS 분류	기 능	서비스
프로필 기반	특정 사용자나 분야의 제한 없이 누구나 참여 가능한 서비스	싸이월드, 페이스북, 마이스페이스, 카카오스토리
비즈니스 기반	업무나 사업관계를 목적으로 하는 전문적인 비즈니스 중심의 서비스	링크나우, 링크드인, 비즈스페이스
블로그 기반	개인 미디어인 블로그를 중심으로 소셜네트워크 기능이 결합된 서비스	네이트통, 윈도우라이브 스페이스

SNS 분류	기 능	서비스
버티컬	사진, 비즈니스, 게임, 음악, 레스토랑 등 특정 관심분야만 공유하는 서비스	유튜브, 핀터레스트, 인스타그램, 패스, 포스퀘어, 링크드인
협업 기반	공동 창작, 협업 기반의 서비스	위키피디아
커뮤니케이션 중심	채팅, 메일, 동영상, 컨퍼런싱 등 사용자 간 연결 커뮤니케이션 중심의 서비스	세이클럽, 네이트온, 이버디, 미보
관심주제 기반	분야별로 관심 주제에 따라 특화된 네트워크 서비스	도그스터, 와인로그, 트렌드밀
마이크로블로깅	짧은 단문형 서비스로 대형 소셜네트워킹 서비스 시장의 틈새를 공략하는 서비스	트위터, 텀블러, 미투데이

출처: 한국방송통신전파진흥원(2012)

4 SNS의 기능

1) 긍정적 영향

(1) 사회 참여의 확대 및 집단지성의 확장

SNS상에서 다른 사람들과의 상호작용을 통하여 공감을 받게 되면 정서적 안정감을 얻음으로써 개인의 행복감이 상승하는 효과가 있다고 한다. 인터넷과 여러 통신 매체들의 발전은 다양한 이야기들을 빠르게 접할 수 있게 함과 동시에 다른 지역에 거주하는 사람들과 간접적인 만남을 통해 주제에 관한 다양한 토론을 가능하게 하였다. 이렇게 새롭게 나온 집단문화가 다중인데, 다중은 과거 대중문화처럼 모두가 획일화된 의견을 갖는 것이 아니다. 개개인이 더 자유롭고 주체적인 문화수용을 기반으로 뜻이 맞는 사람들과 일시적으로 하나가 되는 공동체를 형성한다.

SNS를 활용한 참여의 가장 큰 특징은 사회적인 이슈나 사건들에 무관심한 것처럼 보이나 집단지성으로 만나게되면 SNS를 이용해 시민활동이나 정치에 적극적으로 참여한다. 사회참여는 동아리 모임 자원봉사활동뿐만 아니라 항의 시위 등을 포함하고 있다.

사례를 살펴보면, 2016~2017년 박근혜 전 대통령 탄핵촛불집회는 집단지성들이 SNS를 이용한 정치정보의 확산으로 발전했다. 2019년에 일어난 일본 의류 브랜드인 유니클로 불매운동인 'No Japan 운동'과 2014년 세월호 침몰 사고 실종자들의 무사 귀환을 기원하는 '노란리본 캠페인'도 SNS를 통해 빠르게 확산되었다.

이처럼 SNS는 다양한 매체로 집단지성들과 간접적인 만남을 통하여 소통하게 됨으로써 사회 참여의 확대라는 긍정적 변화가 나타나게 되었다.

(2) 개인의 주관적 행복

SNS상에서 다른 사람들과의 상호작용을 통하여 공감을 받게 되면 정서적 안정감을 얻음으로써 개인의 행복감이 상승하는 효과가 있다고 한다. 싸이월드를 이용하는 대학생 대상으로 조사한 연구에서도 싸이월드상에서 속내를 털어놓는 행위와 미니홈피 방문자 수가 많을수록 주관적 행복감을 더 느끼는 것으로 나타났다. 이 같은 결과는 소셜네트워크 서비스를 통해 자신의 경험을 공유할수록 개인의 주관적 만족도와 행복감은 증진될 수 있다는 것을 보여준다.

따라서 소셜미디어상에 친구가 많을수록, 그리고 소셜미디어를 통해 형성된 네트워크가 강한 사람일수록 행복감을 더 많이 느끼는 것을 알 수 있다.

긍정적 영향 사례

자신도 몰랐던 쌍둥이 자매 재회

한국에서 입양된 애니서 보뒤어(Anáis Bordier)씨는 친구로부터 유트브에서 자신과 똑같이 생긴 사람을 보았다는 소식을 받았다. 보뒤어씨는 페이스북 검색을 통해 그 사람이 미국 뉴저지주에 살고 있으며, 자신과 생일이 같은 사만다 푸터만(Samantha Futerman)임을 알게 된다. 페이스북을 통해 푸터만씨에게 자신이 부산에서 태어나 홀트재단을 통해 입양되었음을 알리고 연락한다. 푸터만씨 역시 자신의 입양 기록을 통해 자신에게 쌍둥이 자매가 있다는 걸 알게 되고, 이들은 스카이프로 통과 후 실제로 만나게 되었다. 푸터만은 크라우드 펀딩 미디어인 킥스타터(Kickstarter)를 통해 실제 만남과정을 필름으로 찍었고, 함께 서울을 방문하여 입양 관련 컨퍼런스에 참석하는 등 이들의 이야기는 영화로 제작되고 있다.

자료: 정보통신정책연구원(2014)

2) 부정적 영향

(1) 개인 사생활 침해

페이스북 사용자의 경우 개인 프로파일, 즉 이메일, 출신학교, 직장, 취미 등이 그대로 외부에 공개되고 있기 때문에 이러한 개인정보를 악용하는 사례가 발생할 수 있다. 또한 음란물뿐만 아니라 사실 확인이 되지 않은 루머나 추측이 SNS를 통해 확산된 사례가 상당수에 이른다. 사례를 살펴보면, 가수 타블로의 학력위조 논란 역시 SNS를 통해 급속하게 전파되면서 논란을 불러 일으켰고, 사회 불안까지 조성하기도 하였다.

(2) 사이버 폭력

2015년 한국갤럽이 전국 만 19세 이상 남녀 1,006명에게 현재 인터넷상의 사이버 폭력이 얼마나 심각하다고 보는지 물어 본 결과 82%가 '심각하다'고 답했고, '심각하지 않다'는 5%에 그쳤다. 가장 심각한 사이버 폭력으로는 '악성 댓글, 욕설, 인격 모독, 인권 침해'(51%)를 꼽았고 그 다음으로는 '익명성, 무기명에 의한 공격, 무책임', '허위사실, 헛소문, 검증되지 않은 정보', '개인신상 털기, 사생활 노출' 등을 지적하고 있다.

SNS 의사소통의 특징중 하나가 익명성인데 이 익명성으로 위장된 개인들이 댓글 달기와 같이 악플을 양상하고 있다. 익명성을 통해 '나'는 숨고 '너'는 상대방에 대한 존중도 인정도 없는 언어적 폭력성이 생산되고 있다. 사례를 살펴보면, 같은 연예인을 좋아하는 청소년들끼리 온라인에서 만나서 친구를 맺고 그 연예인에 관한 정보를 공유하는 것을 '멤버놀이'라고 한다. 그런데 이 멤버 놀이 공간에서 모욕적인 말과 협박뿐만 아니라, 신상을 터는 사이버 폭력을 당한 한 고등학생은 스스로 목숨을 끊는 극단적인 선택을 하였다.

(3) 정보 확산과 허위사실 유포

타인을 비방하거나 공격하는 허위사실 루머의 형태로 오래전부터 존재해왔으나 정보통신기술 발달로 그 영향력은 과거와 비교할 수 없을 정도로 심각하다. SNS에서 유통되는 정보들은 사실 확인이나 검증단계 없이 잘못된 정보가 신속히 유포될 가능성이 매우 높다. 그렇기 때문에 거짓 정보와 루머가 발생할 수 있다.

가짜뉴스 여부를 판단하는 기준 가운데 가장 핵심적인 것은 내용의 허위성이다. 2014년 여객선 세월호 침몰 사고를 보면 한쪽에서는 SNS 네트워크를 활용해 실종자들의 무사귀환을 기원하는 '노란 리본 캠페인'을 벌이는 등 동참 분위기를 조성한 반면, 다른 한쪽에서는 각종 유언비어를 끊임없이 재생산하면서 수색과 구조작업에도 혼선을 주는 사례를 들 수 있다.

(4) 중독성

중독이란 욕구충족을 위해 특정물질이나 활동에 지나치게 몰입하는 것을 말한다. SNS 중동은 디지털기기의 과도사용과 관련이 있으며, 이는 개인의 특성과도 밀접하게 관련되어 있다. SNS 중독성은 SNS 과다사용에 따른 참을 수 없는 금단과 내성을 갖게 된다. 따라서 집중력이 저하되며 스트레스나 우울증 등의 증상이 동반된다. 특히 우울증 성향이 있는 사람일수록 그리고 SNS를 많이 이용할수록 중독될 가능성이 높게 나타난다.

5 네티즌 윤리강령

일상생활에서 지켜야 할 예절이 있듯이 인터넷을 사용할 때에도 지켜야 할 예절이 있다. 네티켓이라는 말은 네트워크(network)와 에티켓(etiquette)으로 이루어진 합성어로서, 네트워크상에서의 예절을 나타낸다. 정보통신부와 정보통신윤리위원회는 2000년 6월 15일 건전한 인터넷 이용문화 정착을 위한 '네티즌 윤리강령'을 다음과 같이 선포하였다.

1) 네티즌의 기본정신

- 사이버 공간의 주체는 인간이다.
- 사이버 공간은 공동체의 공간이다.
- 사이버 공간은 누구에게나 평등하며 열린 공간이다.
- 사이버 공간은 네티즌 스스로 건전하게 가꾸어 나간다.

2) 행동강령

- 우리는 타인의 인권과 사생활을 존중하고 보호한다.
- 우리는 건전한 정보를 제공하고 올바르게 사용한다.
- 우리는 불건전한 정보를 배격하며 유포하지 않는다.
- 우리는 타인의 정보를 보호하며, 자신의 정보도 철저히 관리한다.

- 우리는 비·속어나 욕설 사용을 자제하고, 바른 언어를 사용한다.
- 우리는 실명으로 활동하며, 자신의 아이디로 행한 행동에 책임을 진다.
- 우리는 바이러스 유포나 해킹 등 불법적인 행동을 하지 않는다.
- 우리는 타인의 지적재산권을 보호하고 존중한다.
- 우리는 사이버 공간에 대한 자율적 감시와 비판활동에 적극 참여한다.
- 우리는 네티즌 윤리강령 실천을 통해 건전한 네티즌 문화를 조성한다.

03 리터러시(literacy)

리터러시는 의사소통능력을 의미하는 개념으로 최근 우리 사회에서는 미디어 리터러시와 디지털 리터러시에 대한 사회적 요구가 증가하고 있다.

전통적인 리터러시의 의미는 정보를 읽고 쓰고 말하는 것을 의미하지만 최근에는 미디어나 도구를 이용하여 정보를 찾고 다양하게 활용하는 것을 말한다. 미국의 글로벌 소비자 자문위원회(GCAB, global consumer advisory board)에서 2003년에 발표한 세계 주요 8개국의 디지털 정보격차 분석자료에 의하면, 미디어 리터러시는 개인적 커뮤니케이션의 문제로서보다 유능한 시민이 되기 위하여 미디어를 적극적으로 활용하면서 분석하고 확대하여 영향력을 발휘하는 능력으로 정의하고 있으며, 미디어 리터러시는 기술적 접근, 사회적 접근, 사회적 이용 등의 요소와 함께 국가의 디지털 정보격차를 나타내는 개념으로 강조하고 있다.

1 미디어 리터러시(media literacy)

미디어 리터러시는 미디어 메시지를 읽고 쓸 수 있는 능력을 말한다. 미디어를 '읽는다'는 것은 미디어의 텍스트를 비판적으로 분석, 평가, 성찰할 수 있는 능력을 갖추었다는 뜻이고, '쓴다'는 것은 미디어 텍스트를 자신의 의도대로 제작할 수 있는 능력을 소지했다는 것을 의미한다. 따라서 미디어 리터러시는 미디어를 이해하고 미디어를 통해 창의적으로 활동할 수 있는 능력을 말한다.

전파 미디어가 등장하기 전에 리터러시라는 것은 글을 읽고 쓰는 능력에 대한 것으로 문자해독력과 같은 개념으로 사용되었다. 그러나 영상미디어가 등장한 이후 리터러시 개념은 영상이나 이미지를 중심으로 적용되었다. 1970년대와 1980년대 초반에는 TV에 관심이 모아졌고, 비디오는 1980년대 많이 사용되었다. 1990년대 중반에 들어서면서 컴퓨터의 사용과 함께 인터넷 등의 디지털미디어가 생겨나면서 디지털 리터러시에 대한 요구가 생겨났다. 미디어 리터러시는 단지 언어만을 의미하는 것이 아니라 사회적, 문화적 개념으로 확장되었다.

방송통신심의위원회(2018)에 의하면 청소년소비자들이 주로 이용하는 1인 미디어 플랫폼은 유튜브, 아프리카TV, 트위치, V앱, 네이버, 팝콘TV, 카카오TV, 판도라TV 순으로 나타났다. 그리고 청소년소비자들이 1인 미디어를 이용하는 동기는 정보 습득, 즐거움 추구, 현실에서의 탈출, 관계에 대한 갈증 해소 등으로 나타났다. 남학생들은 게임과 관련된 정보를 얻고 실력을 늘리기 위해 이용하였고, 여학생들은 뷰티와 관련된 정보나 대리만족을 얻기 위해 1인 미디어를 시청하였다. 이 외에도 또래 집단과의 의사소통이나 심리적 위안을 얻기 위해 1인 미디어를 이용하고 있었다.

표 6-3_ 시대별 미디어 리터러시 개념의 변화

구분	인쇄물	영화, TV	컴퓨터, 인터넷
시대별 리터러시 개념	언어 리터러시	시각 리터러시, TV 시청 기술	컴퓨터 리터러시, 네트워크 리터러시
사회 환경	농업경제시대	산업경제시대	지식경제시대
미디어 리터러시의 개념적 특징	• 인쇄술, 활자발명 • 글을 읽고 쓰는 능력 • 문자텍스트에 대한 리터러시 능력 요구	• 영상언어의 등장 • 미디어 리터러시(리터러시 개념의 본격적 등장)	• 컴퓨터와 관련된 다양한 개념 등장 • 이용자 개념의 등장 • 디지털 격차를 둘러싼 접근성 강화 개념이 리터러시에 도입

2 디지털 리터러시(digital literacy)

1) 디지털 리터러시 정의

디지털 리터러시는 미디어 리터러시의 확장된 개념으로 한 가지 능력을 의미하기보다는 복수 영역의 소양으로 구성되며 기술발달로 인한 새로운 환경에서의 개인 관리능력과 온라인 환경에서의 다른 사람 간 소통과 협업할 수 있는 능력을 포함한다. 교육적 관점에서 디지털 리터러시 개념은 디지털 사회구성원으로서 자주적인 삶을 살아가기 위해 필요한 기본소양으로, 윤리적 태도를 가지고 디지털 기술을 이해하고 활용하여 정보의 탐색 및 관리, 창작을 통해 문제를 해결하는 실천적 역량으로 정의된다.

미디어 리터러시는 이미지, 음성, 영화, 동영상 등으로 구성된 메시지를 해석하고 비판하는 능력을 강조하는 반면, 디지털 리터러시는 디지털 자료로부터 정보를 이해하고 활용하기 위하여 인터넷을 검색하거나, 네트워크화된 미디어와 네트워크 툴을 활용하고 콘텐츠 평가 등에 초점을 둔다.

2) 디지털 리터러시의 7요소

영국(연합정보시스템위원회 JISC, 2014)에서는 디지털 리터러시를 디지털 사회에서 개인이 삶, 학습, 직업을 영위하기 위한 필수 능력들로 정의하며, 고등교육기관과 전문 직업 영역에서의 필수소양 7요소를 [표 6-4]와 같이 제시하였다.

표 6-4_ 디지털 리터러시의 7요소

요소(elements)	내 용
미디어 리터러시 (media literacy)	미디어를 활용하여 비판적으로 읽고 창의적으로 교육 및 전문 영역과 소통하기
정보 리터러시 (Information literacy)	정보를 탐색, 이해, 평가, 관리, 공유하기
디지털 학문 (digital scholarship)	디지털 시스템을 활용하여 융합 전문 교육 및 연구 활동에 참여하기
학습 기술 (learning skills)	테크놀로지가 지원되는 환경에서 형식 혹은 비형식 교육을 효율적으로 학습하기

요소(elements)	내 용
ICT 리터러시 (ICT literacy)	디지털 기기 및 애플리케이션에 적응 및 활용하기
경력과 신원 관리 (career & identity management)	디지털 평판 및 온라인 신원을 관리하기
소통과 협업 (communication & collaboration)	학습과 연구를 위한 디지털 네트워크 참여하기

3) 디지털 리터러시에서의 의사소통

사람들은 디지털미디어 기술을 통하여 다양한 의사소통을 활성화시킬 수 있지만 정제되지 않은 정보나 잘못된 정보는 새로운 문제를 야기한다. 대부분 사람들은 휴대폰으로 미디어 콘텐츠를 공유하고 있다. 그러나 자신이 직접 본 모든 뉴스를 검증하거나 팩트 체킹을 하지는 않는다. 그러다 보니 가짜뉴스로 인한 피해는 날이 갈수록 커지고 있다. 올바른 정보를 얻기 위해서는 지금 내가 보고 있는 뉴스가 진짜인지, 가짜인지 아리송할 때는 팩트체크를 하여 허위정보를 분별하는 역량을 키워 건강한 온라인 이용자가 되어야 한다.

디지털 리터러시 능력을 높이고 건강하게 의사소통하기 위해서는 대화와 토론을 통하여 차이를 경험하되, 내편과 다른 편을 나누고 충돌하는 것이 아닌 다양성에 대한 존중이 이루어지도록 예의를 갖추는 것이 필요하다. 정부 부처별 산하기관의 교육을 통하여 리터러시를 높이는 것도 중요하다.

우리나라 정부 부처별 미디어교육 관련 법안 및 산하기관 현황을 살펴보면 [표 6-5]와 같다.

💼 표 6-5_ 정부 부처별 미디어교육 관련 법안 및 산하기관 현황

정부 부처	관련 법안	기관명	중심 교육
문화체육관광부	문화예술교육지원법 문화산업진흥기본법	한국언론진흥재단	뉴스 리터러시, NIE
		영화진흥위원회	지역미디어센터를 통한 미디어교육
		한국콘텐츠진흥원	게임 리터러시 콘텐츠 인재 양성
		한국문화예술교육진흥원	문화예술교육

정부 부처	관련 법안	기관명	중심 교육
방송통신위원회	방송통신발전기본법	한국인터넷진흥원	인터넷 리터러시
		시청자미디어재단	시청자미디어센터를 통한 미디어교육
		방송통신심의위원회	미디어 윤리
과학기술정보통신부	국가정보화기본법	한국정보화진흥원	인터넷(디지털) 리터러시 디지털 격차 해소
교육부 시·도교육청		시·도교육청	미디어 리터러시

4) 디지털 리터러시와 윤리

다양한 형태의 디지털 정보를 이해하고 평가하여 자신의 커뮤니케이션 목적에 맞게 사용할 수 있는 지식과 능력이 필요하다. 이와 더불어 저작권, 초상권 등의 법적 권리에 대한 내용과 표현의 자유 등에 관한 도덕적 가치기준 고려 등이 선행되어야 한다. 또한 개인정보 및 사생활 보호의 측면도 고려해야 하며 개인의 명예권을 훼손하거나 모욕하는 등의 범죄적 활동이 아닌지 생각해야 한다.

관리자 보안수칙

1. 방화벽 등 보안장비 운영하기

2. 주기적인 관리서버 보안 취약점 점검 및 조치하기

3. 침해사고 발생 시 인터넷침해 대응센터(118)로 신고하기

이용자 보안수칙

1. 기기는 반드시 암호를 설정하고 1234, ABC 등 유추하기 쉬운 암호 사용하지 않기

2. 기기는 주기적으로 최신 보안업데이트 하기 (메뉴얼 또는 제조 기업문의 등)

3. 카메라 기능 미이용시 카메라 렌즈 가리기

출처 : 과학기술정보통신부

⬢ 그림 6-3_ 월패드 등 홈네트워크 기기 관리·이용자 보안수칙

04 프레젠테이션

1 프레젠테이션(presentation)이란?

프레젠테이션이란 문자나 영상자료 등 시청각자료를 이용하여 전달하고자 하는 내용을 구성하고, 구성한 자료를 기반으로 하여 정보를 상대방에게 전달하거나 설득하는 일련의 과정을 말한다. 즉, 시청각자료를 활용한 발표라고 할 수 있다.

프레젠테이션의 목적은 청중을 설득시키기 위함이므로 청중에게 프레젠터의 주장이나 정보 등을 전달하는 넓은 의미의 의사소통 방법이다. 교실에서 선생님의 수업, 학생의 발표, 정치인의 연설, 회사의 광고 및 상품설명 등 다양한 현장에서 이루어지고 있다.

2 프레젠테이션의 기획단계

1) 주제 선정

목적과 목표를 명확히 하고 목표의 저해요인을 파악한다.

2) 3P 분석

3P는 무엇(목적, purpose), 누구에게(청중, people), 어디서(장소, place)이며 이 중 가장 중요한 것은 청중이다.
- 목적(purpose) : 목적에 맞는 적절한 인포그래픽을 준비하고, 청중이 이미 알고 있는 정보인지 확인한다. 프레젠테이션이 끝난 후 청중을 어떻게 바꾸어 놓을 것인지 분석한다.
- 청중(people) : 프레젠테이션을 듣는 이유를 파악하고, 청중의 수가 10명 내외이면 흥미 있어 하는 일이나 관심사 위주로 구체적으로 접근한다. 다수일 경우 심도 있는 내용보다 광범위하게 접근하고 흥미를 유발할 수 있는 다양한 볼거리를 준비하는 것이 효과적이다. 청중의 연령이나 성별, 주제에 대한 지식 수준 등 세대를 고려하여 내용을 구성한다.

- 장소(place) : 발표 규모, 좌석 배치, 동선, 사용 가능한 장비와 기자재 시설 등을 점검한다.

3) 자료수집하기

전달하고자 하는 내용과 청중이 알고자 하는 내용이 무엇인지 파악한 다음 충분한 자료를 수집한다. 반드시 정보의 출처는 정확해야 한다.

3 프레젠테이션 구성

- 프레젠테이션은 발표 목적과 주제에 따라 미리 스토리보드를 통해 충분히 검토해본다.
- 글자 크기와 서체 통일, 색상의 수를 3~4가지 제한한다.
- 발표장소의 소프트웨어 사양과 버전을 고려하여 글꼴과 파일 형식을 사전에 검토한다.
- 청중의 시선을 끌 수 있도록 가독성을 고려하여 하나의 슬라이드에는 하나의 메시지만 담고 전체의 통일성을 유지한다.
- 글자 크기, 굵기, 색상을 통해 중요한 부분을 강조하여 가독성을 높인다.
- 텍스트는 한 슬라이드에 7줄까지만 쓰고, 한 줄에는 7단어를 사용한다.
- 핵심 내용을 명확하게 글자색 등을 이용하여 진하게 제시한다.
- 문장의 톤은 ~했음, ~임 등으로 통일한다.
- 그림, 도표, 사진, 동영상 등 인포그래픽을 활용하여 청중의 이해도와 몰입도를 높인다.
- 슬라이드는 챕터 슬라이드를 통해 화면 전환으로 자연스럽게 주제 내용을 변경한다.

4 프레젠테이션 준비

1) 언어표현

- 발표장소에 적합한 목소리, 적절한 어휘와 정확한 발음을 한다.

- 중요한 내용에 강세를 주며, 충분히 이해할 수 있도록 말의 빠르기와 문장 길이를 조절한다.

2) 비언어적 표현

- 어깨를 펴고 균형 잡힌 자세로 서서 청중과 교감할 수 있도록 시선을 골고루 준다.
- 손가락보다는 손 전체로 손동작을 적절하게 활용하여 청중의 몰입도를 높인다.

3) 예상 질문 답변 준비

- 예상 질문을 미리 생각해보고 답변을 준비하며, 필요한 자료도 미리 준비한다.
- 추상적인 것은 구체화하면서 내용을 보충하되, 극단적인 표현은 삼간다.

4) 복장

- 발표할 내용이나 발표장의 성격과 어울리는 단정한 복장을 하되, 너무 화려한 디자인이나 단조로워 보이는 옷은 피한다.
- 여성의 경우 목걸이와 귀고리를 할 경우 흔들리지 않도록 하고, 머리가 긴 경우에는 묶는 것이 좋다.
- 청중의 연령, 직종, 발표의 목적에 따라 차림새를 달리한다.

5 효과적 프레젠테이션의 원리

큰 그림을 먼저 제시하고 세부사항을 전개한 다음 핵심 내용은 강조하여 제시한다. 내용 구성은 연대순으로 제시하거나 서론, 본론, 결론의 3단으로 구성한다. 또는 문제와 해결, 원인과 결과, 주제별 등으로 구성할 수도 있다.

1) 도입

- 계절, 날씨, 발표 의뢰기관에 대한 인사말로 청중과 라포를 형성한다.
- 발표 주제와 목적에 맞는 일상적인 사례를 청중에게서 끄집어내어 시작한다.
- 필요하면 자신의 경험담이나 주변의 사례를 제시하여 청중의 관심을 유도한다.
- 관련 자료는 인포그래픽이나 디자인 씽킹을 활용하여 흥미 유발 및 동기를 부여한다.

2) 본론

- 도입 부분에서 제기한 주제에 대해 청중과 상호 소통하면서 발표를 한다.
- 20분마다 적절한 주제 전환을 통해 청중의 집중력과 몰입도를 갖게 한다.
- 자신의 의도를 상세하게 전달하며, 정의, 비교, 대조, 분류, 예시 등의 방법을 사용한다.
- 핵심 내용을 진술할 경우 사례 제시, 상황극 등을 적절히 활용하여 청중과 교감한다.
- 슬라이드 간 내용의 일관성을 유지하며, 대상에게 맞는 슬라이드 스타일을 활용한다.
- 말하고자 하는 주장이나 의견을 뒷받침하는 증거 또는 연구가 제시되어야 효과적이다.

3) 종결

- 내용을 요약하고 다시 강조하거나 확실하게 인식되도록 주장을 간결하고 명확하게 한다.
- 필요시 요약하거나 강조한 부분을 읽거나 쓰게 하여 기억과 저장을 유도한다.
- 청중이 질문하면 질문 내용을 메모하고 성실하게 답변하여 감사의 말로 마무리한다.

서론	본론	결론
• 주제 소개 • 본론 내용 요약 • 결론 간단히 제시	• 몇 가지 핵심 논리로 승부 • 중심 생각이 담긴 핵심 아이템과 사례 제시 • 결론의 정당성을 논리적으로 증명	• 전체를 요약해서 정리 • 핵심 내용 재강조 • 문제 해결책 제시 • 결론을 명확하게 전달

출처: 연세대학교 교육개발지원센터(2007)

© www.hanol.co.kr

⬥ 그림 6-4_ 3단 구성의 예시

6 프레젠테이션의 어려움

프레젠테이션은 많은 사람 앞에서 발표를 하고 평가를 받는다는 점에서 불안을 유발할 수 있다. 커뮤니케이션 자체에 대한 불안이기보다는 사람들 앞에 서는 것에 대한 불안에서 야기되는 것이다. 주로 사회적 상황에 대해 과도하게 부담을 느끼거나 자신의 역량을 과소평가하고 다음의 부정적인 예상을 하는 것에서 비롯되는 경우가 많다.

- 파국적 결과 연상하기: 실제 이상으로 현실은 매우 위험하고, 감당할 수 없으며, 큰 재앙이 생길 것 같다고 생각하는 것이다.
- 자신에게 관련짓기: 타인의 행동을 '나 때문', '내 탓'으로 생각하는 것이다.
- 지레짐작하기: 주관적 느낌을 객관적인 사실로 받아들이는 것이다.
- 흑백논리 적용하기: 사건의 다양성이나 이면을 생각하지 않고 '성공/실패', '좋은 것/나쁜 것' 등 이분법적으로 생각하는 것이다.
- 강박감 갖기: 타인을 지나치게 의식하는 완벽주의적인 특성

표 6-6_ 프레젠테이션 능력 진단도구

요인	설문 문 항
표현전달력	도입 시 청중의 흥미를 효과적으로 유발하였는가?
	마무리 단계에서 적절하게 요약이나 제언을 하였는가?
	전달하고자 하는 주제를 명확하게 제시하였는가?
	청중의 관심과 눈높이를 고려하여 발표하였는가?
	발표 내용을 논리적이고 체계적으로 조직하여 전달하였는가?
	도입, 본론, 마무리가 유기적으로 구성되었는가?
	주제에 대한 창의적인 접근이 이루어졌는가?
	타당한 근거와 자료를 제시하여 발표하였는가?
	다양한 증거와 예시 등을 통해 의미를 분명하게 하거나 설득력을 높이려고 하였는가?
	발표 내용과 발표 방식이 정보나 주장에 대한 신뢰감을 주었는가?
	공적 말하기에 적합한 어휘를 사용하였는가?
	발표 장소나 청중 수를 고려하여 적절한 발음, 크기, 속도 로 발표하였는가?
	시간 배분을 적절하게 하였는가?
	손동작이나 몸동작 등 제스처가 자연스럽고 효과적이었는가? (빈도, 크기 등)
	질문에 대한 경청/답변 태도가 적절하였는가?
	슬라이드 글자 크기, 색, 영상 자료의 시각화가 효과적으로 이루어졌는가?

요인	설문 문 항
시청각요소 활용	슬라이드의 핵심 메시지가 효과적으로 표현되었는가?
	시각자료(슬라이드)와 음성 언어를 적절하게 통합하여 전달하였는가?

출처: 이연주 · 임경수(2020), 대학생의 프레젠테이션 능력 진단도구 개발 및 타당화 연구

슬기로운 인간관계와 의사소통

학습활동

매체를 활용한 의사소통 (1)

토론	퀴즈	✓ 과제	검사	팀 프로젝트	활동

주 제 상황별 전화응대

학습성과 상황에 따른 전화응대를 할 수 있다.

진행과정 ⏰ 첫 응대

⏰ 상대방을 확인할 때

⏰ 찾는 사람이 부재중일 때

⏰ 끝인사

Section 06

학습활동

매체를 활용한 의사소통 (2)

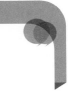

☐ 토론   ☐ 퀴즈   ☑ 과제   ☐ 검사   ☐ 팀 프로젝트   ☐ 활동

주 제 나의 SNS 소통 점검하기

학습성과 SNS 소통 및 사회적 관계 형성에 미치는 영향을 이해할 수 있다.
· SNS의 긍정적 영향과 부정적 영향을 파악할 수 있다.
· 네티즌 윤리강령을 지킬 수 있다.

진행과정 🕐 SNS를 통하여 주로 누구와 대화하는가?
➡

🕐 를 통하여 주로 무엇에 관하여 대화하는가?
➡

🕐 SNS를 통하여 나눈 대화가 사회적 관계형성에 어떤 영향을 미쳤는가?
➡

🕐 긍정적 영향과 부정적 영향은 어떤 것이 있는가?
➡

🕐 네티즌 윤리강령 중 행동강령을 지킨 것은 어떤 것이 있는가?
➡

매체를 활용한 의사소통 (3)

토론 퀴즈 ☑ 과제 검사 팀 프로젝트 활동

주 제 디지털 리터러시와 의사소통

학습성과 디지털 리터러시를 증진시키고 의사소통 방법을 적용할 수 있다.

진행과정 🕐 인터넷을 사용하면서 생각을 깊게 하지 않고 멍청해진다는 주장이 있다, 이에 동의한다면 동의하는 이유는? 또는 반대한다면 반대하는 이유는?

 ◉ 찬성하는 이유

 ◉ 반대하는 이유

🕐 인터넷을 통해 정치적 의견을 표현하는 것에 관하여 어떻게 생각하는가?
 ◉

🕐 디지털 리터러시를 높이고 건강하게 소통하기 위한 방법은 무엇인가?
 ◉

참고문헌

· 경상북도교육청(2021). 전화응대 요령.

· 권장원(2020). 정보 공유·합의로 한국적 미디어교육 모형 마련부터. 미디어리터러시. Vol. 15 No.
  4 Dec. 20-27.

· 김대근·임석순·유진(2017). 가짜뉴스 등 허위사실 유포로 인한 사이버상 유권자 의사 왜곡 방지
  에 관한 연구. 중앙선거관리위원회 용역연구보고서. 9-13.

· 김수환·김주훈·김해영·이운지·박일준·김묘은·이은환·계보경(2017). 디지털 리터러시의 교육과정
  적용방안연구. 한국교육활술정보원. 연구보고 KR 2017-4.

· 김아미(2019). 미디어 리터러시 교육과 디지털 시민성. 행복한 교육. 2019년 9월호.

· 김영석 외(2017). 디지털시대의 미디어와 사회. 파주: 나남. 413-433.

· 김태희·이주연·소용호·편지원·이여희·정혜진·김지우·이진미(2021). 디지털 커뮤니케이션. 북인사
  이트. 50-53.

· 김현규·김하균(2019). SNS 중독성 현상에 관한 연구. 사단법인 인문사회과학기술융합회. 예술인
  문사회융합멀티미디어논문지. Vol. 9 No. 5. 613-622.

· 노들·옥현진(2020). 텍스트 마이닝 기법을 통한 미디어 리터러시와 디지털 리터러시 개념의 비교
  분석-신문 기사를 중심으로. 한국리터러시학회. 리터러시연구. Vol. 11 No. 5. 103-129.

· 문보현(2012). 국제예절. 파주: 대왕사. 94-95.

· 서울특별시 시설관리공단(2014). 고객만족을 위한 전화(예절) 친절 생활화 계획.

· 성기선(2018). 교과 교육에서의 디지털 리터러시 교육 실태 분석 및 개선 방안 연구. 한국교육과
  정평가원. 22.

· 손성보·손상희(2020). 청소년소비자의 1인 미디어 이용 동기와 상호작용이 구매압박감에 미치는
  영향-몰입의 매개효과와 미디어 리터러시의 조절효과를 중심으로. 소비자정책교육연구. Vol. 16
  No. 1. 135-161.

· 송경재(2018). 다중의 등장과 민주주의 심화: 2016-17년 촛불집회를 중심으로. 한국지방정치학회
  보. Vol. 8 No. 2 통권 15호. 10-11.

· 숙명여자대학교(2021). 고객응대 매뉴얼.

· 신강현(2015). 글로벌 매너 코디네이션. 서울: 기문사. 253.

· 연세대학교 교육개발지원센터(2007). 수업자료 매뉴얼. 1-18.

· 오미영·정인숙(2005). 커뮤니케이션 핵심이론. 서울: 커뮤니케이션북스. 5-6, 55-57.

· 유지연(2003). 디지털 정보격차의 재정의와 주요국 현황. 61-62.

· 이미나(2009). 미디어 리터러시로서의 미디어교육 수업사례 제안. 시민교육연구. Vol. 41 No. 3. 139-181.

· 이성우(2006). 교육정보화에 따른 고등학교의 정보보호교육 방안에 관한 연구-인문계 고등학교를 중심으로-수원대학교 교육대학원 석사학위논문. 29-30.

· 이애화(2015). 디지털 리터러시 교육을 위한 디지털 역량의 개념적 특성과 한계. 교육문화연구 Vol. 21 No. 3. 179-200.

· 이연주·임경수(2020). 대학생의 프레젠테이션 능력 진단도구 개발 및 타당화 연구. 교양 교육 연구 Vol. 14 No. 2. 266-274.

· 이윤희(2014). 국내 SNS의 이용 현황과 주요 이슈 분석. 한국인터넷진흥원. KISA Report. Aug. 57-78.

· 이재진·김성욱(2019). 디지털 리터러시 교육을 위한 정보과 교육과정 및 수업사례 분석.

· 이진형(2011). SNS의 확산과 동향. Journal of Communications & Radio Spectrum. Vol. 44 Dec. 54-57.

· 이창호(2012). 청소년의 SNS 이용실태 및 전망. 한국청소년정책연구원. 세미나자료집. 12-S05. 3-17.

· 이현숙·김수환·이운지·김한성(2019). 2019년 국가수준 초·중학생 디지털 리터러시 수준 측정연구. 한국교육학술정보원. 연구보고 KR 2019-6.

· 장윤재(2010). 온라인 게시판 토론은 좋은 시민을 만드는가? 읽기, 쓰기, 의견 다양성이 이슈 및 반대론자에 대한 태도에 미치는 영향. 서울대학교 박사학위논문.

· 정일권·유경환(2016). SNS 이용과 SNS에 대한 긍·부정적 인식의 관계. Information Society & Midea. Vol. 17 No. 3. 1-26.

· 정준영·백영경·이소연(2020). 정보사회와 디지털 문화. 한국통신대학교 출판문화원. 10.

· 제주특별자치도(영천동주민센터)(2008). 전화친절도 강력 시행을 위한 자체 운영계획.

· 조성은·한은영·석지미·김도훈(2014). 소셜미디어의 이용 유형과 사회적 순기능·역기능. 정보통신정책연구원. 30-31, 74-84.

· 조수선·이숙정·이미나·정회경·정인숙(2014). 뉴미디어 뉴커뮤니케이션. 서울: 이화출판사. 251-282, 311-331.

· 조재희(2020). 제작 역량만 강조, '비판적 이해' 교육은 부족. 미디어리터러시. Vol. 15 No. 4 Dec. 8-13.

· 최명원(2015). SNS 기반 온라인 메신저 의사소통의 특징적 현상 연구. 한국독어학회. Vol. 31. 145-172.

· 최숙영(2018). 제4차 산업혁명시대의 디지털 역량에 관한 고찰. 한국컴퓨터교육학회 논문집 제21권 제5호. 25-35.

Section
06

매체를 활용한 의사소통

- 한국간호연구학회(2019). 건강한 인간관계를 위한 의사소통 기술. 서울: 퍼시픽북스. 189-190.
- 한국방송통신전파진흥원(2012). SNS(Social Network Service)의 확산과 동향.
- 한국언론진흥재단(2018). 청소년을 위한 미디어 리터러시 실천 지도 매뉴얼.
- 한국언론진흥재단(2020). 비전문가를 위한 가짜뉴스 판별 도구. 미디어리터러시. Vol. 15. 49-53.
- 한국정보화진흥원(2011). 스마트사회 실현의 충분조건, 소셜미디어 활성화를 위한 소셜미디어 부작용 유형 분석 및 대응방향 연구보고서.
- 홍남희(2021). 미디어 리터러시 담론과 아동, 청소년-미디어 이용 취약층에서 일탈의 프로슈머까지. 한국언론정보학보. 통권 107호. 149-180.
- 과학기술정보통신부(2021.03.04). 2020 인터넷이용실태조사 결과발표 보도자료.
- 네임넷(2019.09.27). Z세대의 언어 그리고 브랜드의 길.
- 매일경제(2000.06.15). Safe Internet21. 네티즌 윤리강령.
- 서울신문(2005.01.19). N언어-제3의 언어인가, 키보드로 얘기하는데 표준말?··· 떨떠하죠.
- 연합뉴스(2021.06.16). 우리나라 소셜미디어 이용률 89%, 대만 제치고 세계 2위.
- SBS뉴스(2018.09.13). 사이버 폭력에 목숨 끊은 학생··· 죽음까지 조롱한 가해자.
- Sciencetimes(2021.05.13) SNS의 진화, 소통에서 플랫폼으로.
- Eun-Mi Na(2007). A study on effectual condition and evaluation of the presentation ability. Applied Speech Research. Vol. 11. 35-66.
- Lee. G. & Lee. J. & Kwon. S.(2011). Use of Social-Networking Sites and Subjective Well-Being: A Study in South Korea, Cyberpsychology, Behavior and Social Network. Vol. 14 No. 3. 151-155.

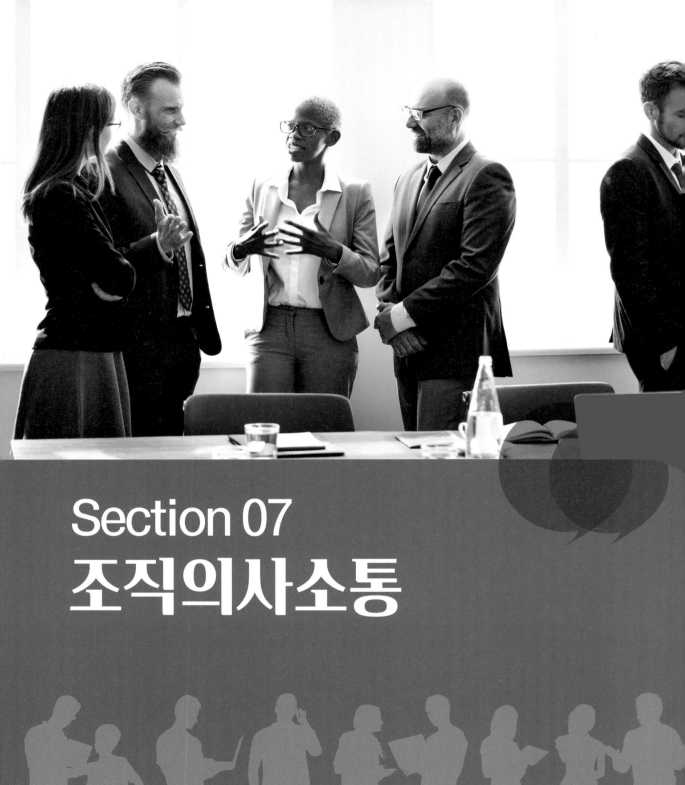

Section 07
조직의사소통

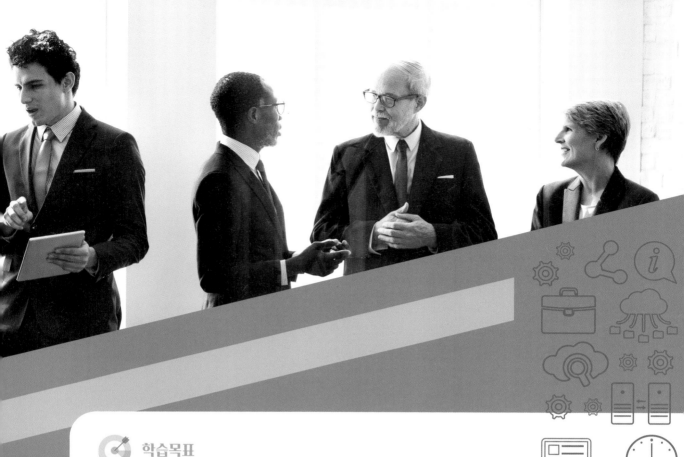

 학습목표

- 조직의사소통 정의를 확인한다.
- 조직의사소통의 기능을 설명한다.
- 조직의사소통의 유형을 구분한다.
- 조직의사소통 네트워크의 유형을 구분한다.
- 갈등의 정의와 기능을 확인한다.
- 조직에서 갈등 유형을 구분한다.
- 조직에서의 갈등 원인을 설명한다.
- 갈등관리 전략을 도출한다.

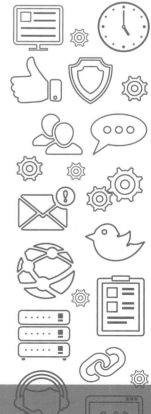

조직 내의 모든 상호작용은 의사소통을 내포하고 있고 의사소통이 없으면 조직은 성립될 수 없다. 따라서 의사소통은 모든 조직에 불가결한 요소이다. 의사소통은 언어적 또는 비언어적 상징체제를 통하여 생각을 공유하고 감정을 전달하며 생각의 교환을 통하여 상호작용하는 과정이라 볼 수 있다. 즉, 사람들 간에 메시지를 전달하고 의미를 공유하는 것이다. 일반적으로 개별적인 의사소통은 다른 사람과 얼마나 효과적으로 상호작용하는가에 초점을 둔 반면, 조직의사소통은 조직 내에서 이루어지는 전반적인 의사소통 환경에 대한 구성원들의 만족감으로 의사소통의 매체나 조직 분위기, 구성원 간의 긍정적인 반응 등을 포함한다.

조직의사소통은 조직 내 체제 간에 상호 정보를 교환하는 활동으로 보고, 의사소통이 없으면 조직, 관리, 협동, 동기유발, 판매수요와 공급, 시장 그리고 협동적 작업과정이 있을 수 없으며, 조직변화를 일으키는 촉매이며, 또한 조직변화를 가능케 하는 하나의 수단이다. 따라서 좋은 조직의사소통이란 조직변화를 일으키는 가장 중요한 요소이다.

01 조직의사소통의 정의

조직의사소통(organizational communication)은 조직구성원 간에 정보, 태도, 행동을 공유함으로써 구성원의 행태를 변화시키고 궁극적으로 조직의 성과를 달성하는 기능이라고 할 수 있다. 사이먼(Simon, 2013)은 '의사결정의 전제들이 조직 내 구성원으로부터 다른 구성원에게로 전달되는 모든 과정이며, 의사소통이 없는 조직은 존재할 수 없다'고 하였다. 루이스(Lewis, 1987)도 조직의 경영자와 조직구성원 간, 그리고 부서 간의 정보를 상호 간 공유하는 것으로 조직의사소통을 정의하고 있다.

오늘날 조직은 조직의 유지와 지속적·경쟁적 우위를 통한 발전을 위해 외부환경자원의 유입과 유형의 자원보다는 인적자원의 관리를 점차 중요하게 여기고 있다. 그리고 조직의사소통이 직무만족과 조직몰입에 영향을 미치고 있기 때문에 조직의사소통 활성화 정도가 기업의 경쟁력을 높이는 중요한 요소라고 할 수 있다.

02 조직의사소통의 기능

조직에 있어 의사소통은 외부환경과 연결해 주는 연결 매체이며 조직활동을 효율적으로 수행하게 하는 가장 기초적이고 기본적인 도구이다. 그러므로 조직을 관리하는 데 중요한 요소로 작용한다. 조직의사소통의 기능을 세분화하면 다음과 같다.

1 생산기능

생산기능은 조직이 추구하는 목표를 합리적으로 설정할 뿐만 아니라 조정하는데 필요한 정보를 제공한다. 즉, 조직구성원들의 업무를 지정해 주고 생산을 위한 지시사항과 작업과정과 관련된 정보, 판매정보, 기업정책에 대한 소개, 종업원들의 활동보고 등이 생산기능을 위한 의사소통에 해당된다.

2 유지기능

직접적으로 업무수행과 관련된 내용은 아니지만 조직의 활동을 규제하는 의사소통이다. 규제는 조직이 바람직한 상태로 유지되는 것을 의미한다. 예를 들면, 하급자의 업무성과에 대한 상급자의 피드백이나 코칭이 이에 해당된다. 유지기능은 조직구성원들의 가치를 변화시키기도 하고 조직에 필요한 것이 무엇이며, 어떤 것이 중요한지에 대한 인식을 변화시키기도 한다.

3 개혁기능

조직이 변화를 추구하고자 할 때, 또는 코로나19와 같이 급변하는 외부환경 속에서 빠르게 조직을 변화시키고자 할 때 개혁기능의 중요성이 제고된다. 건의제도, 새로운 아이디어 회의가 여기에 해당되며, 이때 구성원들에게 의사소통을 통해 변화를 유도하고 동참시킬 수 있는 기능이다.

4 통제기능

공식적인 지침을 통해서 조직구성원들의 의무를 명확히 하고 권한과 책임에 관한 기준을 설정하기 위해 이용된다. 이때 구성원들의 행동이 지침에 따라 움직이도록 통제한다.

5 동기유발기능

조직구성원들로 하여금 임금이나 직급 이외에 자신이 맡은 업무에 동기를 유발시킨다.

6 감정표출 및 타인과의 교류확대기능

의사소통을 통해 자신의 감정을 표출하고 욕구를 충족시키며 다른 사람들과의 교류를 넓혀나가도록 한다. 또한 다른 조직의 사람들과도 친교를 도모한다.

7 지식통합기능

조직구성원들 각자가 가지고 있는 지식과 정보를 통합하여 유기적으로 활용한다.

8 평가

조직구성원들 개개인의 업무에 대한 평가뿐만 아니라 회사 전반에 관한 평가를 통해서 조직의 문제점들을 파악하여 개선방안을 찾아 교정하기 위하여 사용한다.

03 조직의사소통의 유형

의사소통의 유형은 조직 내에서 메시지가 흐르는 과정을 의미하며, 공식적 의사소통과 비공식적 의사소통으로 나누어진다.

1 공식적 의사소통(formal communication)

공식적 의사소통은 조직이 공식적으로 규정하는 바에 따라 이루어지는 의사소통이다. 즉, 공식적 조직에서 공적인 권한의 계층에 따라 정보와 지식이 소통되는 절차와 경로가 합리적이고 계획적인 의사소통 체제를 말한다. 조직은 그 목적을 효과적으로 달성하기 위하여 의사소통의 경로, 방법, 절차, 및 기본적인 내용 등을 설계하여 규범적으로 정해놓고 있다. 의사소통에 관하여 공식적인 규범을 정해놓지 않는다면 의사소통 과정에 혼란이 발생하여 조직의 질서를 유지할 수 없게 된다.

공식적 의사소통은 의사소통이 정확하고 권위가 있으며 책임 한계가 분명한 장점이 있으나 인간의 다양한 내면과 인간관계를 충족시키지 못하고 획일적 조직을 형성하며 의사소통 등의 사무가 지연되는 단점이 있다. 상하 조직계통을 따라서 공문서 또는 서면이나 구두의 명령·보고의 방법으로 이루어져 발신자와 수신자가 명확하여 책임 소재가 분명해지는 반면 융통성이 없고 속도가 느리며 구성원의 욕구나 감정을 솔직하게 전달하는 것에 한계가 있다.

이에 따라 공식적인 의사소통의 경로, 방법, 절차 등의 규정은 조직에 반드시 필요한 것이다. 일반적으로 조직에서의 의사소통이라는 것은 이러한 공식적 의사소통을 자칭하는 경우가 많다. 공식적 의사소통은 하향적 의사소통, 상향적 의사소통, 수평적 의사소통, 대각적 의사소통으로 나누어진다.

1) 하향적 의사소통(downward communication)

하향적 의사소통은 조직의 계층상으로 볼 때 상위계층에서 하위계층으로 의사소통이 이루어지는 형태를 말한다. 이러한 유형의 의사소통은 관리자의 가장 전통적인 의사소통 방식으로 하위계층에 있는 구성원에게 그들의 직무에 관련된 정보를 전달해 주는 것을 목적으로 하며 그 방식에는 구두방법, 문서방법이 있다.

하향적 의사소통은 명령계층에 따라서 조직의 방침, 업무지시 등을 직원에게 지시하거나 명령하는 방식이다. 이는 단시간 내에 명령의 일원화 원칙을 지킬 수 있고 책임 소재를 분명히 할 수 있는 장점이 있을 뿐만 아니라 상급자의 의도와 정보를 명확하게 전달함으로써 조직 전체의 효율성을 향상시킬 수 있다.

하향적 의사소통의 단점으로 정보가 조직의 상위계층에서 아래로 여러 계층을 통과하며 전달되기 때문에 하위계층에 도착하였을 때에는 그 메시지가 정확히 전달되었다고 보장할 수 없으며, 상사에 대한 거부감이 있을 경우 왜곡, 오해, 무시될 가능성이 크다.

정보를 제공하는 일반적인 방법으로는 구두에 의한 것과 문서에 의한 것이 있으며 기관지, 구내방송, 편람, 뉴스레터, 인터폰, 강연 작업지시서, 연설 등이 여기에 포함된다.

2) 상향적 의사소통(upward communication)

상향적 의사소통은 하위계층에 있는 구성원이 자신의 상급자에게 의사를 전달하는 것을 말한다. 조직이 효과적으로 관리되기 위해서는 하향적 의사소통과 더불어 상향적 의사소통이 활발하게 이루어져야 한다.

상급자가 조직구성원의 활동과 성과를 알아내기 위해서는 하급자가 다양한 경로를 통하여 상향적 의사소통을 하도록 유도해야 한다. 하향적 의사소통과 마찬가지로 상향적 의사소통도 의사전달의 정확성 문제가 존재한다. 상향적 의사소통의 내용은 하급자가 상급자에게 갖고 있는 신뢰정도와 상위자가 선호하는 말이 무엇인가에 대한 하급자 나름대로의 생각 등에 따라서 크게 달라진다. 일반적으로 하급자가 상급자를 신뢰하면 할수록 상향적 의사소통에서 전달되는 메시지의 내용은 정확성이 높다. 그러므로 상급자가 상향적 의사소통을 장려하고자 할 경우에는 먼저 상급자와 신뢰의 분위기부터 조성하는 것이 필요하다. 단점으로는 하급자들이 적극적으로 정보를 제공하려는 경향이 적으며, 상향적 커뮤니케이션의 단점으로는 하급자의 입장에서 상급자가 좋아할 정보만을 제공하려 하거나 유리한 정보만을 제공하려는 경향이 있다. 그리고 상향적 의사소통의 회로는 아주 작아 바로 위의 상관으로 끝나는 경향이 있으며, 하급자에 대한 상급자의 간섭이 심할수록 제대로 이루어지지 않는다. 또한 의견을 제공하려고 하여도 상급자에 의해 선택적으로 수용되거나 보복에 대한 두려움 때문에 꺼리게 될 수도 있다. 반면에 개방적이고 자율적인 조직일수록 원활히 이루어진다.

예시로는 보고, 면접제안제도, 직원 의견조사, 상담제도, 고충처리제도, 제안제도, 태도와 감정에 대한 피드백, 아이디어 제시와 개선을 위한 제안, 목표달성에 관한 정보, 청구, 고충 전달, 참여 등이 있다.

3) 수평적 의사소통(horizontal communication)

수평적 의사소통은 계층적 관계에 있지 않는 사람들 사이에서 발생하는 의사소통이다. 즉, 조직계층에서 수평적인 관계(동료)를 갖고 있는 직원 간의 업무상 협조를 필요로 하는 사람들 간 또는 부서 간에 이루어지는 상호작용적 의사소통이다. 수평적 의사소통은 주로 회의나 토의 등의 형식으로 이루어진다.

대부분의 사람은 자신의 상급자보다는 동료와 의사소통을 할 때 보다 개방적이고 자유롭게 의사를 전달하는 경향이 있기 때문에 동료 간의 수평적 의사소통에서 전달되는 정보는 상향적 의사소통에서 전달되는 정보보다 왜곡의 가능성이 적다. 또한 부서 간에 이루어지는 의사소통은 부서 간의 경계가 존재하기 때문에 구성원이 자기 부서의 이익만을 생각한 나머지 타부서와 경쟁의식을 가져 정보를 제공하기 꺼려하는 상황이 발생할 수 있다. 따라서 조직은 구성원이 부서의 경계를 넘어 업무수행과 관련된 정보를 교환할 수 있는 여건을 마련해 주어야 한다.

수평적 의사소통은 조직이 분화되고 다원화됨에 따라 각 부서 간에는 정보의 방해 및 단절로 인하여 많은 갈등이 발생하게 되는데 이를 조정하여 조직의 목표를 효과적으로 달성하는 데 효율적인 수단이 되고 있다. 예시로는 사전협조제도, 통보나 회람을 통한 사후통지제도, 부서·단위간 정보 공유, 부서간 갈등 예방, 협동정신 촉진, 관계자들이 한 곳에 모여 의사교환을 하는 회의 및 위원회제도 등이 있다.

4) 대각적 의사소통(diagonal communication)

대각적 의사소통은 조직 내에서 여러 가지 기능과 계층을 가로질러 이루어지는 의사소통을 말한다. 즉, 조직의 계층이나 다른 부서에서 각기 다른 수준에 있는 사람들끼리 일어나는 의사소통을 말한다. 이는 조직구성원이 하향적, 상향적, 수평적 의사소통 경로 중 어떠한 것도 이용하는 것이 용이하지 않거나 그러한 경로를 이용하면 의사소통 유효성이 떨어지는 경우에 사용된다. 이 의사소통은 명령이나 지시를 받을 수 없는 상황에서 이루어지는 의사소통이기 때문에 잠재적인 문제 발생의 소지가 있으나 복잡하고 동적인 현대조직 환경의 요구에 부응하기 위해 필요한 의사소통이다.

조직에서 여러 가지 일을 처리하다 보면 기존의 하향, 상향, 수평적 의사소통 경로를 이용하는 것보다 대각적 의사소통을 이용하는 것이 시간과 비용을 절감시킨다. 대각적 의사소통망은 공식적인 조직도상에 나타나지 않는 것이 보통이지만 대기업에서는 구성원 간에 대각적 접촉이 많이 이루어지므로 경영자는 가장 경제적이면서도 정확한 의사소통방법을 모색할 때 대각적 의사소통도 고려해야 할 것이다. 예시로는 일차적 수준에서 정보공유와 문제해결 가능, 신속한 질의응답, 시간과 비용절약 등이 있다. 그 내용을 정리하면 다음과 같다.

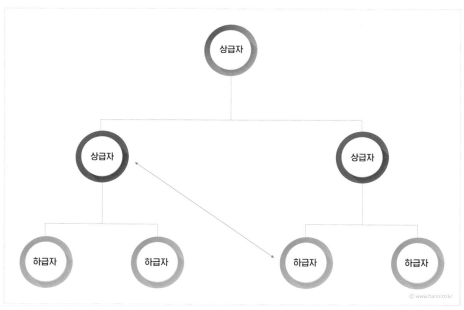

○ 그림 7-1_ 대각적 의사소통

2 비공식적 의사소통(informal communication)

조직 내에서는 조직에서 규정한 공식집단과 동시에 자생적으로 형성되는 비공식 집단이 존재하는 것과 마찬가지로 의사소통도 공식적인 경로와 절차에 따라 이루어지는 공식적 의사소통과 더불어 인간의 욕구에 근거하여 자생적으로 이루어지는 비공식적 의사소통도 존재한다. 조직구성원은 조직에서 규정한 의사소통 경로 이외에 그들의 다양한 욕구를 충족시키기 위하여 조직 도표에 규정한 관계 외에도 여러 사람과 대화를 나누고 친분, 상호 신뢰 등 인간관계를 기초로 하여 이루어진다. 이에 따라 조직구성원이 향하는 의사소통의 상당부분을 비공식적 의사소통이 차지한다. 비공식적 의사소통은 비공식적인 인간관계에 의한 의사소통을 의미하며 공식적 의사소통의 경직성, 엄격성, 정체성, 획일성, 지연성 등을 극복하기 위해 필연적으로 자생한다는 것이다. 공식적 상하관계의 직책을 떠나 자연스러운 친분관계, 상호신뢰관계 등 인간관계를 기초로 하여 의사소통을 하는 것으로 공식적 의사소통으로는 전달될 수 없는 기분, 느낌, 감정 등을 표현하고 전달하여 만족감을 높여주는 반면 정확하지 못한 정보를 전달할 수 있다.

비공식적 의사소통은 조직 내에서 자생적으로 형성된 의사소통을 말하며, 우연히 임시적으로 모여 이루어지는 잘못된 정보나 근거 없는 소문을 통해 포도덩굴 의사소통이 만들어진다. 포도덩굴 의사소통은 비공식적 의사소통에서 가장 많이 사용되는 의사소통망이며 조직변화의 필요성을 경고하고 조직문화의 창조를 촉진하는 매개체가 되며, 집단응집력을 높이고 인간적 유대감 형성, 구성원들 사이의 아이디어 전달통로이다. 포도덩굴 의사소통은 정확성이 떨어지기는 하지만 조직변화의 필요성에 대하여 경고를 해주고 조직문화 창조에 매개 역할을 하며 집단응집력을 높이는 역할을 하고 구성원들 간에 아이디어를 전달하는 경로가 되기도 한다. 비공식적 의사소통은 공식적 의사소통보다 더 빨리 전달되지만 정확성이 떨어지며 악의적이거나 나쁜 소문들이 빠른 속도로 확산된다는 단점이 있다. 예시로는 전화, 유언비어, 풍문 등이 있다.

포도덩굴 의사소통으로 대화하는 방법은 다음과 같다.

- 가능한 직무와 관련된 정보에 관해 직원들에게 잘 알려준다.
- 직원의 제언사항에 대한 긍정적 피드백을 주고 열린 의사소통을 유지한다.
- 누가 포도덩굴의 리더인지, 어떻게 형성되었는지, 생략된 정보는 무엇인지, 잘못

된 정보가 확인되면 불안, 갈등, 오해를 감소시키고 만족할 수 있는 부분들을 위한 전략을 세울 수 있다.
- 포도덩굴 의사소통으로 생긴 문제는 영향력 있는 주요인물이나 연락할 수 있는 사람에게 적절한 정보를 줌으로써 해결할 수 있다.

표 7-1_ 공식적·비공식적 커뮤니케이션 비교

구분	공식적 커뮤니케이션	비공식적 커뮤니케이션
메시지 공급자	조직 내에서 역할이나 지위와 관련	조직 내에서 역할이나 지위와 무관
장소	근무 공간	비업무 공간
시간	근무시간	휴식시간이나 퇴근 후
미디어	공문서, 게시판	대면, 전화
방향성	수직적, 하향적	수평적
메시지 성격	업무적	비업무적

04 조직의사소통 네트워크의 유형

조직구성원들은 자신들의 과업과 규범 그리고 작업조건과 개인적 특성을 중심으로 가장 적합한 의사소통 네트워크를 형성하게 된다. 조직 내 의사소통 유형은 다양한 네트워크 형태를 구성할 수 있는데 네트워크 유형에는 사슬형, Y형, 연쇄형, 원형, 바퀴형, 완전연결형의 여섯 가지가 있다.

1 사슬형(chain type)

사슬형은 공식적인 명령 계통에 따라 위에서 아래로 흐르는 수직적인 형태이다. 이 유형은 구성원들 간의 의사소통이 서로 연결되지 않은 유형으로 수평적, 상향적,

하향적 의사소통만 이루어질 수 있다. 문서상 의사소통 속도가 빠르고 권한의 집중도가 높아 의사결정 속도도 빠르나 구성원들의 만족도와 몰입 정도는 낮다.

가장 권한이 집중화된 형태이다. 팀 내에 강력한 중심적인 리더가 존재하여 의사소통이 그 사람에게 집중되는 경우로 조직 내 하위자들이 상위자 한 사람에게 보고하는 형태이다.

2 Y형(y type)

Y형은 다수의 구성원들 사이에 대표할 수 있는 인물이 존재하는 경우 나타난다. 강력한 리더는 없지만 대다수의 구성원들을 대표하는 리더가 존재하는 경우에 나타나는 유형으로 라인과 스테프의 혼합집단에서 자주 볼 수 있다. 권한의 집중도는 높은 편이며 문서상 의사소통 속도가 빠르고 집단의 만족도는 전체적으로 볼 때 보통에 속한다.

3 바퀴형(wheel type)

바퀴형은 중심적인 인물이 조직 내에 배치되어 구성원들의 정보전달이 한 사람에게 집중된 형태이다. 집단구성원들에게 중심인물이 존재하고 있는 경우에 나타나는 유형으로 구성원들의 정보전달이 모두 특정 중심인물 또는 집단의 리더에 집중되는 유형이다. 단순한 과업의 경우 의사소통의 속도가 빠르고 정확한 판단과 문제를 신속히 해결할 수 있는 장점이 있으나, 복잡한 과업의 경우는 구성원 간의 정보공유가 어려워지며 의사소통의 속도가 느리다. 구성원들의 만족도는 낮은 편이다.

4 원형(circle type)

원형은 조직구성원 간에 신분서열이나 지위가 강조되지 않고 동등한 입장에서 의사소통을 하는 경우에 형성된다. 집단 구성원 간 서열이나 신분관계가 뚜렷하게 형성되지 않은 경우에 나타나는 유형이다. 중심인물이 없는 상태에서 의사소통의 목적과 방향이 없이 구성원들 간 정보가 자유롭게 전달되므로 권한의 집중도가 가장 낮으며 구성원들 간 수평적 의사소통이 가능하므로 구성원들의 만족도가 높다. 분위기가 자유롭고 구성원의 상호작용도 한쪽에 편중되지 않은 조직에서 형성되는 것이다. 위원회나 프로젝트팀처럼 특정 문제해결을 위해 구성된 조직에서 나타난다.

5 완전연결형(all-channel type)

완전연결형은 비공식적인 의사소통과 같이 모든 구성원들이 자유롭게 정보를 교환하는 형태이다. 구성원들 간 정보교환이 완전히 이루어지는 유형으로 구성원 전원이 정보를 공유하기 때문에 바퀴형에 비해 상황의 종합적 파악과 실제 문제해결에 소요되는 시간은 더 많이 걸린다. 그러나 상황판단의 정확성은 매우 높고, 특히 복잡하고 어려운 문제나 구성원들의 창의성을 요하는 문제에서 가장 효과적이다. 구성원의 만족도는 매우 높다. 조직에서 자유로운 의견교환을 통해 창의적이고 참신한 아이디어를 산출하는 브레인스토밍 과정에서 많이 사용된다.

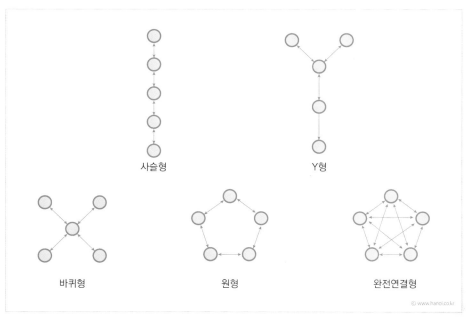

🔵 그림 7-2_ 조직의사소통 네트워크의 유형

05 조직에서의 갈등

1 갈등의 정의

조직 갈등이란 조직 내 행동주체 간의 대립적 내지 적대적 상호작용으로 정의할 수 있으며 이는 행위자의 내부 및 그들 사이에 발생하는 모든 긴장이라 할 수 있다. 조직간 갈등은 집단들 사이에 일어나는 갈등으로서 조직 내의 부서 간 발생하는 것이다. 조직의 규모가 커지고 기능이 다양해질수록 조직 간의 상호작용은 더욱 복잡해지므로 조직 간에 갈등의 발생 가능성도 커진다.

조직 갈등은 조직 내 구성원 간의 '행동주체 간의 대립적 교호작용'으로 대립적 교호작용이란 하나의 작용이 다른 작용을 방해 혹은 손상시키거나 효율성을 저하시키는 관계를 의미한다. 즉, 갈등은 심리적 대립감과 대립적 행동을 포괄하는 개념이다.

2 갈등의 기능

적정수준의 갈등은 조직에 긍정적이다. 조화롭고 평화로운 집단은 혁신의 필요성에 무감각해지기 쉽고, 갈등이 없는 조직에서는 새로운 일에 도전하거나 창의성을 자극하는 일이 줄어들기 때문이다. 조직 갈등에 대한 상호작용적 관점에서는 조직의 목표를 지원하고 성과를 향상시켜 주는 건설적인 갈등의 순기능을 이용하여 생동감 있고 자기 비판적이며 창조적인 조직을 만들 수 있다.

조직 갈등에는 순기능적 측면과 역기능적 측면이 있다. 유능한 경영자는 조직이나 집단에 긍정적인 영향을 미치는 순기능적 갈등을 자극시켜 구성원들의 현 상태에 대한 만족감을 파기시키고 필요한 변화와 혁신을 유도시킨다. 역기능적 갈등은 생산성과 직무만족도를 떨어뜨리며 결근이나 이직에도 영향을 주는 등 조직에 부정적인 영향을 미친다.

1) 갈등의 순기능

① 조직의 표면상에 드러난 문제와 실제문제의 소재를 분명하게 한다.

② 건설적인 갈등은 선의의 경쟁을 통하여 조직의 발전과 기술혁신을 촉진한다.

③ 집단 간의 갈등이 있은 연후에 조직의 집단을 결속시킨다.

④ 갈등의 제도화와 참여를 통하여 안정성을 강화한다.

⑤ 갈등은 관리 여하에 따라 조직의 효율성을 향상시킬 수 있다.

2) 갈등의 역기능

① 관련된 구성원 간의 회피반응을 야기하게 되어 의사소통의 단절을 가져오게 된다.

② 문제를 해결하기 위해 조직의 비용은 높아지게 된다.

③ 갈등이 장기화되는 경우 사회 구성원 간에 통합을 저해한다.

④ 조직의 안정성을 파괴시킨다.

⑤ 조직이 과업지향성을 띠면서 리더는 더 권위적이게 된다.

위에서 언급한 갈등의 기능은 조직이 추구하는 가치에 따라 변할 수 있는 상대적인 것이다

3 갈등의 유형

1) 개인 내 갈등

목표 달성 과정에서 개인이 심리적으로 겪는 갈등으로서 좌절에 의한 갈등, 목표 갈등, 역할 갈등으로 구분할 수 있다. 프로이트가 설명한 인간 퍼스낼리티의 세 가지 요소인 원초아(id), 자아(ego), 초자아(superego)가 조화를 유지하지 못하고 행동 대안을 놓고 갈등을 일으키게 될 때, 이를 심적 갈등이라고 하는데 이것이 개인 내 갈등이다. 분석수준이 개개인이며 개인 내부의 심리적인 문제를 다룬다. 어떤 개인이 서로 양립할 수 없는 가치나 욕구를 동시에 가지고 있을 때 발생한다. 개인 내 갈등은 자원, 권력, 체면, 가치, 정보, 정서 등의 목표 갈등, 매슬로우의 욕구 5단계의 욕구좌절 갈등 그리고 역할갈등을 포함한다.

2) 개인 간 갈등

개인이 다른 개인과 관계를 가질 때에 일어나는 갈등이다. 속해 있는 각 개인은 의

사결정과정에서 대안을 가지고 있지만, 각자가 서로 다른 대안을 가지고 있을 때 생기는 것을 이야기한다. 그리고 조직적 갈등 중 조직과 개인 간 갈등은 조직 내 부서 간 갈등으로 부서 간 목표의 차이, 의견의 차이, 현실에 대한 지각의 차이 등으로 발생하며, 또한 상반된 가치관, 의사소통 결핍, 제한된 자원에 대한 경쟁, 공동책임의 업무, 불명확하고 중복되는 업무영역, 각 부서 간 제한된 자원의 분배와 사용, 부서 간 지나친 상호의존성 등이 원인이 된다. 개인 간 갈등은 자원과 권력의 물질갈등, 의사소통과 정보의 과정갈등, 권력과 역할의 관계갈등 그리고 체면갈등을 포함한다.

3) 조직 간 갈등

집단들 사이에 일어나는 갈등으로서 조직 내의 부서 간에서 발생하는 것이다. 갈등과정에서 갈등 당사자들은 서로 더 유리한 위치를 차지하기 위하여 연합하거나 협상을 벌이기도 한다. 조직이 커지고 그 기능이 세분될수록 조직 내 다양한 기능집단 간의 갈등 역시 커진다. 작업흐름의 상호의존성, 영역의 모호성, 권력이나 지위, 가치의 차이, 조직 내 각 부서의 부문화의 진전과 전문화, 자원의 부족, 분배의 불일치 등이 원인이 된다. 목표의 차이, 지각의 차이, 행동의 차이에 의해 일어난 갈등으로 이는 형태별 유형과 원인별 유형으로 나눌 수 있다.

① **형태별 유형**

- 수직적 갈등(vertical conflict): 조직계층 간에 발생하는 갈등으로 주로 상급자와 하급자 간의 갈등, 상위부서와 하위부서의 갈등 등이 있다. 이는 상위 부서가 하위부서의 재량권에 지나치게 통제력을 가하는 과정에서 생기게 된다.
- 수평적 갈등(horizontal conflict): 한 조직 내의 동일한 층의 부문 간에 발생하는 갈등으로, 업무활동 등과 관련된 것이며 흔히 부서 간의 분쟁과 관련이 있는 갈등이다. 부서 간의 갈등은 부서 사이의 상호의존도와 관계가 있다. 상호의존도는 협동을 요구하게 되는데 이러한 협동이 갈등을 야기할 수 있기 때문이다.

② **원인별 유형**

- 기능적 갈등(functional conflict): 각기 기능이 다른 집단 간에 생기는 갈등이다.

이는 상호의존적 성격을 가지는 집단들에서 쉽게 발생하는데, 한 집단이 다른 집단의 목표 달성을 방해할 능력을 갖추고 있을 때, 갈등은 표면화된다. 이러한 기능적 갈등의 예는 기업조직에서 생산조직과 마케팅 조직의 갈등, 라인과 스텝의 갈등이 있다.

- 경쟁적 갈등(competitional conflict): 한 조직 내에서 여러 집단이 유사한 기능을 가질 때 발생하는 갈등으로, 상호 간의 목표가 부조화를 이룰 때 발생하는 갈등으로서 갈등의 해결은 규칙에 의해서 이루어지고 중요 관건은 승리에 있는 것이며, 반대편의 패배나 정복에 관심을 두지 않는 갈등이다. 그 경쟁의 끝은 한편이 이겼을 때이다.

- 라인-스태프 갈등(line-staff conflict): 라인과 스태프가 상대방의 업무를 이해하지 못하거나 영역을 침범함으로써 전문성 권위 등과 관련된 것으로 발생하는 갈등이다. 즉, 현업부서와 인사부서, 비용사용부서와 비용통제부서와 같은 조직 간의 갈등이다.

- 계층적 갈등(hierarchial conflict)은 조직 내 각 계층 간에 일어나는 갈등이다. 이사회와 최고경영자 간의 갈등, 중간 관리층과 하급 관리층과의 갈등, 관리자와 작업자 간의 갈등이 있다. 이러한 계층적 갈등은 주로 승진, 승급, 권한, 임금 등과 같은 보상 목표를 둘러싼 방법의 차이에서 비롯된다.

4 조직에서의 갈등 원인

1) 역할갈등

역할갈등이란 개인이 조직 내에서 수행하는 역할과 관련하여 역할 상대로부터의 기대에 기인하여 개인이 겪는 갈등을 말한다. 개인의 지위에 따라 사람들이 갖는 일련의 기대를 말하는 것으로 이러한 역할이 한 개인에게 중첩될 경우 역할갈등이 발생한다. 조직에서 직위와 직무가 적절할 때는 개인의 만족이나 조직의 효율성을 높여주는 기능을 하지만 그렇지 못할 경우에는 불만족 현상이 나타나고 역할갈등을 겪게 된다. 역할갈등에 따른 심리적 반응으로 나타나는 현상은 낮은 직무만족, 조직에 대한 불확신, 직무 관련에서의 긴장, 낮은 직무 몰입 등이며, 행동적 반응으로 자주 나타나는 현상으로는 이직과 결근 등이 증거라고 하였다.

2) 보상갈등

보상이란 피고용자가 수행하는 바람직한 행위들, 즉 조직에 참가하고 주어진 일을 수행하며 조직에 바라는 혁신적인 일을 수행하는 것 등에 대한 대가로 지급되는 것이다. 조직이나 집단이 한 개인에게 충분하거나 어느 정도 타당한 대가를 제공할 때 조직은 존속할 수 있으며, 이때 개인을 조직에 귀속하도록 유인하는 수단으로서 활용되는 중요한 요소의 하나가 보상이다. 기업 조직이 구성원들에게 제공하는 보상은 크게 신분적 보상과 금전적 보상, 두 가지로 요약될 수 있다. 신분적 보상은 승진, 진급과 같이 직위를 상향 조정하여 그에 상응하는 권한을 주어서 직무 수행 권한의 폭과 영향력을 증대시켜 주는 것을 말한다. 이러한 권한을 부여할 때에는 금전적 보상을 공정하게 배분해야 하듯이 공정하고 일정한 범위 안에서 제공되어야 하며 권한 행사를 견제할 제도적인 체제를 갖추어야 한다. 만일 공정한 배분과 견제가 되지 않으면 갈등은 오히려 더 증가된다. 이때의 갈등은 파괴적 갈등이 될 수 있다.

조직에서 보상이 불공정하거나 성원들의 주관적 판단에 따라서 보상이 불충분하다고 판단될 때 성원들은 갈등을 겪는다. 이러한 갈등은 조직을 약화시키거나 와해시키기도 하는 파괴적 갈등이 될 수 있다. 사람들은 대개 보상 특히 금전적 보상에 대하여 공정성을 크게 강조한다. 보상이 공정하지 않다고 판단되면 자신의 공헌과 보상의 크기를 타인의 그것과 비교하여 보상에 대한 양의 공정성을 극대화하는 데 관심을 가지고 동기부여의 수준을 결정한다는 분배의 공정성을 중요시하였다.

3) 목표갈등

조직 속에서 개인이 느끼는 갈등의 하나로서 긍정적, 부정적 또는 양면성을 모두 갖고 있는 목적이나 또는 두 개 이상의 경쟁적 상태에 있는 목적들 사이에서 의사결정을 내리지 못하면서 느끼는 갈등을 목표갈등이라 하며, 다음의 세 가지 유형이 있다.

① 접근 대 접근갈등으로 개인이 두 개의 갈등 사이에서 바람직한 목표들 중에 하나를 선택해야 하는 상황에서 나타나는 갈등을 말한다.

② 접근 대 회피갈등은 개인에게 유리한 목표와 불리한 목표가 동시에 제시될 때 나타나는 갈등을 말한다.

③ 회피 대 회피갈등은 두 개 다 하고 싶지 않은 상황에서 하나를 선택해야만 하는 과정에서 생기는 심리적 갈등을 말한다.

4) 의사결정갈등

의사결정갈등은 어떠한 행동을 취할 것인가에 대한 불확실한 상태이다. 불확실성은 가치가 상충되는 결정이나 위험 또는 불확실성이 포함된 결정, 선택에 대한 후회가 예상되는 결정에 대한 선택을 해야하는 경우에 발생한다. 사람들은 누구나 결정을 내리는 동안에 자신의 개인적인 가치와 신념에 대해 고민을 하면서 결정하게 되고, 인지적, 정서적, 사회적인 다양한 요인들에 의해 개인의 불확실성이 증가하게 된다.

5 갈등관리 전략

갈등의 계기가 된 문제를 둘러싼 당사자들 간 대립 관계가 해소됨을 뜻한다. 대립적 상호작용으로 갈등을 완화 또는 해소하거나 약화한다. 여기서 대립관계가 완화 또는 해소되는 것으로 갈등해소는 갈등당사자들 간 동화, 무력화, 분리 또는 합의와 협력관계로 전환되는 것으로 구분할 수 있다.

1) 협동 · 통합

협동(협력)은 Win-Win 전략으로 여러 사람의 견해와 통찰력을 모아야 할 필요가 있을 때와 의견을 통합함으로 관계자의 협력을 얻을 수 있을 때 모색하는 것이다. 협력 없는 합의는 진정한 합의가 아니지만 합의 없이도 협동은 가능하다. 자기 집단이나 상대 집단 모두의 이해관계에 관심이 있고 모두 만족되는 형태로 문제해결을 위해 상대방과 적극적인 노력을 하는 것이다. 통합은 자신과 타인의 관심과 이해를 정확히 알려야 하기 때문에 문제해결을 위한 통합적 대안을 도출해 낸다. 통합 역시 협력과 마찬가지로 갈등을 빛는 자신과 타인 모두 이득을 보게 하는 Win-Win 방법을 택한다.

2) 설득 · 타협

설득은 공동의 관심과 요구에 맞는 메시지를 찾아내어 감정에 호소하는 것이다. 메시지 중심의 설득은 개별목표에 차이가 있다 하더라도 공동목표에 비추어 해소가 가능할 경우 상대방에 대한 이해를 높이고 올바른 판단을 할 수 있도록 설득하는 것

이다. 타협은 당사자들의 대립되는 주장을 부분적으로 양보하여 공동결정에 도달하
도록 하는 전통적인 방법이다. 복잡한 문제를 임시변통적으로 해결하려 할 때나 시
간에 쫓기어 편법을 강구할 때 서로가 양보를 통해 공동의 결정에 도달하는 방법을
말하며, 승자나 패자가 존재하지 않는다. 자신이 추구하는 바와 상대의 목표를 절충
하여, 타협적인 문제해결을 선호하기 때문에 경쟁-순응 또는 회피-협동의 중간인 절
충타협형이라고 할 수 있다.

3) 문제해결(협력적)

갈등의 당사자들이나 갈등을 발생시키는 집단에 접촉하여 문제를 분석하고 해결
하는 방법이다. 집단 상호 간에 이해와 타협을 통해 문제를 해결하는 것으로 갈등관
계에 있는 당사자들이 공개적 대면, 화합을 통하여 공동으로 문제를 해소하고 갈등
을 줄이도록 지지하는 갈등해소 방법을 말한다. 갈등을 일으키고 있는 당사자들이
직접 접촉하여 갈등의 원인이 되는 문제를 공동으로 해결하는 것으로, 의사소통의
왜곡이나 오해는 해결할 수 있지만 이념상의 문제 등 고차원적 문제는 해결하기 어
렵다. 문제해결법은 어떻게 해결책을 강구하느냐 하는 경우로써 당사자들이 협동적
인 문제해결 능력을 가지고 있을 때 이 방법이 효율적일 수 있으며 새로운 대안을 창
출할 수 있다. 갈등해소의 시도는 당사자들에 의한 목표의 목록작성에서 시작된다.
각각 정확한 목표들이 명확하게 정의되면 목표를 달성할 수 있는 방법에 대해 토론
을 한다. 갈등 당사자들이 공통의 관심사와 공평한 시간을 가지고 상대방에 대한 현
실적 지각을 발전시키는 것이 중요하다.

◎ 갈등대화 프로세스

1. 갈등상황에 대해 자유롭게 말한다.
2. 목적을 명확히 한다.
3. 경청한다.
4. 공동의 관심사를 찾는다.
5. 해결방안을 발상한다.
6. 합의한다.

슬기로운 인간관계와 의사소통

Section 01

학습활동

조직의사소통

☐ 토론　　☐ 퀴즈　　☑ 과제　　☐ 설문조사　　☐ 투표　　☐ 팀 프로젝트　　☑ 활동

주　　제　　의사소통 네트워크의 유형과 갈등 해결방안

학습성과　　의사소통의 네트워크 유형을 알 수 있다.
　　　　　　　갈등의 원인을 알고 해결방안을 모색할 수 있다.

진행과정　　공식적인 조직이든 비공식적인 조직이든 간에 일상생활에서 여러분도 다른 사람들과
　　　　　　　많은 갈등을 경험하였을 것이다. 여러분이 경험한 사례를 중심으로 아래의 제시문을 작성
　　　　　　　한다.

진행과정　　1. 갈등을 경험한 조직이 어떤 네트워크 유형에 속하였는가.

　　　　　　　➡

　　　　　　　2. 당시 경험한 갈등은 무엇인가.

　　　　　　　➡

　　　　　　　3. 이때 어떠한 방법으로 해결하였는가. 그 당시 해결하지 못하였다면 지금은 어떤 방법으
　　　　　　　　로 해결하면 좋은가.

　　　　　　　➡

슬기로운 인간관계와 의사소통

참고문헌

- 강민지·이계훈·문광수·오세진(2012). 비공식조직 참여도가 직무만족에 미치는 영향: 비공식조직의 순기능적 유용성의 매개효과를 중심으로. 한국심리학회지. Vol. 25 No. 4. 681-700.

- 기호익(1998). 갈등이 조직성과 및 조직 유효성에 미치는 영향에 대한 연구. 정보학연구. 제1권 제2호. 81-102.

- 문용갑(2016). 갈등관리매뉴얼. 한국갈등관리&조정연구소.

- 박영춘·박형숙(2016). 신규간호사가 지각한 프리셉터 의사소통 유형에 따른 임상수행능력 및 조직사회화. 기본간호학회지. 23(10). 42-50.

- 배상태(2008). 조직커뮤니케이션 매체의 이용 동기와 관계에 대한 연구. 서강대학교 언론대학원 석사학위논문.

- 염영희·고명숙·김기경·김보열·김유정·신미자·이미애·정민·정연옥·조미경·한기혜·황지인(2020). 학습성과기반 간호관리학. 파주: 수문사.

- 오미영·정인숙(2005). 커뮤니케이션이란 무엇인가?. 서울: 커뮤니케이션북스.

- 이경리(2019). 인간관계와 의사소통의 기본원리. 파주: 수문사.

- 이봉행(2002). 경찰조직 내 갈등관리에 대한 연구. 치안정책연구. 제16호. 99-125.

- 임창희(1999). 자율경영팀 구축을 위한 팀 리더의 임파워먼트에 관한 연구.

- 장월숙(2004). 병원조직의 의사소통 유형에 따른 조직몰입도 분석. 고신대학교 보건대학원 병원행정학전공 석사학위논문. 12.

- 전영준·남태우(2020). HR부서역량이 조직몰입에 미치는 영향: 직무만족의 매개효과 및 조직커뮤니케이션의 조절된 매개효과 분석. 한국정책연구. 제20권 제2호. 69-100.

- 조자욱(2014). 카지노 조직 내 커뮤니케이션 유형이 조직몰입에 미치는 영향-멘토링 기능의 조절효과를 중심으로. 경희대학교 대학원 석사학위논문. 9-15.

- 한금선·양승희·손정남·박정원·김근면·차선경·임희수·최미영·박영희 외(2018). 의사소통과 인간관계론. 서울: 고문사

- 홍용기(2017). 인간관계론. 서울: 한올. 225-230.

- 황상재(2006). 조직커뮤니케이션 이해. 파주: 법문사.

- Patricia S. Yoder-Wise(2015). 개념과 실무 통합 간호관리학. 서울: 정담미디어.

- Pruitt D. G. & Rubin J. Z.(1986). Social conflict. New York: Random House.

- Downs C. W. & Hazen M. D.(1973). A factor analytic study of communication satisfaction. The Journal of Business Communication. 14(3). 63-73.

· Garnham N.(2007). Habermas and the public sphere. Global Media and Communication. 3(2). 201-214.

· Lewis P. V.(1987). Organizational communication. The Essence of Effective.

· Simon H. A.(2013). Administrative behavior. Simon and Schuster.

슬기로운 인간관계와 의사소통

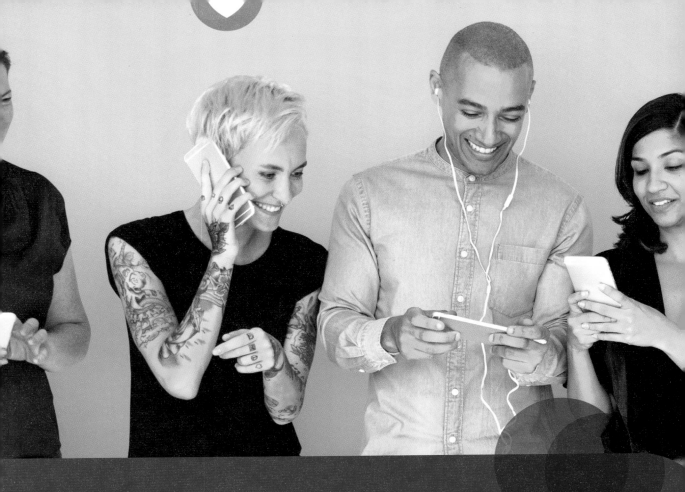

Section 08
의사소통 향상방법

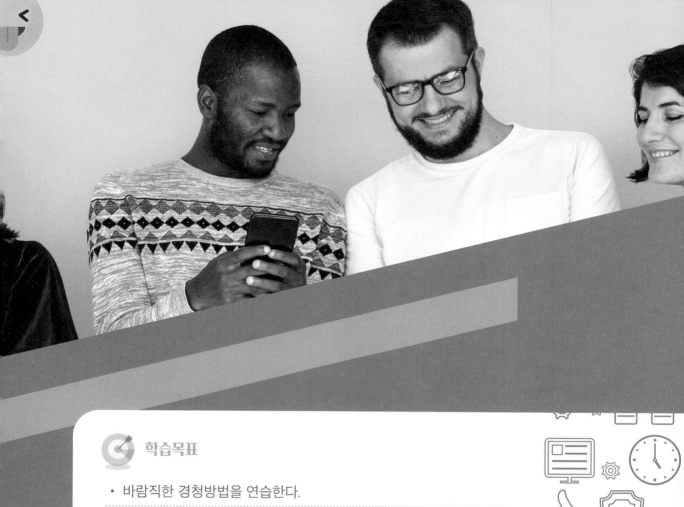

학습목표

- 바람직한 경청방법을 연습한다.
- 구체적으로 말하기를 연습한다.
- 인상형성 과정을 확인한다.
- 긍정적 자기대화를 이해하고 연습한다.
- 나-메시지(I-Message) 대화법과 너-메시지(You-Message) 대화법을 이해하고 연습한다.
- 비폭력 대화를 이해하고 연습한다.
- 상황에 맞는 인사말을 알고 적용한다.
- 상황에 맞는 호칭을 알고 적용한다.
- 생활 속에서 잘못 쓰이는 말을 확인하고 바르게 사용한다.

'말 한 마디로 천 냥 빚을 갚는다.' 또는 '혀 속에 도끼 들었다.'는 속담은 우리 조상들이 오랜 세월을 살면서 터득한 지혜들로 의사소통의 중요성을 말하고 있다.

의사소통은 둘 이상의 사람 간에 언어적·비언어적 표현을 통해 정보를 주고받으며 생각이나 느낌 등 의견을 교환한다. 그리고 서로를 이해하고 자신이 원하는 목표를 달성하고자 상호작용하는 관계를 말한다. 사회적 동물인 인간에게 삶은 의사소통의 연속이며, 의사소통은 인간의 모든 활동을 포함하고 있다.

의사소통 교육의 궁극적인 목표는 인간 교육으로 남들에게 신뢰를 줄 수 있는 말을 할 수 있도록 교육해야 하며, 도구나 기술이 아닌 인성의 지표라는 관점으로 의사소통을 하여야 한다. 그러나 한 사람의 인성과 품격이 단 한 번의 교육으로 변화하기 어렵기 때문에 의사소통능력의 개선은 장기적이고 반복적인 교육이 필요하다.

1 경청(listening)

1) 경청의 중요성

탈무드에서 '인간에게 귀가 두 개이고, 입이 하나인 것은 적게 말하고 많이 듣기 위해서이다.'라고 하는 말은 경청의 중요성을 알려준다. 경청은 인간이 가장 먼저 그리고 가장 많이 사용함에도 불구하고 서툰 의사소통기법이다.

세계적인 토크쇼 진행자로 유명한 오프라 윈프리는 자신의 성공 비결이 상대방의 이야기에 진심으로 공감하고 진솔한 대화를 이끌어내는 것이라 한다. 상대방이 어떤 주제의 말을 하더라도 눈을 맞추고 고개를 끄덕이거나 메모를 하면서 이야기를 다할 때까지 경청한다. 그리고 자기가 할 말은 맨 마지막에 상대방이 이해하기 편한 언어로 바꾸어 대화를 진행한다.

이와 같이 의사소통의 기술은 많이 듣는 데서 발전한다. 상대의 말을 귀 기울여 듣는 것은 상대의 마음을 이해하는 것을 뜻하며, 또한 겸손과 존중의 뜻도 담겨 있다. 그래서 상대방을 설득하는 데 효과적인 방법 중의 하나가 경청이다. 상대방이 대

슬기로운 인재개발관리실무

화하고 싶다는 느낌이 들도록 하려면 상대가 누구든 잘 들어주는 것이 필요하다. 미국 매사추세츠주 웰슬리 대학교의 심리학자 크리스 클라인케 박사는 어떤 사람이 이야기하는 시간을 33%, 50%, 67%로 조작한 비디오를 실험 참가자들에게 보여주고 호감도를 평가하는 실험을 하였다. 그 결과 이야기하는 시간이 33%로 가장 적었을 때 호감도는 가장 높았다. 이는 상대방이 이야기를 많이 하기보다는 경청을 잘 할수록 호감도가 높아진다는 것이다.

경청이란 소리를 듣는 것만이 아니라 상대방이 전달하고자 하는 말의 내용은 물론 그 내면에 깔린 동기나 정서에도 귀를 기울이고 이해하는 것이다.

2) 자신에게 집중하는 연습

상대방을 이해하고 공감하기 위해서는 먼저 자신 안에 올라오는 반응들을 알아차리고 관찰하는 훈련이 필요하다. 상대방의 이야기를 자신의 기대나 선입견 없이 있는 그대로 들어야 올바른 경청이라고 할 수 있다.

자신의 내면의 소리에 경청하기 위한 단계는

첫 번째, 먼저 코로 깊고 천천히 복식호흡을 한다(10회 반복).

두 번째, 갈등이 있는 사람의 얼굴을 떠올린다.

세 번째, 그 사람의 얼굴에 집중하면서 자동으로 가슴에 올라오는 소리에 집중한다. 마지막으로 이 소리가 사실인지, 나의 판단에 의한 소리인지 알아차린다.

예를 들면,

① 갈등상태에 있는 아빠의 얼굴을 떠 올린다(마음이 복잡하고 힘들지만, 아빠의 얼굴에 집중한다).

② 마음에서 올라오는 소리를 듣는다.
   • "짜증 난다.", "너무 간섭하면서 날 아이 취급한다.", "본인 입장만 생각하고 나를 통제하려고 한다.", "답답하다.", "나를 늘 감시하는 거 같다.", "나를 싫어한다." 등

③ 알아차린다.

④ 이 모든 소리는 아빠 자체가 아니라 내 내면에서 올라오는 판단임을 알아차린다.

⑤ 연습을 꾸준하게 한다.

3) 상대방에게 집중하는 연습

경청은 상대방을 존중하는 마음의 표현으로 상대방과 대화하는 동안 자기 생각이나 감정은 잠시 내려놓고, 상대방에게 집중하여 진정으로 이해하고 공감하려는 의지가 중요하다. 상대와 대화할 때 떠오르는 자기 생각을 알아차리고, 의도적으로 상대방의 이야기에 집중하는 훈련이 필요하다.

첫 번째 방법은 상대방에게 집중할 때 떠오르는 자기 생각을 알아차리고 의도적으로 바라보기에 집중하면서 상대에게 몰입하는 방법이다.

두 번째 방법은 상대방의 눈을 바라보면서 자신 안에 생각이 일어날 때 의도적으로 상대방의 눈에 집중하는 방법이다.

4) 경청을 위한 자세

① 상대방의 눈을 보면서 이야기를 듣는다.
② 상대방에게 몸을 기울여 앉는다.
③ 상대방의 이야기 중간에 끼어들지 않는다.
④ 고개를 끄덕이거나 "음...", "그래서"와 같은 음성적 반응을 한다.
⑤ 상대방의 말을 요약 또는 중요한 단어를 언급하여, 경청하고 있음을 알린다.
⑥ 적절히 질문을 던질 수 있으나, 질문이 말의 흐름을 방해하지 않도록 주의한다.

바람직한 경청 자세인지 체크해 보도록 해요.	O / X
거리는 적당한가요?	
사선으로 앉았나요?	
눈을 적절하게 맞추고 있나요?	
대화 중 음성적 반응을 하고 있나요?	
적절한 표정으로 반응하고 있나요?	
팔짱을 끼고 듣고 있나요?	
다리를 꼰 자세인가요?	
상대에게 답을 주려고 하나요?	
충고하고 있나요?	
자신의 이야기를 더 많이 하고 있나요?	

2 구체적으로 말하기(being specific)

1) 구체성의 의미

구체성은 말의 내용을 자세하고 더 분명하게 한다는 것을 의미한다. 즉, 상대방이 말한 내용의 의미를 요약하고 더 분명하게 해줌으로써 상대방이 이야기하고자 하는 관심 분야에 가까이 접근하고 정확한 영역으로 집중시키기 위한 것이다. 구체성은 논리적이면서도 내용이 명확하고 의사소통에 초점이 있어야 하며, 문제와 관련된 상대방의 생각, 감정 및 행동의 경험을 명료하게 표현하도록 도와준다.

구체적으로 말하는 것은 상대와 같은 주파수로 의사소통하면 그 과정이 좀 더 만족스러워지고, 자기 자신의 생각을 명확하게 이해할 수 있기 때문에 상대방의 생각도 더 이해할 수 있다. 그러므로 문제를 해결하는 과정이 명확해질 수 있으므로 성공적인 의사소통을 할 수 있다.

구체적으로 말하기가 필요한 상황은 자신의 생각과 감정을 설명할 때, 상대방의 생각과 느낌을 반영할 때, 질문을 하거나 혹은 평가하고자 할 때, 정보제공이나 피드백을 줄 때 유용하게 사용할 수 있다.

2) 구체성의 수준

① 수준 1: 상대방의 문제 상황에 대해서 추상적이고 일반적인 반응을 보이며 상대방의 감정이나 경험, 행동에 대해서는 논의하려는 시도를 전혀 하지 않는다.

② 수준 2: 상대방의 문제 상황과 관련된 감정과 경험, 행동에 대해서 언급하기는 하나 모호하고 추상적인 수준이다.

③ 수준 3: 상대방의 문제 상황과 관련된 자신의 감정, 경험 및 행동을 구체적으로 표현하도록 하나 대상자에게 의미 있는 자료가 구체적이고 명료하게 논의되지 않는 수준이다.

④ 수준 4: 상대방의 감정, 경험, 행동을 구체적으로 표현하게 하고, 이러한 문제들이 명료하게 논의되도록 한다.

⑤ 수준 5: 상대방의 감정, 경험, 행동이 구체적으로 명료하게 논의되는 수준으로, 상대방의 긍정적 변화를 위하여 깊은 수준의 탐색을 적극적으로 촉진한다.

- 대상자   사람들이 나를 가만히 두지 않아요. 모든 일에 간섭해요.

- 상담자   누가 당신을 가만히 두지 않나요?

- 대상자   가족이죠. 그들은 나의 모든 행동을 지적하고 통제해요. 정말 답답하고 짜증 나요.

- 상담자   가족 중에서 누가 당신을 그렇게 힘들게 하는지 말씀해 주실 수 있나요?

- 대상자   남편이요. 결혼 초부터 지금까지 계속되는 남편의 잔소리를 더 참을 수가 없어요.

3) 자신의 생각과 감정을 구체적으로 말하기

감정을 전달하는 상황에서 듣는 사람에게 전달하고픈 적절한 단어를 선택하는 것은 중요하다. 만약에 화가 났다면 격노, 격분, 흥분, 좌절감 등의 감정을 느끼고 있을 것이다. 자신의 생각이나 감정을 구체적으로 표현하지 않는다면 상대방이 잘못 이해할 수도 있다.

예를 들어, 30세 여자는 직장동료들과의 관계에 대한 어려움으로 인하여 우울감을 호소하며 외부활동을 하지 않고 있다. 그녀는 엄마에게 최근 한 달 동안 매일 1시간씩 산책을 시작했다고 이야기를 하자 그녀의 엄마는 딸아이가 노력하고 있다는 사실에 대해 행복감을 느끼고 있다. 이러한 상황으로 가정해 본다면 엄마는 다음과 같이 자신의 감정을 전달할 수 있다.

- 엄마1   "딸! 대단한데? 잘 지내고 있다니 좋다."
  ⇨ 이 사례에서는 엄마가 기뻐하는 이유가 명확하지 않다.

- 엄마2   "내 딸 대단하다. 산책을 하면서 스트레스를 관리한다고 하니 내 마음도 너무 기쁘다. 네가 직장생활 때문에 힘들어하는 모습 보면서 걱정했는데 너를 위한 시간을 가지면서 에너지가 생긴 모습을 보니 대견하고 나도 행복해진다."
  ⇨ 엄마가 자신의 감정을 구체적으로 말하는 것은 엄마의 메시지에 대한 진실성이 전달된다.
   엄마의 표현은 딸에게 긍정적 감정이 전달되고 자신이 이해받고 있음을 알게 될 것이다.

3 인상형성

1) 인상형성 과정

(1) 고정관념(stereotype)

　고정관념은 특정한 대상이나 집단구성원의 속성에 대해 사회 대다수의 사람들이 공유하고 있는 생각이다. 만약 어떤 특징 집단에 대해 고정관념을 갖고 있다면 해당 집단에게 적용될 것이다. 예를 들면, 남학생이 여학생보다 수학을 더 잘한다는 생각은 그것의 진위 여부와 상관없이 알려져 있는 고정관념 중 하나이다.

　앙겔라 메르켈 독일 총리는 113주년 세계 여성의 날(2021년)을 맞아 다음과 같이 연설하였다. 팬데믹 속에 홈스쿨링과 아이 돌보기, 직장 일까지 스스로 도맡아야 하는 여성들이 다시 늘었다. 코로나19로 인하여 지금까지 어느 정도 극복된 것으로 믿었던 성역할 고정관념이 과거로 돌아가선 안 된다고 하였다. 이는 세계를 막론하고 아빠가 돈을 벌고 엄마는 집에서 음식을 하거나 아이를 돌보는 성역할에 대한 고정관념이 만연되어 있음을 알 수 있다. 폭스바겐 광고에서도 남성은 우주를 떠다니는 우주비행사나 의족을 달고 멀리뛰기를 하는 선수 등 매우 활동적이고 모험심이 강한 것으로 묘사하는 반면, 여성은 유모차 옆에서 책을 읽는 수동적인 모습으로 등장시켰다.

　고정관념은 잘 변하지 않는다. 그리고 각 사람의 의도와는 상관없이 의식이나 표상에 거듭 떠올라 사람의 정신생활을 지배하고 인간의 행동에 광범위하게 영향을 미치는 기본적이고 보편적인 지각관념이다. 사람들이 개인적인 차이나 성별, 인종 등을 인정하지 않고 한 묶음으로 지각하여 의사소통을 한다면 결국은 갈등을 일으키게 된다.

(2) 초두효과(primary effect)

　초두효과는 선행된 정보가 그 후 입력되는 정보의 해석에 영향을 주는 현상을 말한다. 사회생활을 하다 보면 첫인상이 중요하다는 이야기를 많이 한다. 첫인상은 그 사람의 생김새나 표정, 말투 등 외양에 의해서 주로 결정되는 경향이 있다. 그래서 어떤 사람들은 처음 만날 때 좋은 인상을 주려고 노력한다.

　사회심리학자인 솔로몬 애쉬(Solomon Asch)는 1946년 '인상의 유사성과 차이점'에 관한 실험을 하였다. 가상의 인물을 묘사하는 정보를 주고, 그 사람에 대한 이미지를 떠올리도록 하였다.

A : 지적인 - 근면한 - 충동적인 - 비판적인 - 고집 센 - 질투심이 많은
B : 질투심이 많은 - 고집 센 - 비판적인 - 충동적인 - 근면한 - 지적인

A와 B의 단어만 달리 배열했을 뿐인데 두 사람의 성격에 대한 판단이 완전히 달라진다. 실험 결과, A배열에서 묘사된 사람은 약간의 단점은 있지만 유능한 사람으로 인식하고, B는 질투심이 많고 고집 센 사람으로 이해된다.

A와 B에서 보는 바와 같이 일련의 순서로 제시되는 정보 중 초기의 정보들이 전체 판단에 영향을 미치게 됨을 알 수 있다. 이와 같이 좋은 첫인상이나 선행된 좋은 정보가 상대방에게 좋은 인상을 주어 의사소통에 영향을 미치고 있다.

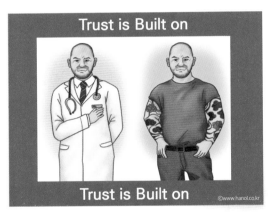

🔷 그림 8-1_ 초두효과

(3) 신근성 효과 / 최신효과(recency effect)

초두효과가 모든 경우에 적용되는 것은 아니다. 초두효과와 반대로 어떤 경우에는 초기에 제시되는 정보보다 마지막에 제시되는 정보가 더 잘 기억되고 인상효과에 큰 영향을 미친다.

예를 들면, 지속적인 관계는 첫인상보다 끝인상에서 결정되는 경우가 많다. 사람을 만나다 보면, 첫인상은 좋았는데 만날수록 '아니다'라고 느껴지는 사람이 있는가 하

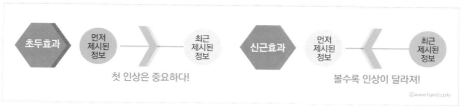

⬡ 그림 8-2_ 초두효과와 신근효과

면, 처음엔 별로였는데 만날수록 함께 있고 싶고 관계를 오랫동안 유지하고 싶은 사람이 있다. 만날수록 좋은 이미지를 주기 위해서는 끝인상이 더 중요하다.

이 효과는 초기 정보가 너무 일찍 제시되어 망각되고, 최근의 정보가 의미 있거나 더 명확하게 기억되기 때문에 판단에 영향을 미치게 되는 것으로 해석된다.

(4) 현혹효과

현혹효과란 타인에 의한 정보 가운데 한 정보가 다른 정보보다 더 주위를 끌거나 지배적이어서 다른 정보는 무시되거나 아니면 주의를 끄는 한 정보에 비추어 재해석되는 경향을 뜻한다. 이것은 한 가지 특성만으로 사람을 평가하는 데서 오는 오류이다. 주로 어떤 사람에 대한 첫인상이나 인성, 업무수행능력 등을 평가할 때 나타난다.

한 가지 좋은 점에 현혹되어 다른 점들을 좋게 보려는 것을 후광효과(halo effect)라 하며, 한 가지 나쁜 점에 현혹되어 다른 점들을 나쁘게 보려는 것을 뿔효과(horns effect) / 부정적 후광(negative halo)이라 한다.

어떤 사람에 대해 '좋은', '호감이 가는' 인상이 형성되고 나면 그 사람은 매력적이고 능력도 뛰어나고 성격도 좋다고 생각하는 등 대체로 모든 것을 긍정인 이미지로 평가하지만, 반대로 인상이 나쁘면 매력도 없고 성격도 나쁘고 능력도 없는 부정적인 이미지로 생각하는 경향이 있다. 또한 그 사람의 직업에 따라 평가가 달라지기도 한다.

(5) 귀인과정의 오류

귀인(attribution)이란 자기 또는 타인의 행동 원인을 어떤 대상에 귀속시키는 것을 말한다.

귀인과정의 오류란 남의 탓을 하면서 다른 사람이 잘못한 일에 대해서는 그 사람 탓으로 돌리는 경향을 말한다. 다시 말해서 자신의 행동은 외부 원인에 귀인시키고 (외부 귀인) 반면 타인의 행동은 그 사람의 내부적 원인에 귀인시킨다(내부 귀인). 만약 내가 수업시간에 늦었다면 이것은 길이 막혔기 때문이지만, 상대방이 수업시간에 늦었다면 이건 게으르고 무책임하기 때문이다라고 결론짓기 쉽다. 이는 귀인의 방향이 어디에 있는지에 따라 사람들이 상대방에게 전혀 다르게 반응하게 되는 것이다. 귀인과정의 오류는 자신이나 다른 사람의 행동에 대한 해석을 왜곡시킬 수 있기 때문에 상대방의 입장에서 생각해보는 습관을 가질 필요가 있다.

2) 인상형성의 정확성 향상

성공적인 의사소통은 상대방의 인상에 대해 얼마나 정확하게 생각하는가에 달려 있다.

(1) 자신의 인상을 분석한다

감정적, 생리적 상태는 상대방이 지각하는 의미에 영향을 미칠 수 있다. 예를 들면, 기분이 좋을 때 친구들과 수다를 떨면 재미있을 수 있지만, 기분이 나쁠 때는 그저 시시해 보일 수 있기 때문이다.

(2) 자신의 지각을 점검한다

지각 점검(perception checking) 과정은 불확실성을 줄이고 자신의 초기 인상을 보다 정확하게 하는 또 다른 방법이다. 지각은 시각, 후각, 미각, 촉각, 청각을 통해 사람을 인식하는 과정이나 지각은 자신의 의사소통 선택에 영향을 미치므로 의사소통에서 매우 중요하다.

(3) 불확실성을 줄인다

어떤 의사 소통 상황이라도 어느 정도 모호함이 있다. 다양한 전략을 통해 상대방에 대한 불확실성을 줄일 수 있다. 그렇기 위해서는 상대방을 잘 관찰하여 유용한 상황에서 의사소통하고 상호작용을 하여야 불확실성을 줄일 수 있다.

4 긍정적 자기대화

게리 D. 맥케이와 돈 딩크마이어(Gary D. McKay & Don Dinkmeyer, 2017)가 쓴 '아들러의 감정 수업'이라는 책에서 프로이트는 감정을 과거의 사건 때문에 일어나는 어쩔 수 없는 것이라고 여겼지만, 아들러는 모든 인간의 행동과 감정에는 저마다 고유한 목적이 있다고 보았다. 감정의 주인은 자기 자신이기 때문에 자신의 감정은 자신이 선택할 수 있고, 따라서 우리는 부정적인 감정을 긍정적인 감정으로 바꿀 수 있다고 말한다. 진정한 변화를 위해 감정을 선택하는 훈련이 매우 중요하다.

우리는 스스로 말하고 또 그것을 듣는다. 자기대화는 두 사람 사이의 대화와 크게 다르지 않다. 자기대화는 내적인 생각, 자기 지시 또는 자기 커뮤니케이션 시스템을 형성하는 마음속의 '작은 목소리'이다. 캐롤 터킹턴(Carol A. Turkington, 1998)이 부정적인 자기대화를 '내면의 악마'로 설명하듯이 다수의 인지학자들은 내면의 대화가 인간의 행동에 강력한 영향을 미친다는 의견에 동의하고 있다. Levy 등(2002)의 연구에서도 노화에 대해 긍정적으로 말하는 사람은 부정적인 견해를 가진 사람에 비해 평균 7.6년을 더 살았다고 한다.

나의 생각으로 세상과 타인의 반응도 해석한다. 나에게 무슨 일이 일어났는지가 중요한 것이 아니라, 나에게 일어난 일을 어떻게 해석하고 행동할 것인지(감정, 언어, 행동을 포함)가 더 중요한 부분이다. 자기대화는 자동적으로 머릿속에서 이루어지므로 자신에게 긍정적인지 부정적인지 주의 깊게 관찰해야 한다.

1) 긍정적 자기대화: 자기주장과 책임감

긍정적 자기대화는 우리가 처한 상황에 대처할 수 있는 자신의 강점과 능력을 높여주는 효과가 있을 뿐만 아니라 마음의 준비로 인한 자신감을 갖게 한다.

버틀러(Butler, 2008)는 부정적인 자기대화가 어떤 상황이든 힘들고 어려운 환경으로 만들게 되므로 지지적인 방식의 자기대화를 개발하라고 하였다. 그는 나의 자기대화를 사정하기 위해 자신에게 다음과 같은 질문을 해보라고 제안하였다.

- 나는 자신에게 무엇을 말하고 있는가?
- 내게 해를 주는 부정적인 생각을 하고 있는가?
- 내게 도움이 되는 긍정적인 생각을 하고 있는가?
- 자기대화는 나에게 도움이 되는가?
- 나는 좀 더 긍정적인 자기대화로 바꿀 수 있는가?

위 질문들에 대한 대답은 나의 생각이 최선인지 아닌지를 인지하게 된다. 자신에게 지속적인 부정적 자기대화를 중단시키기 위해 사고중단 기법(thought-stopping technique)을 사용하는 것이 도움이 된다. 다음 단계에서는 긍정적으로 변화하기 위한 전략을 구체화하면서 자신의 내면의 대화에 집중하게 되고 적응하게 될 것이다.

긍정적 자기대화 사례

민지와 유리는 대학교 2학년 학생들이다. 이들은 학기가 시작되어 인간관계와 의사소통론 수강 신청을 앞두고 다음과 같은 생각을 하고 있다.

> **민지** "그 과목 교수님은 깐깐하시고 수업시간에 많은 활동을 한다고 들었어. 인간관계와 의사소통을 배우기엔 좋은 시간이 될 거 같아. 그렇게 되면 친구들과 더 좋은 관계도 맺고, 나중에 취업해서도 예의 바른 직장생활로 동료들과 즐겁게 보낼 수 있을 거 같다. 빨리 강의가 시작되었으면 좋겠다."

❯ 민지는 스스로 인간관계와 의사소통론 수업에 대해 의미 있는 수업이라고 기대하고 있다. 인간관계에서의 소통의 중요성을 인식하고 수업에서 만난 학생들의 강점과 소통기술을 배우고 싶어 한다. 이런 긍정적 자기대화는 학교생활에서 긍정적인 관계를 기대하게 하며, 활동시간을 통해 많은 것을 배우게 할 것이다.

부정적 자기대화 사례

> **유리** "그 과목 교수님은 깐깐하다고 들었는데, 난 그런 완벽주의적인 사람들이 너무 싫어. 그런 유형의 사람들은 나를 짜증 나게 하는데, 분명 과제도 많을 거야. 수업시간에 질문도 많이 하겠지. 팀 과제도 해야 하고, 역할극도 매일 하고. 동료평가에서 또 낮은 점수를 받겠지. 그래도 이번 학기만 끝나면 안 볼 거니깐 얼마나 다행이야."

❯ 유리는 스스로 인간관계와 의사소통론 수업은 지루하고 결과도 좋지 않을 것이라 말하고 있다. 교수에 대한 부정적 생각은 교과목에 대한 성취도에서도 낮은 성과를 받게 될 것이라 확인하게 만든다. 이런 부정적인 자기대화는 방어적으로 행동할 가능성이 커 수업시간에 위축된 태도를 보일 것이다.

2) 자기대화와 의사소통 관계

(1) 공감에 대한 자기대화

다음 사례는 학생이 공감에 대한 과제를 생각하면서 자기대화를 하고 있다.

"난 다른 사람들의 이야기에 공감하며 듣는 것이 너무 어려워. 인위적으로 공감하는 척하면 다른 사람들이 비웃을 거야. 대화에서 상대방에게 공감하면서 소통하는 건 힘들 뿐만 아니라 일부러 공감반응을 한다는 건 어색할 것 같아."

- 자신에게 무엇을 말하고 있는가?
  - ▶ 친구들이 자신의 시도를 찬성하지 않을 것이며, 자신도 체면이 서지 않을 것이라 생각하고 있다.
- 해를 주는 부정적인 생각을 하고 있는가?
  - ▶ 처음부터 완벽하게 공감해야 한다고 생각하고 있다.
- 도움이 되는 긍정적인 생각을 하고 있는가?
  - ▶ 공감하고자 하는 희망이나 격려가 될 만한 긍정적인 생각을 못하고 있다.
- 자기대화는 도움이 되는가?
  - ▶ 노력하려는 의지가 부족하고 친구들도 공감능력을 믿지 않게 될 것이다. 책임감과 적극성이 결여되어 있다.
- 좀 더 긍정적인 자기대화로 바꿀 수 있는가?
  - ▶ 처음에는 두렵기도 하고 부자연스럽겠지만 공감기법을 사용하려고 노력하고 있어. 내가 공감적으로 반응할 때 어색하다고 놀리는 친구가 있다고 하여도 공감기법을 중단하지는 않을거야. 난 진심으로 의사소통을 잘하고 싶어. 그래서 시간이 걸리더라도 인내하고 노력할거야."

(2) 직면에 대한 자기대화

다음 사례는 학생이 직면에 대한 과제를 생각하면서 자기대화를 하고 있다.

"난 친구들이 모여서 나를 흉보는 듯한 행동에 대해 아무 말도 하지 않고 조용하게 넘어가는게 낫다고 생각해. 만약 내가 불편한 부분을 이야기하면 나를 소심하고 예민한 사람으로 생각할거야. 그리고 다른 친구들에게 나에 대한 이야기를 하겠지. 다른 사람들의 반응에 민감한 내 자신이 정말이지 마음에 안 들어. 내가 이야기해도 그 친구는 자신이 어떤 문제가 있는지 모를 거야. 내가 정색하면서 할 말을 다 해버리면 어떻게 될까? 그냥 멍청하게 보일거야."

- 학생은 자신에게 무엇을 말하고 있는가?
  - ▶ 자신의 감정이 친구의 감정보다 중요하지 않다고 생각하고 있다.
- 학생에게 해를 주는 부정적인 생각을 하고 있는가?
  - ▶ 이번 일은 그냥 넘어가는 게 낫다고 자신을 속이고 자신을 부정하고 있다. 학생은 예민하고 소심하다는 부정적인 감정을 만들어 내고 최악의 시나리오를 상상하면서 실패할 것으로 확신하고 있다.

- 학생에게 도움이 되는 긍정적인 생각을 하고 있는가?
  - ▶ 자신에 대해 부정적으로만 생각하고 있다.
- 자기대화는 학생에게 도움이 되는가?
  - ▶ 친구들에게 무시당할 것을 걱정하면서 자신이 부당한 대우를 받도록 허용하고 있다. 학생은 책임감과 자기주장이 결여되어 있다.
- 학생은 좀 더 긍정적인 자기대화로 바꿀 수 있는가?
  - ▶ "나는 친구와 불편한 관계를 만들고 싶지는 않아. 하지만 내게 무례한 행동을 하는 것도 싫어. 그래서 나는 그 친구에 맞서서 직면할 거야. 내가 예민한 반응을 하는 것처럼 보일 수도 있지만 내 의견을 정확하게 전달할 수도 있을 거 같아. 이번 학기 수업 동안 직면에 대해 연습을 했으니 완벽하지는 않아도 할 수 있다는 자신감이 생겼어. 나는 존중받을 권리가 있고 이번에 불편한 부분에 대해서 이야기를 하면 친구도 나를 존중하게 될 거야."

이처럼 긍정적 자기대화는 자기주장과 책임감을 포함하고 있으며, 다양한 상황에 대응할 수 있는 힘을 키우게 된다.

3) 긍정적 자기대화를 위한 확언 전략

확언(affirmations)은 내가 바라는 사항을 현재시점으로 표현하는 자기대화이다. 낙관적인 사람들은 일상의 문제, 대인관계에서의 성공적인 측면에서 더 좋은 결과를 가져올 것으로 긍정적인 기대를 한다.

확언을 사용하는 방법으로는
- 현재시제를 사용한다.
- 부정적인 말보다는 긍정적인 말을 사용한다.
- 구체적으로 메모를 작성한다.
- 내가 말하는 것이 항상 일어나고 있다는 믿음이 필요하다.
- 매일 반복적이고 지속적으로 연습한다.
- 시간을 정하여 활동과 연결한다.

예를 들면,
- 나는 일상에서 평화롭게 지내고 있다.
- 나는 나 자신을 사랑하고 수용한다.
- 나는 건강하다.
- 나는 나의 잠재력을 믿고 최대한 발휘한다.
- 나는 사랑받을 가치가 있는 소중한 존재이다.

5 나-전달법(i-message) 대화법과 너-전달법(you-message) 대화법

나-전달법은 상대방을 직접 판단하고 평가하며 공격하는 것이 아닌 상대방으로 하여금 편안하게 대화에 임할 수 있도록 자신의 생각과 감정을 솔직하게 전달하는 방법이다. 나 전달법을 통하여 자신이 마음속으로 생각하거나 느끼는 것을 상대방이 알 수 있게 행동으로 나타낸다면, 자기표현을 하면서 동시에 서로에 대한 이해와 신뢰를 바탕으로 원만한 인간관계를 형성할 수 있게 될 것이다.

나-전달법의 기본원리는 상대방의 행동 자체를 문제 삼고 그에 따른 책임을 상대에게 넘기는 대신에, 상대방의 행동에 대한 나의 반응을 판단이나 평가 없이 알려줌으로써 반응에 대한 책임을 내가 지는 것이다.

1) 나-전달법과 너-전달법

① 나-전달법은 자신과 직접적으로 소통하는 방법으로 다른 사람에 대한 평가와 해석을 하는 것이 아니라 자신이 느끼는 감정과 경험을 표현하는 것이다. 문제를 유발하는 상대방의 행동, 그 행동이 자신에게 어떤 영향을 주는지, 자신은 그 결과에 대해 어떤 느낌을 받았는가에 대한 정보가 필요하다.
② 너-전달법은 상대적으로 대상자의 행동에 초점을 맞추어 상대방의 비난이나 비평 혹은 평가의 의미를 전달하는 것이다.

2) 나-전달법의 장점

① 상대방을 직접 판단, 평가, 공격하지 않기 때문에 방어심리를 덜 유발한다.
② 나의 입장과 감정을 솔직하게 전달하는 기능을 한다.
③ 단정적으로 말하는 것이 아니라, 전후 사정과 나의 입장까지 알려주는 것이기 때문에 완전한 메시지라고 할 수 있다.

상황 오늘 A와 B는 동아리방 청소담당이다. A는 점심시간에 동아리방 청소를 시작했다. 점심시간이 끝나 가는데 B가 느릿느릿 전화통화하면서 나타났다.

| 나-전달법 |

민지 점심시간에 청소당번인 네가 오지 않아서 혼자 청소를 하니까.(관찰)
네가 나를 무시한다는 생각이 들어 서운하고 화가 나.(느낌)

왜냐하면 우리 둘이 청소당번이니까.

서로 도우면서 청소하고 같이 간식을 먹길 바랐는데……(욕구)

다음 주에는 늦지 않고 함께 청소하겠다고 약속할 수 있니?(부탁)

유리 절대 너를 무시해서 청소시간에 늦은 건 아니야. 다음에는 일찍 와서 청소할게. 미안해.

민지 고마워.

| 너-전달법 |

민지 야! 너 뭐야? 점심시간 다 끝나 가는데.

유리 밥 먹고 친구랑 전화하다가 시간이 가는 걸 몰랐네. 청소 벌써 다 했네.

민지 뭐라고! 나는 밥도 안 먹고 청소부터 했는데. 나도 친구들이 없어서 청소하는 줄 아니?

유리 그럼 너도 청소하지 말고 친구들이랑 놀던가!

민지 그래 앞으로 너는 청소하지 마! 동아리선배에게 이 문제를 이야기할거야.

표 8-1_ i-message와 you-message

구분	I Message	You-Message
	'나'를 주어로 하여 상대방의 행동에 대한 자신의 생각이나 감정을 표현하는 대화 방식	'너'를 주어로 하여 상대방의 행동을 표현하는 대화 방식
예	의사표현 : 작업량이 많은데 일이 자꾸만 늦어져 걱정되는데! 지금 어느 정도 진척되었나? 팀장: 일이 늦어져 초조함 → 조직원: 작업이 늦어져 걱정하고 있구나	의사표현 : 자네 일 처리는 왜 이렇게 늦어? 팀장: 일이 늦어져 초조함 → 조직원: 상사가 나를 무능력하다고 생각하는군
결과	• 상대방에게 나의 입장과 감정을 전달함으로써 상호 이해를 도울 수 있다. • 상대방에게 개방적이고, 솔직하다는 느낌을 전달하게 된다. • 상대는 나의 느낌을 수용하고 자발적으로 자신의 문제를 해결하고자 하는 의도를 지니게 된다.	• 상대에게 문제가 있다고 표현함으로써 상호 관계를 파괴하게 된다. • 상대방에게 일방적으로 강요, 공격, 비난하는 느낌을 전달하게 된다. • 상대는 변명하려 하거나 반감, 저항, 공격성을 보이게 된다.

슬기로운 인간관계와 의사소통

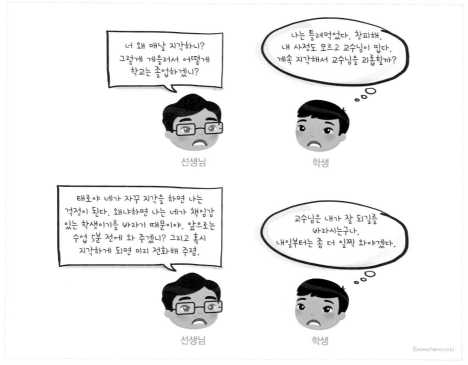

🔵 그림 8-3_ i-message와 you-message

6 비폭력 대화(NVC, nonviolent communication)

비폭력 의사소통은 자신을 표현하고 또 상대방의 말을 들을 때 습관적이고 자동적인 반응이 아니라 현재 내가 무엇을 관찰하며 그것에 대해서 내가 어떻게 느끼고 있으며 나의 어떤 욕구가 충족되었나 아니면 충족되지 않았나를 명확히 의식하면서 솔직하게 의사소통하는 것이다.

우리가 말할 때 전혀 폭력적이지 않다고 생각하면서 본의 아니게 자기 자신이나 다른 사람에게 상처를 입히고 마음을 아프게 하기도 한다. 미국의 임상심리학 박사인 마셜 로젠버그(Marshall Rosengberg)에 의해 고안된 비폭력 대화는 우리의 본성인 연민이 우러나는 방식으로 다른 사람들과 유대관계를 맺고 우리 자신을 더 깊이 이해하는 데 도움이 되는 구체적인 명확한 대화 방법이며, 견디기 어려운 상황에서도 인간성을 유지할 수 있는 능력을 키워주는 대화 방법이다.

1) 비폭력 대화의 원리

연민의 대화(compassionate communication)나 삶의 언어(language of life)라 불리는 비폭력 대화는 세 가지 원리로 구성된다.

첫째, 연민(compassion)의 방식을 통해 타인과 유대관계에 필요한 원리를 제공하고, 공감을 핵심으로 하여 성숙한 대인관계를 위해 자신의 감정에 대한 표현과 타인의 이해를 기틀로 하고 있다.

둘째, 서로의 욕구를 이해하고 존중하며 모두의 요구를 평화롭게 충족할 수 있는 방법을 찾는 것을 목적으로 하고 있다.

셋째, 감정 표현, 솔직하게 말하기 및 공감적 경청 훈련을 중심으로 기본적인 네 가지 원리인 관찰(observation), 느낌(feeling), 욕구(need), 부탁(request)으로 구성되어 있다.

2) 비폭력 대화의 요소

(1) 관찰(observation)

우리가 처한 상황, 사물에 대해 객관적·구체적으로 묘사하는 것이다. 관찰은 상대를 비난하거나 상대의 잘못을 표현하는 것이 아닌 우리가 보고 들은 그대로를 진행형으로 표현하는 것이다.

🔍 **예시 1** "그 친구는 믿을 수가 없어."(평가)
  ▶ "우리가 팀 기반 학습으로 매주 월요일 9시에 만나기로 했는데, 그 친구는 매번 지각하고 과제를 해오지 않았어."

🔍 **예시 2** "동생은 게으르다."(평가)
  ▶ 동생은 자기 책상에 쌓인 쓰레기를 치우지 않는다.

(2) 느낌(feeling)

상황, 사물, 사람 등을 관찰하였을 때 어떻게 느꼈는지를 나타내는 것이다. 느낌을 좀 더 명확하게 하기 위해서는 느낌 어휘 목록을 활용하는 것도 좋다. 느낌은 가끔 생각과 혼동하기 쉬운데, 느낌과 생각은 구별해야 한다.

🔍 **예시 1** "나는 동네북처럼 느껴져요."(생각)
  ▶ 속상하다, 울화가 치민다, 억울하다, 화가 난다, 서글프다.

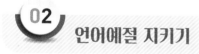 **예시 2**   "그 문제가 해결된 느낌이야."(생각)

　　　　　▶ 문제에 대한 설명을 듣고 나니 이해가 되어서 편안해졌다.

(3) 욕구(need)

욕구는 사람이 살아가는 데 삶의 에너지이며, 유기체가 존재하도록 하는 근원이다. 사람은 자신의 욕구가 충족되지 못할 때 갈등과 분쟁이 발생할 가능성이 높아진다. 상대방과 대화 시 자신의 욕구를 주장하기 전에 서로 무엇을 바라고 있는지 진솔하게 대화하면서 모두의 욕구를 충족할 방법을 찾는 것이 바람직하다.

　　　　　▶ "나는 너와 내가 오랫동안 서로 존중하면서 잘 지내기를 바래."

(4) 부탁(request)

상대방이 수용해거나 행동해주기 바라는 것을 언어로 표현하는 것이다. 서로 존중되는 상황에서 명료하게 요청을 하는 것이다.

　　　　　▶ "내가 하는 말을 듣고 나서 너의 생각을 이야기해 줄 수 있겠니?"

02 언어예절 지키기

우리는 사회생활을 하면서 늘 새로운 인간관계를 하게 되는데, 이때 겪게 되는 어려움 중 하나가 호칭이나 인사말일 것이다. 때론 무심코 사용되는 호칭이나 인사말로 불쾌함을 느껴 인간관계에 부정적인 경험이 있었다면 상대를 어떻게 부르고 어떤 말을 쓰는 것이 좋은지 고심할 때가 있다. 그러므로 일상생활에서 인간관계와 의사소통이 효과적으로 이루어지지 않고 의도하지 않게 갈등이 생기는 원인을 방지하기 위하여 언어예절을 알아야 한다.

예절은 예의범절의 준말이며, 「새 우리말 큰사전」에 의하면 '예의란 사람이 마땅히 지켜야 할 도리요, 범절은 일상생활의 모든 절차와 모든 일이다.'라고 되어 있다. 예절은 사회질서를 유지시켜 주고 생활의 기본으로서 상대방에 대한 이해, 존중심, 배려심, 사랑하는 마음 및 공경심을 행동으로 표현하는 도덕적 기능을 하며, 예절은 자기 자신의 양심과 도덕심에 의해 스스로 실천하고 지켜지는 가장 바람직한 규범이라 할 수 있다.

직장에서 지켜야 할 예절 중 가장 중요한 것은 인사예절이다. 인사예절 말고도 직장에서 지켜야 할 예절에는 대화예절, 전화예절, 복장예절 등이 있다. 국립국어원의 〈표준 언어 예절〉(2011)을 기반으로 언어예절에 대하여 알아보고자 한다.

1 인사말

인사도 어떤 상황에, 어떤 인사를 하는지, 웃어른께, 또 나와 동등한 위치에 있는 사람에게, 그리고 아랫사람에게는 어떤 인사를 해야 하는지를 잘 모르면 혼란스러울 수 있다. 인사는 인간관계의 첫걸음으로 상대방을 공경하는 마음이 말과 행동으로 나타나는 예절로서 예절을 실천할 수 있는 가장 쉽고 빠른 방법이다.

1) 아침 인사말

상대와 상황에 따라 아침인사는 "안녕하십니까?", "안녕하세요?"로 인사하고 오래간만일 경우 "안녕하셨습니까?"로 인사한다. 직급이 같은 동료나 아래 직원에게 "좋은 아침!" 하고 인사하는 경우가 있는데 이는 외국어를 직역한 말이므로 쓰지 않는 것이 좋다고 〈표준 언어 예절〉에서 권고하고 있다. 이때는 "잘 잤어요?", "잘 잤니?" 하고 인사하면 된다.

이미 인사한 상사나 동료를 다시 만났을 때는 상체를 15도 정도 숙여 가볍게 인사하도록 한다. 또한 엘리베이터 같은 좁은 장소에서도 가볍게 인사하면 된다.

2) 퇴근 시 인사말

다른 사람보다 먼저 퇴근할 경우 남아서 일하는 사람에게 "먼저 가겠습니다.", "내일 뵙겠습니다.", "먼저 들어가겠습니다."로 인사하면 된다. 퇴근하면서 아랫사람이 윗사람에게 "수고하세요.", "수고하십시오."는 윗사람의 경우 부적절하다고 생각할 수 있다. 이때의 '수고'는 '무슨 일에 힘들이고 애씀'이란 뜻을 가진 낱말이다. 그러므로 "수고하세요."란 말은 '힘들이고 애쓰라'는 뜻이 되어 그리 바람직한 인사말은 아니다. 이때는 "안녕히 계십시오."라든지, "먼저 들어가겠습니다." 정도의 인사말이 알맞다.

그러나 동년배나 아래 직원에게는 "수고하세요", "수고했습니다."와 같이 인사할 수 있으며, 이것은 예의에 어긋난 표현이 아니다.

3) 문상 인사말

문상을 가서 고인에게 재배하고 상주에게 절을 한 다음 아무 말도 하지 않는 것이 예절에 맞다. 그러나 상황에 따라 말을 해야 한다면 "얼마나 슬프십니까?", "삼가 조의를 표합니다.", "뭐라 드릴 말씀이 없습니다.", "고인의 명복을 빕니다."라고 하면 된다.

상주 역시 문상객에게 아무 말도 하지 않는 것이 좋다. 굳이 말을 해야 한다면 "고맙습니다." 또는 "드릴 말씀이 없습니다.", "올릴 말씀이 없습니다."라고 하면 된다.

2 호칭과 지칭

1) 직장에서의 호칭

직장에서는 직급이나 나이의 차이가 있더라도 서로 존중하는 언어예절이 필요하다. 직장 내의 호칭과 지칭은 직장 문화나 관습에 따라 다를 수 있으나 언어예절에서 벗어나지 않고 서로를 존중하고 배려하는 마음을 담은 것이라면 얼마든지 자유롭게 사용할 수 있다.

(1) 상사를 부르거나 가리키는 말

전통적으로 직장 상사를 부르거나 이를 때는 '○○[직함 이름]님'을 기본으로 한다. 예를 들면, '○(성) 부장님', '○○○ 부장님' 또는 '총무부장님' 등 부서나 이름을 붙여 부르거나, '선생님', '○ 선생님', '○○○ 선생님' 또는 '○ 선배님', '○○○ 선배님'으로 부른다. 그리고 친밀함의 정도가 높은 사이에는 '○ 선배', '○○○ 선배'로 부르기도 한다.

(2) 자기와 직급이 같은 동료를 부르거나 가리키는 말

직장 동료는 '○○[직함 이름]님' 또는 '○○[직함 이름]'과 같이 직함을 기본으로 하여 '과장님', '○(성) 과장님', '○ 과장', '○○○ 과장님'으로 부른다. 또는 '○○(이름) 씨', '○○○ 씨', '선생님', '○(성) 선생님', '○○○ 선생님', '○○○ 선생'으로 부르기도 한다.

(3) 직함이 없는 동료끼리 부르는 말

남녀를 불문하고 성에 '씨'를 붙여 '○○○ 씨', 상황에 따라 이름만으로 '○○ 씨'

직종에 따라서는 '선생님', '○ 선생님', '○○○ 선생님', '○ 선생', '○○○ 선생'이라고 부른다.

(4) 직함이 없는 선배 또는 직급은 같지만 나이가 많은 동료 직원을 부르거나 가리키는 말

이럴 경우 '○○○ 씨'로 부르고 가리키기는 어렵기 때문에, '-님'을 붙여 '○ 선배님', '○○○ 선배님', '선생님', '○ 선생님', '○○○ 선생님'으로 부르면 된다. 상황에 따라서는 '선배', '○ 선배', '○○○ 선배' 등으로 부를 수 있다.

(5) 아래 직원을 부르거나 가리키는 말

'○○ 씨', '○○○ 씨', '선생님', '○ 선생님', '○○○ 선생님', '○ 선생', '○○○ 선생' 또는 '○ 대리[직함 이름]'로 부른다. '씨' 대신 '-님'을 붙여 '○○○님', '○○님'과 같이 부르는 경우도 있다.

2) 직장사람들의 가족에 대한 호칭

(1) 직장 상사의 아내, 남편, 자녀

① 상사의 아내 호칭

'사모님', '아주머님', '아주머니', '○ 선생님', '○○○ 선생님', '여사님', '○ 여사님', '아내분'으로 부른다. 직장 상사 아내가 직장을 다닐 경우 직함을 알면 '○ 과장님', '○○○ 과장님'으로 불러도 된다.

② 상사의 남편 호칭

상사의 남편을 부르거나 이르는 말에는 '남편분', '사부님', '선생님', '○ 선생님', '○○○ 선생님', '○ 과장님', '○○○ 과장님', '바깥어른', '과장님 바깥어른', '과장님 바깥양반'으로 지칭하면 된다.

③ 상사의 자녀를 부르는 말

직장 상사 자녀의 나이나 상황에 따라 '○○(이름)', '○○○ 씨'로 호칭하거나, 자녀의 직함이 있을 경우에는 '과장님', '○ 과장님', '○ 과장'으로 부를 수 있다. 가령 상사의 자녀가 동년배이거나 많은 경우에는 '선생님'이라고 부를 수도 있다.

상사의 자녀를 당사자와 해당 상사에게 지칭할 때는 '아드님', '따님', '자제분'으로 쓴다.

(2) 직급이 같은 동료나 아래 직원의 아내, 남편, 자녀

① 직급이 같은 동료나 아래 직원의 아내 호칭

'○○ 씨', '○○○ 씨', '아주머님', '아주머니', '○ 선생님', '○○○ 선생님', '○ 과장님', '○○○ 과장님'으로 부른다. 직급이 같은 동료나 아래 직원의 아내를 당사자, 해당 동료 및 해당 아래 직원에게 지칭할 때는 호칭인 '○○ 씨', '○○○ 씨', '아주머님', '아주머니', '○ 선생님', '○○○ 선생님', '여사님', '○ 여사님', '○ 과장님', '○○○ 과장님'을 그대로 쓴다.

② 직급이 같은 동료나 아래 직원의 남편 호칭

'○○ 씨', '○○○ 씨', '○ 선생님', '○○○ 선생님', '○ 과장님', '○○○ 과장님' '남편', '부군', '바깥양반'으로 부른다.

③ 직급이 같은 동료나 아래 직원의 자녀 호칭

'○○(이름)', '○○○ 씨', '과장님', '○ 과장님', '○ 과장', '아드님', '따님', '딸', '자제분'으로 부를 수 있다.

직원과 손님을 부르거나 이르는 말

손님을 부르는 말은 기관의 특성에 따라 다르다.

공공기관에서 손님의 이름을 알고 있는 경우 '○○○ 님', '○○○ 선생님'이라 부르고, 이름을 모르는 경우에는 '선생님'이라 부르는 것이 일반적이다. 병원에서는 환자를 '○○○ 님', 상점이나 학원에서는 '손님', '고객님', '회원님' 등으로 부른다.

교수가 학부모와 전화로 상담을 할 때, 본인을 "저는 ○○○의 지도교수님입니다."로 소개하는 것이 적절할까요?

1 인사예절

1) 인사예절의 중요성

　인사는 사회생활에서 가장 기초가 되는 예절이며, 두 사람 이상의 만남은 인사로 시작하여 인사로 끝나므로 일상생활에서 만나게 되는 사람들에게 인사하는 것은 아주 바람직한 일일 것이다. 우리는 인사를 잘하고 못하는 것으로 그 사람의 됨됨이를 평가하기도 한다. 인사를 잘하는 사람에게 '사람이 참 반듯하고 예의 바르다.'라는 표현을 쓰며 모든 면에서도 좋게 생각한다.

　인사는 받는 사람도 하는 사람도 기분 좋은 일이다. 인사를 하는 데 있어서 손의 위치는 매우 중요한데 팔짱을 낀다거나, 뒷짐을 진다거나, 허리에 손을 올린다거나 하는 자세는 매우 불손한 자세이다. 여기서 손의 위치는 상대를 얼마나 공경하는가를 알 수 있으므로, 정성스러운 인사법을 숙지해야 한다. 이처럼 인사는 상대방을 공경하는 마음을 실천할 수 있는 가장 쉽고 빠른 방법이다. 인사예절 문화는 보편적으로 존재하지만 그 세부 사항들은 문화의 특수성을 지니고 있으며, 한국 인사예절 문화는 한국만의 특수성을 지녔다. 인사말은 가장 기본적이고 중요한 언어이며, 인간관계를 유지하기 위한 중요한 수단이다. 인사말은 사람 간의 의사소통의 시작이며 인간관계의 중요한 고리이기 때문이다. 적절한 인사말의 사용은 의사소통의 좋은 시작을 가질 뿐만 아니라 상대방에게도 좋은 인상을 줄 수 있다.

　따라서 원만한 대인관계, 사회생활 속에서의 활동과 교류를 위해서도 나를 표현하는 인사예절을 잘 익혀두는 일이 필요하다.

2) 인사하는 방법

(1) 인사예절

　① 아랫사람이 먼저 하는 것이 원칙이다.
　② 인사를 받으면 답례를 한다.
　③ 인사할 때는 바른 태도와 함께 존경심을 담아 정성껏 한다.

④ 인사를 할 때 상대를 바라보고 밝은 얼굴로 인사한다.

⑤ 멀리서도 인사한다.

⑥ 바쁜 상황에서는 가벼운 인사를 한다.

인사할 때 주의해야 할 점

① 잘못하는 인사는 안 하는 것만 못하다.

② 고개만 까딱 움직이는 인사는 성의 없어 보이고 사람이 가벼워 보인다.

③ 인사를 해야 하나 망설이다가 하는 인사는 효과가 없다.

④ 표정 없이 무뚝뚝한 인사는 상대방을 오히려 기분 나쁘게 만든다.

⑤ 급히 뛰면서 하는 인사는 예의에 어긋난다.

⑥ 90도 이상 숙여서 하는 인사는 상대방에게 부담을 줄 수 있다.

(2) 인사의 종류

종류	상황	각도
목례: 가벼운 인사, 협소한 장소에서	• 복도, 길가에서 자주 만나게 될 때 • 친한 사람이나 가까운 동료에게 • 좁은 공간에서 만났을 때(엘리베이터, 계단, 복도) • 아랫사람, 하급자에게 인사하는 경우 • 낯선 어른에게 인사할 때 • 통화 중이거나 작업 중에 상사가 들어올 때 • 모르는 사람과 회사에서 마주칠 때 • 양손에 무거운 짐을 들고 있을 때	15도
경례: 일반적인 인사	• 평상시 일반적인 인사할 때 • 일상에서 어른이나 상사, 선배님, 선생님 등을 만날 때 • 외출이나 귀가할 때 • 만나거나 헤어질 때	30도
큰 경례: 정중한 사과, 감사	• 의식이나 행사 시 • 감사의 표시 • 손님이나 어른을 전송할 때 • 공식 석상에서 처음 인사를 할 때 • 면접 시 인사할 때	45도

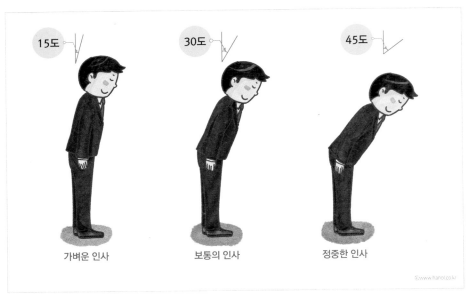

15도   30도   45도

가벼운 인사   보통의 인사   정중한 인사

©www.hanol.co.kr

⬥ 그림 8-4_ 인사하기

3) 상황에 따른 인사법

(1) 악수하며 인사하기

① 우리나라의 경우 상체를 15° 정도 숙이면서 오른손으로 악수한다.

② 짐이 있는 경우 미리 짐을 내려놓거나 왼손으로 옮긴다.

③ 손은 가볍게 흔들되, 지나치게 흔들거나 힘을 주지 않는다.

④ 연장자와 악수를 할 때 연소자가 왼손을 허리 앞쪽에 댄다.

⑤ 시선은 상대방의 눈을 맞춘 후 악수하는 손에 시선을 주고 다시 눈 맞춤을 한다.

⑥ 너무 오랫동안 손을 쥐고 있지 않는다.

⑦ 악수를 청하는 순서

먼저 악수를 청하는 사람	기다리는 사람
여성	남성
고객	직원
선배, 연장자, 상사	후배, 연소자, 부하직원
기혼자	미혼자

(2) 명함 건네며 인사하기

① 명함을 주기 전에 자리에서 일어난다. 상대방에게 가볍게 인사하며 공손하게 명함을 준다.

② 명함을 줄 때는 명함의 글자가 상대방이 바로 읽을 수 있는 방향으로 준다. 내 손가락이 명함의 글자를 가리지 않게 한다.

③ 방문을 한 사람이 먼저 명함을 준다. 아랫사람이 윗사람에게 먼저 명함을 준다. 여러 명에게 명함을 줄 때는 가장 상사에게 먼저 명함을 준다.

④ 명함을 받으면 바로 지갑에 넣지 않고 잠깐 상대방의 얼굴을 보고 눈을 마주 본다.

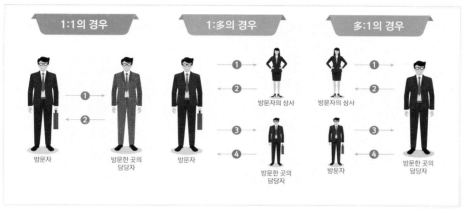

⬥ 그림 8-5_ 명함 건네며 인사하기

2 상황별 직장 예절

매너는 사람마다 가지고 있는 독특한 행동방식으로, 상대에 대한 경의를 표현하는 것이 배려이며, 상대를 인식한 행동으로서 서비스의 기본이라 할 수 있다. 직장은 상사, 동료, 부하직원 그리고 업무와 관련된 많은 사람들과 함께 지내는 공간으로, 조직 구성원들과의 원만한 인간관계를 맺기 위한 매너 있는 행동은 필수요소라고 해도 과언이 아니다.

직장 내 에티켓과 관련한 설문조사를 살펴보면, 직장 에티켓 1위로 '공손한 언어 사용하기'가 꼽혔으며, '상대방을 무시하지 않기'와 '출퇴근 시 인사하기', '지각하지 않기', '업무시간에 사적인 일 하지 않기' 등의 응답이 많았다. 언뜻 보면 사소하게 느껴질 수 있는 일들이지만 또 사소하다고 생각하기 때문에 제대로 지켜지기가 어려운 일이기도 하다. 직장에서 요구하는 업무의 기술이나 지식적인 부분은 훈련과 교육을 통해 나아질 수 있다. 하지만 상황별 직장 내 매너를 모두 숙지하기란 쉽지 않겠지만 적어도 기본적인 매너를 지키도록 노력해야 한다.

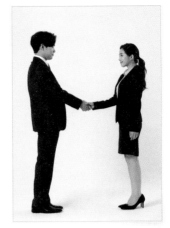

◎ 그림 8-6_ 악수하며 인사하기

1) 직장 내 기본 예절

(1) 출근 시 예절

① 깔끔한 복장과 머리, 얼굴로 지각하지 않도록 여유 있게 출근한다.
② 출근 시간은 적어도 20분 정도 여유를 두고 준비한다.
③ 눈이 마주치면 활기찬 목소리로 먼저 인사한다.
④ 밝고 큰 소리로 인사하는 것을 생활화하여 동료들에게 좋은 이미지를 줄 수 있도록 노력한다.
⑤ 출근이 늦어질 경우 업무 시작 전에 늦는 사유를 미리 알려야 한다.
⑥ 부득이한 사정으로 결근을 해야 할 경우 결근 사유를 본인이 직접 알려야 한다 (무단결근 금물).
⑦ 자신의 결근으로 인해 업무에 차질이 생기지 않도록 동료에게 부탁하는 최대한의 조치를 취한다.

(2) 근무 시 예절

① 근무 중 모든 사람들에게 항상 예의 바르고 명랑하게 대처한다.
② 근무 중 T(time), P(place), O(occasion)에 적합한 복장을 입는다.
③ 근무 중 개인적인 잡담은 삼간다.
④ 친한 사이일수록 예의가 중요하며, 직장에서의 공과 사를 구분하도록 한다.
⑤ 공동물품 사용 후 제자리에 놓아 다른 사람이 사용하기에 불편하지 않도록 한다.
⑥ 외출 시에는 상사에게 보고하고 허가를 받는다.

(3) 퇴근 시 예절

① 퇴근하기 전부터 미리 책상 정리와 서류 정리를 하는 것은 바람직하지 않다.

② 퇴근할 때에는 책상 위의 서류는 깨끗이 정리해 놓고, 다음날 해야 할 일들을 메모하고 퇴근한다.

③ 퇴근 시간은 정해져 있지만 동료들이 일이 많아 남아 있을 때, 도와줄 일이 없는지 물어보아야 한다.

④ 개인 사정이나 약속이 있을 때는 도와주지 못하고 먼저 가서 죄송하다는 뜻을 전달하고 퇴근한다.

⑤ 늦게 퇴근하는 경우 사무실 내의 안전관리, 정리정돈, 컴퓨터, 전등, 문단속에 신경을 쓴다.

⑥ 퇴근 시의 인사는 "내일 뵙겠습니다." 또는 "먼저 나가보겠습니다.", "고생하셨습니다." 등의 인사를 하도록 한다.

(4) 출장 및 외근 시 예절

① 외근일 경우 목적지, 용건, 소요시간과 도착하는 시간을 상사에게 미리 알려야 한다.

② 외근지에서 바로 퇴근해야 할 경우 상사에게 미리 보고한다.

③ 출장이나 외근에서 돌아왔을 때는 업무를 보기 전에 상사에게 인사하고 간단하게 결과를 보고한다.

④ 상사나 동료에게 "다녀오겠습니다." 혹은 "지금 돌아왔습니다." 등의 인사를 하도록 한다.

⑤ 출장이나 외근 전 급한 업무는 처리하고 가는 것이 좋지만, 그렇지 못한 경우 동료에게 내용을 전달하여 업무에 차질이 생기지 않도록 주의한다.

(5) 보고 시 예절

① 지시받은 내용을 처리하기 어려운 경우나, 기한 내에 끝내지 못할 경우 지시한 상사에게 보고하고 상의한다.

② 지시받은 내용이 어느 정도 일이 추진되고 있는지 중간보고를 한다.

③ 지시받은 내용을 자신의 생각대로 바꾸어서 처리하면 안 된다.

④ 정해진 시간 내 정확하게 일처리하도록 한다.

⑤ 업무 중 실수가 발생한 경우 솔직하게 보고하여 대책을 상의한다.

⑥ 보고 시 지시한 상사에게 직접 보고한다.

⑦ 보고할 문서는 쉽게 알아볼 수 있도록 체계적으로 문서 작성을 한다.

⑧ 보고 시 결론부터 이야기하고, 과정을 설명할 때 자신의 의견과 사실을 구분하여 전달한다.

　　◐ 결론부터 보고: 결론 → 이유 → 근거 → 결론(의견)

　　◐ 수식어는 줄이고 간단명료하게 보고

　　◐ 필요한 경우 중간보고

(6) 퇴사 시 예절

① 퇴사일보다 최소 3~4주 전에 의사를 밝힌다(그러나 상황에 따라 8주전에 의사를 밝혀야 하는 경우도 있다.)

② 자신의 퇴사일과 회사의 스케줄을 조율한다.

③ 인수인계는 정확하게 한다.

④ 퇴사로 문제가 생기더라도 상사 및 선배들, 동료들과 좋은 관계를 유지한다.

(7) e-mail(전자우편) 예절

① 메일 주소를 명확히 확인 후 보낸다.

② 보내는 사람의 소속과 이름을 명확히 밝힌다.

③ 여러 명에게 보낼 경우, 수신자의 주소를 입력할 때 참조, 숨은 참조 등을 상황에 맞게 입력하여 보낸다.

④ 수신과 참조는 받는 사람의 중요도에 따라 구분하는 것으로 가급적으로 함께 받을 사람은 넣지 않고 개인적으로 보내는 것이 좋다.

⑤ 제목은 간단하고 핵심을 알 수 있도록 쓴다.

⑥ 메일의 내용은 핵심만 쓰도록 하며, 시각적 효과를 주어 한눈에 중요한 부분이 보이도록 작성한다.

⑦ 철자가 틀리지 않았는지 예의 바르고 정중한 표현을 썼는지 확인 후 보낸다.

⑧ 메일을 받은 경우 반드시 답 메일을 보낸다.

⑨ 메일에 대한 회신 시 새롭게 편지쓰기로 하여 보내는 것이 좋다.

표 8-2_ e-mail의 구성요소와 작성방법

구분		내 용
	제목	발송목적을 간결하게 작성
도입부	호칭, 인사, 자기소개	간단한 인사말과 자기소속(소속, 이름, 직위)을 간결하게 작성
본문	내용	목적을 밝히고 사실과 정보에 대해서 핵심만 간결하게 작성
	요구사항	조치나 취할 행동, 회신 기일 명시
맺음말	마무리 멘트, 감사표현	• 간단한 마무리 문장으로 끝맺는다. • 첨부파일 여부를 설명한다.
	서명	이름, 직책, 회사명, 회사 홈페이지 주소, 우편주소, 휴대폰번호, 회사번호, 이메일주소
	첨부	• 정확한 첨부파일인지 확인 • 파일명을 간략하게 작성

- 신속: 전화벨이 3회 이상 울리지 않도록 하며, 늦게 받았을 경우 죄송하다는 사과를 먼저 한다.
- 정확: 상대방의 용건을 정확하게 파악, 중요한 일은 메모한다.
- 친절: 밝고 활기찬 목소리로 친절하고 예의 바르게 응대한다.
- 전화 메모지

일시	○○○○년 ○○월 ○○일 오전/오후 ○○시 ○○분
받은 사람	○○○
From	○○○○님
To	○○○○과장님
용건	- -
통화결과	• 전화 왔었다고 전해주십시오. • (5)시경 다시 전화드릴 것입니다. • 전화 해달라고 하셨습니다. (번호 010-○○-○○○○)

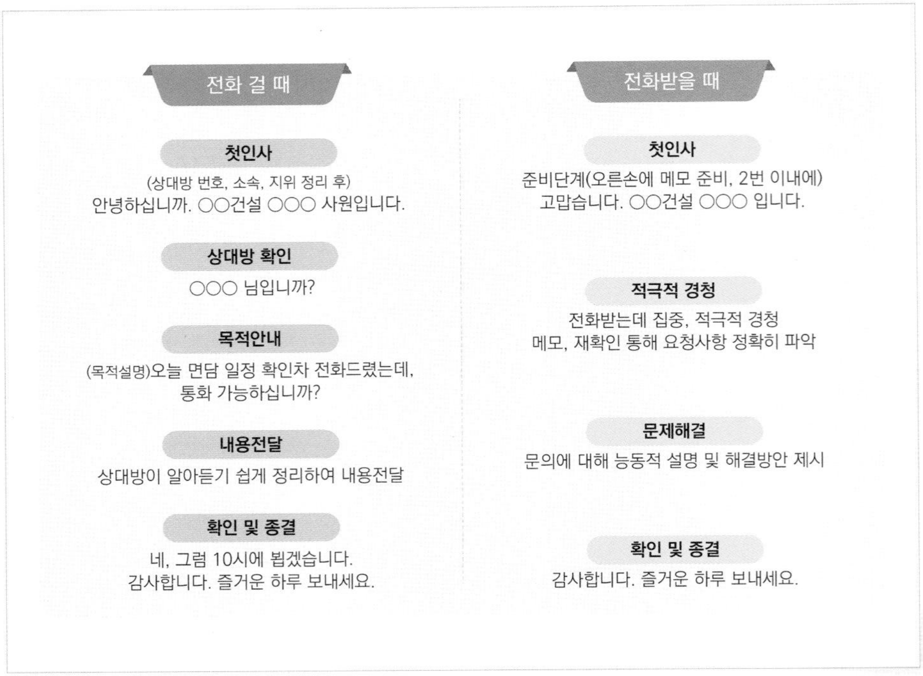

▲ 그림 8-7_ 전화 매너

2) 조직문화를 위한 예절

(1) 상사에 대해

① 상사를 이해하며 존경하는 태도를 갖는다.
② 상사와 대화하는 기회를 자주 갖는다.
③ 상사의 충고와 조언을 겸허하게 받아들인다.
④ 상사가 들어오면 의자에서 일어나거나 상체를 굽혀 인사를 한다.
⑤ 상사가 지시한 일은 스스로 해내기 위해 노력한다. 자신의 일을 타인에게 넘기지 말자.

(2) 동료에 대해

① 서로 배려하고 존중한다.
② 상대의 의견을 존중하고 협업한다.
③ 불필요한 잡담으로 업무를 방해하지 않는다.
④ 험담 보다는 칭찬하는 분위기를 조성한다.

(3) 부하직원에 대해

① 솔선수범해야 한다.

② 하급자라도 먼저 인사한다.

③ 근무 중에는 존대하는 것이 예의이고 거친 말투는 하지 않는다.

④ 업무지시는 명확하고 결제는 신속하게 해준다.

⑤ 업무상 실수를 발견했을 때 격려하면서 잘 처리할 수 있도록 도와준다.

⑥ 사적인 지시는 가능한 하지 말며, 퇴근 시간에는 지시를 내리지 않는다.

⑦ 부하직원의 인격을 존중하고 다른 직원과 비교하지 않는다.

⑧ "수고했어요.", "잘했어요.", "고생 많았어요." 등 칭찬과 격려를 자주 한다.

⑨ 능력을 발휘할 수 있는 긍정적 분위기를 조성한다.

(4) 신입사원이 알아야 할 업무 예절

① 가능한 일찍 출근하는 것이 좋다.

② 단순 업무, 잔심부름만 할 경우에도 적극적으로 찾아보거나 도와드릴 일은 없는지 물어본다.

③ 업무에 관심을 갖고 매사 열정적이고 적극적인 태도로 임한다.

④ "제가 하겠습니다.", "제가 더 도움드릴 일은 없을까요?","혹시 또 다른 지시사항은 없으십니까?" 등의 적극적인 표현을 한다.

04 생활 속에서 잘못 쓰이는 말

1 사물존대

어떤 할인점에 가보면 상품 안내 도우미들이 "이 제품은 이벤트 기간이기 때문에 훨씬 저렴하세요.", 백화점에서도 "이 향수는 십만원이십니다.", 판매원이 고객에게 "고장이 나시면 바꿔 드립니다."하는 말을 듣곤 한다. 이는 제품, 금액, 물건에다 '시'

를 붙이는 격이 되기 때문에 이런 말씨는 문법에 어긋나는 지나친 존대 표현이다.

사물존대는 사람을 높여서 불러야 하는데 물건을 높인 경우로 잘못 사용된 경어법으로 '커피 나오셨습니다.', '봉투 값은 이백원이십니다.', '자리가 없으십니다.', '○○○, 진료비 만오천원이세요.'와 같이 사물을 높여 하는 말이다. 이처럼 존대의 대상이 될 수 없는 사물에 '시'를 붙여 존대법을 남용하는 현상에 대해 〈표준 언어 예절〉에서는 바른 경어법 사용이 아니라고 명시하고 있다.

 잘못 쓰인 사물존대를 바로 써 보자.

- 이 제품은 이벤트 기간이기 때문에 훨씬 저렴하세요. →

- 화장품은 오만원이십니다. →

- 고장이 나시면 바꿔 드립니다. →

- 커피 나오셨습니다. →

- 봉투 값은 백원이십니다. →

- 자리가 없으십니다. →

- 계산 도와드리겠습니다. →

- ○○○, 진료비 만오천원이세요. →

2 주체상실 존대(잘못된 말투 '~ㄹ게요')

병원에서 간호사가 환자에게 '주사 맞으실게요'. 백화점에서는 종업원이 "고객님, 이 옷 입어보실게요." 이러한 말을 종종 듣곤 한다. 여기서 '~ㄹ게요'는 상대방에게 어떤 행동을 권하는 '~하세요.'의 잘못된 표현이다.

'~ㄹ게요'는 말하는 사람이 자신의 행동에 대한 약속이나 의지를 나타내는 표현이기 때문에 상대방이나 제3자의 행동에 대해서 쓰는 건 국어문법상 맞지 않다. 그리고 '게요'는 '게예요'의 준말도 아니다.

행동하는 주체를 높이는 '시'는 '~ㄹ게요.'와 함께 쓸 수 없는 말이다. 즉, 1인칭 주어에 "제가 그 일을 할게요."라고 할 수 있지만, "제가 그 일을 하실게요"라고 쓰면 안 된다. 더구나 2, 3인칭에 '~ㄹ게요'를 쓰면 어법에 크게 어긋난다. "제가 물을 마실게요."는 맞지만 "고객님, 물을 마실게요."는 틀린 표현이다.

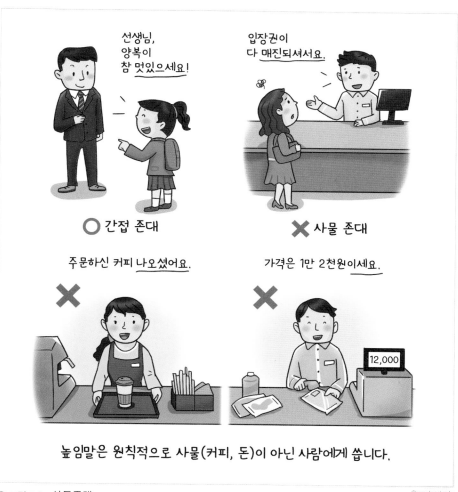

○ 그림 8-8_ 사물존대

[정답]

- 이 제품은 이벤트 기간이기 때문에 훨씬 저렴합니다.
- 화장품은 오만원입니다.
- 고장이 나면 바꿔 드립니다.
- 커피 나왔습니다.
- 봉투 값은 백원입니다.
- 자리가 없습니다.
- 계산해 드리겠습니다. / 계산하시겠습니까?
- ○○○, 진료비 만오천원입니다.

Chapter 08
학습활동

의사소통 향상방법 (1)

☑ 토론　　▢ 퀴즈　　▢ 과제　　▢ 검사　　▢ 설문조사　　▢ 팀 프로젝트　　☑ 활동

주 제　상대방에게 집중하기

학습성과　상대방에게 집중하는 방법을 적용할 수 있다.

진행과정　⏰ 상대방에게 집중할 때의 내 생각 알아차리기
① 두 사람이 서로 마주 앉는다.
② 서로 아무 말 없이 1분간 상대의 눈을 쳐다본다(웃거나 이야기하지 않는다).
③ 상대방을 쳐다보면서 어떤 생각을 했는가? 이야기해 보자.

⏰ 상대방에게 집중하기
① 두 사람이 서로 마주 앉는다.
② 서로 아무 말 없이 1분간 상대의 눈을 쳐다본다.
③ 상대방의 눈을 보는지 혹은 자신도 모르게 생각에 집중되는지를 관찰한다.
④ 내가 생각하고 있다는 걸 자각하면 다시 상대의 눈으로 집중한다.
⑤ 이전의 연습과 비교해서 무엇을 경험했는지 이야기해 보자.

토론내용　⏰ 상대방에게 집중했던 경험에 대해서 토론한다.

· 나의 생각 :

· 상대방의 생각 :

Chapter 08

의사소통 향상방법 (2)

☑ 토론　　□ 퀴즈　　□ 과제　　□ 검사　　□ 설문조사　　□ 팀 프로젝트　　☑ 활동

주 제 경청

학습성과 경청의 의미를 이해하고 적용할 수 있다.

진행과정 🕐 **타인의 이야기 경청하기**

① 세 사람으로 구성(말하는 사람/ 들어주는 사람/ 관찰하는 사람)하여 각자의 역할을 한다.

② 말하는 사람은 2분 동안 지난주에 경험한 일 중 기억에 남는 일을 이야기한다.

③ 들어주는 사람은 건성으로 듣고 있는 모습을 연기한다.

④ 관찰자는 두 사람의 태도와 표정을 기록만 한다.

⑤ 2분이 지나면 첫 번째 말한 사람은 같은 이야기를 한다.

⑥ 듣는 사람은 처음과 달리 경청하는 자세로 집중해서 듣는다.

⑦ 관찰자는 두 사람의 태도와 표정을 기록만 한다.

토론내용 🕐 세 사람이 세 가지 역할을 다 해본 후 아래의 표를 작성해 보고 서로 의견을 나누어 보자.

말하는 사람 입장(화자)	듣는 사람의 입장(청자)	관찰자
상대방이 잘 들어줄 때 나의 기분은?	상대방의 말에 집중할 때 느낌은?	듣는 사람이 말을 잘 들어줄 때 말하는 사람의 반응은?
상대방이 성의 없게 들을 때 나의 기분은?	나의 의견이나 판단을 내리고 싶을 때의 느낌은?	듣는 사람이 말을 잘 들어주지 않을 때 말하는 사람의 반응은?

슬기로운 인간관계의 의사소통

Chapter 08
학습활동

의사소통 향상방법 (3)

☐ 토론　　☐ 퀴즈　　☑ 과제　　☐ 검사　　☐ 설문조사　　☐ 팀 프로젝트　　☑ 활동

주 제　나-전달법으로 메시지 전달하기

학습성과　나-전달법 실습에 참여할 수 있다.

진행과정　⏰ 아래 상황에서 평소의 나라면 어떻게 반응할지 적어보세요.

1. 팀 발표 시 모든 팀원은 약속한 시간에 자료를 보냈는데 최종 제출하기로 한 팀원이 교수님에게 이메일을 보내지 않았다.
　➡

2. 커피를 사려고 줄을 서서 기다렸는데 어떤 사람이 내 앞에서 새치기를 했다.
　➡

3. 엄마에게 학교에서 있었던 이야기를 하는데 나를 보지 않고 TV만 본다.
　➡

4. 수업을 마치고 셔틀 버스를 타야 한다. 수업시간이 끝난 시간인데 교수가 계속 수업을 진행한다(15분 후에 셔틀 버스가 출발한다).
　➡

Chapter 08
학습활동

의사소통 향상방법 (4)

☐ 토론　☐ 퀴즈　☑ 과제　☐ 검사　☐ 설문조사　☐ 팀 프로젝트　☑ 활동

주 제　감정 탐색하기

학습성과　나의 감정을 점검하고 나를 객관적으로 평가할 수 있다.

활동내용　⏰ 최근 일주일간 자신이 느낀 단어에 동그라미를 표시하고 잠시 생각해 본다.

1. 행복

평온한	명랑한	유쾌한	온화한	감동한	상쾌한
생기 있는	고마운	즐거운	만족한	안락한	쾌적한
활기찬	두근두근한	기쁜	고마움	흡족한	경쾌한
힘찬	풍부한	씩씩한	가벼운	쾌활한	흥분된

2. 대담한

용기 있는	담력 있는	독립적인	장렬한	확고한	태연한
대담한	단련된	안전한	힘을 얻은	용맹스러운	튼튼한

3. 슬픔

슬픈	처참한	애석한	무기력한
불만스러운	의기소침한	좌절감	암담한
근심스러운	측은한	비탄스러운	아픈
쑤시는	쓰라린	힘이 빠진	마음이 무거운
음산한	우중충한	침울한	우울한
구슬픈	서글픈	걱정스러운	눈물이 나려 하는
슬픔에 잠긴			

4. 상처

상한	쑤시는	애끓는	절망감	격리된	고생스러운
고립된	혼란스런	차가운	애처로운	근심스러운	모욕적
아리는	비탄에 잠긴	쌀쌀한	고독한	힘이 빠진	냉정한

5. 화

경멸하는	투쟁심	몹시 노한	가혹한	심술난	성가시게 구는
격분한	완강한	언짢은	짜증 나는	성난	분개하는
격려한	짜증스러운	꼴사나운			

Chapter 08

학습활동

의사소통 향상방법 (5)

토론 　 퀴즈 　 ☑ 과제 　 검사 　 설문조사 　 팀 프로젝트 　 ☑ 활동

주 제　사물존대

학습성과　사물존대를 바르게 사용할 수 있다.

활동내용　· 그 상품은 품절이십니다.(×) →

· 비슷한 상품은 있으세요.(×) →

· 계산대는 왼쪽에 있으세요.(×) →

· 특별 할인 기간이세요.(×) →

· 스테이크 나오셨습니다.(×) →

의사소통 향상방법 (6)

토론　　　퀴즈　　☑ 과제　　　검사　　　설문조사　　　팀 프로젝트　　☑ 활동

주 제　주체상실 존대법

학습성과　주체상실 존대 실습에 참여할 수 있다.

활동내용　• 이쪽으로 오실게요.(×) →

　　　　　　• 주사 맞으실게요.(×) →

　　　　　　• 잠시 기다리실게요.(×) →

　　　　　　• 수납 먼저하고 오실게요.(×) →

　　　　　　• 팔을 위로 올리실게요.(×) →

　　　　　　• 이 주사 약간 따끔하실게요.(×) →

참고문헌

- 국립국어원(2011). 표준 언어예절. 123-130, 162-172, 210-214.

- 국립국어원(2019). 우리, 뭐라고 부를까요?. 42-51.

- 권인아·오정주(2020). 대인관계능력 의사소통능력. 서울: 한올. 234-253.

- 김정남(2016). 한국인의 인사예절 표준화 방안연구. 동국대학교 석사학위 논문.

- 김태경(2018). 언어예절의 전망과 현황-일반 사회(공공장소)에서의 언어예절. 새국어생활. Vol. 208
  제28권 제1호. 73-87.

- 김태경(2018). 일반사회에서의 언어예절. 새국어생활. Vol. 208 제28권 제1호. 73-84.

- 대한언어학회(2019). Vol. 27. No. 4. 37-51.

- 도복늠 외(2016). 인간관계와 커뮤니케이션. 서울: 정담미디어. 125-126.

- 목정수(2013). 선어말어미 '-시-'의 기능과 주어 존대. 국어학회. 한국어 61. 63-105.

- 문시정 외(2020). 간호사를 위한 서비스매너. 서울: 백산.

- 박용익(2016). 의사소통 교육은 무엇을 목표로 해야 하는가. 인문과학. No. 107(2016년 8월호).
  5-29.

- 박준성·문광수·박은미·소용준·이병창·함진선(2021). 설득 커뮤니케이션. 서울: 학지사. 78-100.

- 박재승(2009). 의사소통 교육의 현황과 과제. 새국어교육. No. 85. 119-137.

- 백미숙(2006). 효과적 리더십으로서의 효과적 경청. 숙명리더십연구. 79-98.

- 생활문화연구회(2017). 새로 쓰는 매너와 이미지메이킹. 서울: 신정. 67-78, 206-227.

- 서영진(2014). '의사소통 윤리'에 대한 인식 및 교육 현황-설문 조사 및 화법 교육 교재 내용 분석
  을 중심으로. 국어교육학연구. Vol. 49 No. 1. 413-415, 399-443.

- 송은주(2020). 지역사회 재활준비를 위한 비폭력대화 프로그램이 조현병 환자의 공감, 대인관계
  능력, 사회적 무쾌감증에 미치는 효과. 한국보건간호학회지. 48-59.

- 심윤정·고샛별(2019). 인성교육을 통한 직장예절과 비즈니스매너. 파주: 양서원. 75-95, 185-199.

- 안효자·이영내·김명자·김현미·배영주·송민선·조금이(2013). 인간관계와 의사소통. 파주: 수문사.
  140-149.

- 양정운(2003). 지역사회 현장중심 인사하기, 예법교수가 발달장애 유아의 인사예절 행동에 미치
  는 영향. 공주대학교 교육대학원 석사학위논문. 23.

- 연세대학교 교육개발지원센터(2007). 수업자료 매뉴얼. 1-18.

- 오미영·정인숙(2005). 커뮤니케이션 핵심이론. 서울: 커뮤니케이션북스. 55-57.

- 오정주·권인아(2020). 성공적인 취업과 직장예절의 열쇠: 비즈니스 매너와 글로벌 에티켓. 서울: 한올. 94-114. 159.
- 유민임(2013). 대학생을 위한 인성예절 교육. 서울: 창지사.
- 이미형·김희경·이윤주·이은진(2020). 인간관계와 의사소통. 서울: 현문사. 126-153.
- 이연주·임경수(2020). 대학생의 프레젠테이션 능력 진단도구 개발 및 타당화 연구. 교양교육연구. Vol. 14 No. 2. 266-274.
- 이종엽(2020). 법적 판단에 있어 인지적 오류와 극복방안. 사법정책연구원. 133-146.
- 이태연·이인수·정기수·최명구(2009). 인간관계의 이해. 서울: 신정. 125-127.
- 장해순(2008). 대인 의사소통. 제4회 국립국어원·MBC문화방송 방송언어 공동 연구 발표회. 145-157.
- 전은주(2018). 직장 내 의사소통의 양상과 개선 방향. 새국어생활. Vol. 208 제28권 제1호. 27-45.
- 정순영 외 공저(2020). 인간관계와 의사소통. 세종: 다온. 141-152.
- 정현숙(2008). 상호적 의사소통의 구성요소. 제4회 국립국어원·MBC문화방송 방송언어 공동연구 발표회. 25-48.
- 정현숙(2008). 의사소통 교육의 필요성과 방향. 제4회 국립국어원·MBC문화방송 방송언어 공동 연구 발표회. 3-21.
- 주혜주·고희성·김수미·김찬희·도경진·안진희·양정운·유진희·정선아(2019). 성찰을 통한 인간관계와 의사소통. 서울:정문각. 76-92.
- 주홍나(2020). 한국과 중국 생활 속의 인사말 비교연구. 강원대학교 석사학위 논문.
- 진동섭·이승호·박세준·한송이·허소윤(2016). 교사의복에 대한 고정관념 연구. 한국교원연구. Vol. 33. 217.
- 채완(2018). 언어 예절의 현황과 전망-가족 간의 언어 예절. 새국어생활. Vol. 208 제28권 제1호. 9-26.
- 최성화(2019). 한국어 선어말 어미 '-시-'의 사물 높임 현상과 공손 전략적 사용. 대한언어학회. 언어학. Vol. 27 No 4.
- 최연자(2008). 나 전달법과 자기노출훈련이 여대생의 자기효능감과 스트레스 대처방식에 미치는 효과. 정신간호학회지. 461-470.
- 최인화(2016). 문제중심학습을 활용한 생활 문화 교육 방안 연구: 인사 예절 문화 중심으로. 한국외국어대학교 석사학위 논문.
- 한글문화연대(2018). 병원 언어문화 개선 자료집-올바른 높임말이 서로 존중하는 길. 1-18.
- 한금선·양승희·손정남·박정원·김근면·차선경·임희수·최미영·박영희(2018). 인간소통과 인간관계론. 서울: 고문사. 102-103.
- 홍경자(2012). 의사소통의 심리학. 서울: 이너북스. 107-109.

· Gary D. McKay, Don Dinkmeyer. 김유광 역(2017). 아들러의 감정수업. 시목. 26.

· 천지일보(2014. 09. 02). 직장 내 매너와 에티켓의 중요성. http://www.newscj.com.

· Eun-Mi Na. A study on effectual condition and evaluation of the presentation ability. Applied Speech Research. Vol. 11. 35-66. 2007.

· Rosenberg. M.B.(2015). Nonviolent Communication: A Language of Life.(3rd. Ed.). Chicago: Puddle Dancer Press. USA.

· Sherman N.(1998). Concrete Kantian Respect. Social Philosophy & Policy. Vol. 15 No. 1. 119-148.

Index

Index

슬기로운 인간관계와 의사소통

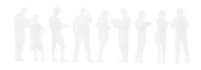

Index

Index

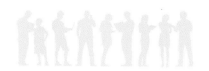

슬기로운 인간관계와 의사소통

초판 1쇄 발행   2022년 2월 15일
초판 2쇄 발행   2024년 2월 15일

저 자	김명희·김정선·김희현·이수정·김인숙·문주희
	배영주·소성섭·송지현·신은정·신해진·오현주
	이승민·이영신·허 정·황종원
펴낸이	임 순 재
펴낸곳	(주)한올출판사
등 록	제11-403호
주 소	서울시 마포구 모래내로 83(성산동 한올빌딩 3층)
전 화	(02) 376-4298(대표)
팩 스	(02) 302-8073
홈페이지	www.hanol.co.kr
e-메일	hanol@hanol.co.kr
ISBN	979-11-6647-131-5

슬기로운 인간관계와 의사소통